Stefanie Menzel

Frei sein

Stefanie Menzel

Frei sein

Leichter leben mit Heilenergetik

info@kamphausen.media

2. Auflage 2018

www.weltinneraum.de

ISBN print 978-3-95883-202-2

ISBN eBook 978-3-95883-203-9

Projektbetreuung: Amelie Ullrich

Lektorat: Ina Kleinod

Aquarelle: Stefanie Menzel

Gestaltung Umschlag, Layoutkonzept & Grafiken: Annette Schnellhammer, visualign

Innensatz: Sabine Schiche, ad department

Druck: CPI – Clausen & Bosse, Leck

Mehr Bäume. Weniger CO_2.

www.cpibooks.de/klimaneutral

Bibliografische Information der Deutschen Nationalbibliothek

Die Deutsche Nationalbibliothek verzeichnet diese Publikation in der Deutschen Nationalbibliografie; detaillierte bibliografische Daten sind im Internet über http://dnb.d-nb.de abrufbar.

Stefanie Menzel

Frei sein

Leichter leben mit Heilenergetik

Lüchow

INHALT

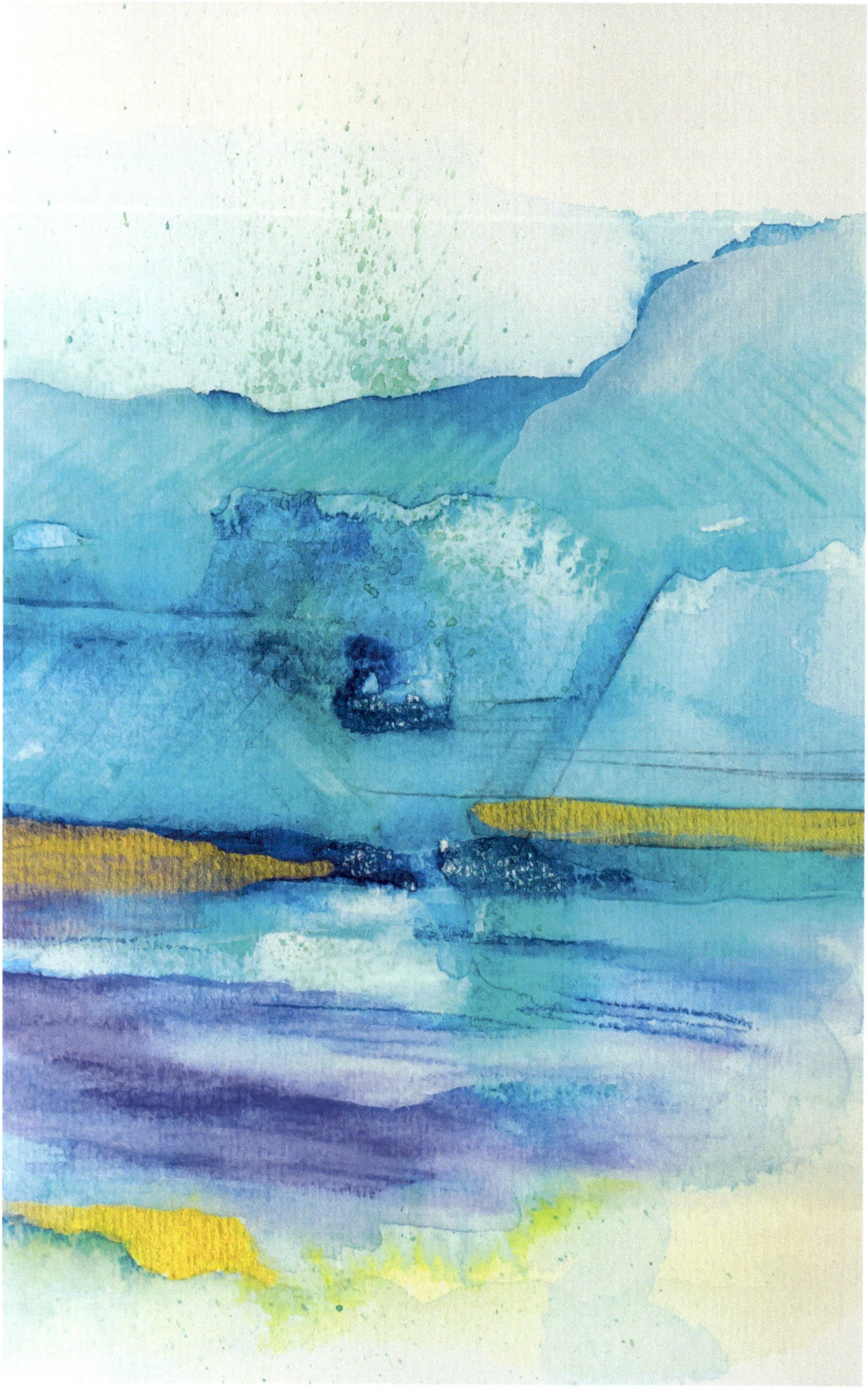

VORWORT

Im Zentrum der Heilenergetik steht die energetische Betrachtung des Menschen und seiner Lebenszusammenhänge. Wir können uns nämlich nicht isoliert betrachten, sondern wir sind mit allen anderen Menschen um uns herum energetisch verbunden.
Einige der in diesem Buch zugrunde gelegten Annahmen der heilenergetischen Philosophie sind nicht neu. Sie finden sich als schwerpunktmäßige Aussagen bereits in den Tausende Jahre alten Traditionen Indiens und Chinas sowie als essenzielle Glaubensinhalte in den Weltreligionen. Viele spirituelle Lehrer, Berater und Therapeuten der Gegenwart beziehen sich auf die sogenannten „geistigen Gesetze" bzw. „göttlichen Prinzipien", während gleichzeitig die neuere Wissenschaft, wie beispielsweise die Quantenphysik, ihre aktuellsten Erkenntnisse damit mehr und mehr in Einklang bringt.
Was die Heilenergetik so einzigartig macht, ist die auf das westliche Weltbild zugeschnittene Art der Wissensvermittlung, die besonders dem Laien zugänglich gemachte energetische Sichtweise und vor allem die direkte Nutzbarkeit im normalen Alltag. Die Methode verbindet auf leichte Weise ein neues, verständliches Gesamtbild der feinstofflichen Welt mit einen konkreten Bezug zur Lebenspraxis.

Die einfache Kombination aus neuer Perspektive und praktischen Werkzeugen zeichnet den Ansatz der Heilenergetik aus. Willigis Jäger hat einmal gesagt, ein spiritueller Weg, der den Menschen nicht in den Alltag führe, sei ein Irrweg. Das Anliegen der Autorin ist in diesem Sinne also vor allem darauf ausgerichtet, Menschen eine praktisch-methodische Unterstützung zu bieten, mit den großen und kleinen Herausforderungen des Lebens besser umgehen zu lernen und mit Problemen leichter fertigzuwerden. Mit ihrer Arbeit öffnet sie darüber hinaus den Blick auf das eigene Leben und Erleben und begründet ein tieferes Verständnis der Lebenszusammenhänge allgemein.

„Alles ist Energie, und dazu ist nicht mehr zu sagen. Wenn du dich einschwingst in die Frequenz der Wirklichkeit, die du anstrebst, dann kannst du nicht verhindern, dass sich diese manifestiert." Dieses bemerkenswerte Zitat stammt von Albert Einstein und beschreibt bereits den von der Heilenergetikerin Stefanie Menzel erkannten Zusammenhang zwischen unserer Realisationskraft und unserer energetischen Beschaffenheit.

Unserem erfolgreichen „Einschwingen" auf unsere Lebensziele und unseren authentischen Ausdruck stehen im Leben jedoch häufig innere Blockaden im Weg. Meist erkennen wir gar nicht, dass wir blockiert sind, wir haben einen sogenannten „blinden Fleck" in unserer Selbstwahrnehmung. Unabhängig davon, ob wir durch einen negativen Glaubenssatz oder eine schwerwiegende Ohnmacht verhindert sind, glücklich und frei zu leben, jede Blockade begrenzt uns in irgendeiner Weise und trennt uns von unserem eigentlichen Wesenskern, sodass wir uns selbst und auch die Welt um uns herum verzerrt wahrnehmen.

Das im vorliegenden Buch beschriebene Instrument des „Energiebarometers" oder der „Kompass der Gefühle" hilft uns zunächst dabei, im Hinblick auf unsere ganz persönliche Lebenssituation die energetischen Zusammenhänge zwischen Blockaden und auftauchenden „Störungen" auf unserem Lebensweg zu erkennen und zu verstehen. Mit einfachen praktischen Übungen lernen wir nach und nach, das Steuerrad im Leben wieder zu übernehmen und unsere Lebenswirklichkeit selbst zu gestalten – privat wie beruflich.
Aus einer Ohnmacht auszusteigen, belastende Emotionen zu klären und tief sitzende Ängste zu lösen, ist aus heilenergetischer Sicht die Voraussetzung dafür, die darin gebundene enorme Menge an Lebensenergie freizusetzen und in ihrer ganzen Fülle für unsere Ziele zu nutzen.

Mein persönlicher Entwicklungsweg begann mit einer mehrjährigen systemischen Ausbildung zum Coach und Organisationsentwickler. Die systemischen Konzepte sind geeignet, komplexe Situationen zu erkennen und sich selbst in diesen zu steuern. Aus dieser eher wissenschaftlichen Perspektive heraus, in der das Denken überwiegt, stand ich der Heilenergetik zunächst sehr skeptisch gegenüber.
Heute, nach der Ausbildung zum Heilenergetiker und der intensiven praktischen Anwendung bin ich überzeugt von der einfachen Umsetzung und der neuen Perspektive, mit der jeder Mensch die „Systeme" in seiner Umgebung erleben, erkennen und wahrnehmen kann.
Die Heilenergetik ist darüber hinaus ein wichtiger Impuls für meine spirituelle Entwicklung. Die Methode ist zwar einerseits leicht verständlich und die Übungen sind einfach und praktisch, aber andererseits sind die Effekte und Ergebnisse außergewöhnlich tief greifend, sodass eine schwer belastete Seele wirklich frei werden kann.

Die Seele geht dem Körper voran, und der Körper reagiert, wenn wir nicht auf unsere Seele hören, mit Allergien, Erschöpfung, Krankheit und vielfältigen Symptomen. Also lohnt es sich, auf die eigene Seele wieder mehr hören zu lernen und an limitierenden energetischen Strukturen zu arbeiten, um ein gesundes, ganzheitliches und selbstbestimmtes Leben führen zu können.
Diese Arbeit kann anstrengend sein, und ganz im Sinne des Energiebarometers können daraus Phasen resultieren, in denen man weniger Energie spürt. Doch mit jedem nächsten Schritt, mit jeder Erkenntnis und jeder gelösten Blockade gelingt das Leben leichter und das Energieniveau steigt an.
Aus der Ohnmacht auszusteigen, ist aber nicht nur eine Klärung eines problematischen Energiehaushaltes, sondern vor allem eine Entscheidung, sich persönlich weiterzuentwickeln und zu wachsen. Das ist das grundlegende Prinzip unseres Daseins. Wir erhalten einen völlig neuen Zugang zu uns selbst und zu unserer Umwelt, und das gibt letztlich unserem Leben einen Sinn.

Ich wünsche Ihnen viel Freude beim Lesen dieses Buches. Entscheiden auch Sie sich dafür, auf Ihre Seele zu hören! Wenn Sie die heilenergetischen Grundlagen in Ihrem Leben umsetzen, werden Sie mit einer neuen, leichteren und sinnerfüllten Lebenswirklichkeit belohnt!

Reiner Ritter (Organisationsberater)

→ **www.reiner-ritter.de**

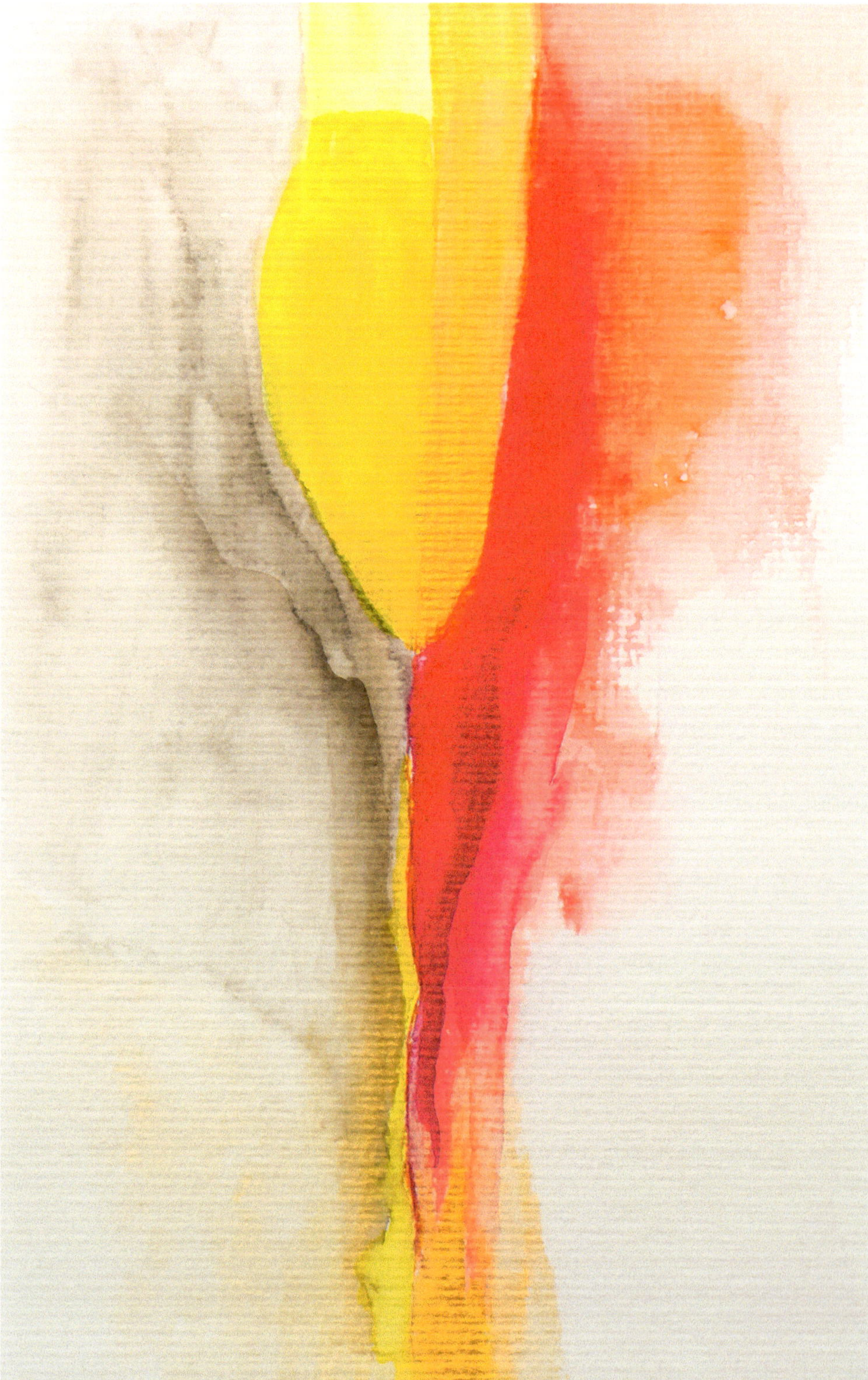

EINFÜHRUNG

Der erste Schritt auf dem Weg zu einer ganzheitlichen Weltsicht besteht darin, zu erkennen, wie alles im Leben miteinander verbunden ist.

Immer mehr Menschen entdecken Spiritualität in ihrem Leben: Sie meditieren, machen Yoga und leben achtsam. All das sind Bausteine einer Lebensphilosophie, die wir von den östlichen Kulturen und Religionen kennen. Im Einklang mit sich selbst und seiner Umwelt zu leben, beobachten wir beispielsweise im Buddhismus oder Hinduismus. Mit Yoga oder Meditation übernehmen wir einzelne Bausteine dieses östlichen Weltbildes in unsere westliche Lebenswirklichkeit.

Wir bauen diese Steine aber auf ein Fundament, dessen Grundlage eine andere Kultur, eine andere Religion, eine andere Lebensweise ist. Ganzheitliches Denken muss also einerseits weitergehen und sich entwickeln dürfen. Andererseits sollte es das eigene Wissen der eigenen Kultur und Tradition mit berücksichtigen. Genau das tut die Heilenergetik! In den 25 Jahren meiner Berufserfahrung habe ich eine Lebensphilosophie entwickelt, die in unsere westliche, christlich geprägte und vernunftorientierte Welt passt. Sie bietet sowohl Basis als auch Bausteine für ein erfülltes und vor allem eigenverantwortlich geführtes Leben.

Die Grundlage der Heilenergetik ist das „energetische Menschenbild". Die Welt besteht schließlich aus mehr als nur sichtbarer und messbarer Materie, der Mensch besteht aus mehr als Fleisch und Knochen. Alles ist Energie! Dieser etwas abgehoben klingende Satz fußt auf den Erkenntnissen der Quantenmechanik – eine der Hauptsäulen der modernen Physik. Schon Albert Einstein wusste, dass unsere reale Umwelt immer nur das ist, was wir in ihr sehen. Kurz gesagt: Wir schaffen unsere Realität selbst.

Ein Tisch beispielsweise steht nur deshalb in unserem Esszimmer, weil wir Menschen uns kollektiv darauf geeinigt haben, dass dieser Gegenstand in dieser Dreidimensionalität nun einmal so beschaffen ist. Die Erkenntnisse der Quantenmechanik zeigen: Die scheinbar feste Tischplatte aus Holz besteht eigentlich aus „Quantenschaum", der frei schwingt, also eigentlich ganz und gar nicht fest ist. Der Tisch ist aber nur ein plakatives Beispiel.

Etwas komplexer wird es, wenn es um unsere körperliche, seelische und geistige Gesundheit geht: Alles, was wir physisch, emotional und mental erleben und erfahren, speichern wir sozusagen energetisch ab und erschaffen daraus unsere alltägliche Realität. Sind wir am Knie verletzt, liegt diesem materiell-physischen Schaden eine energetische Störung zugrunde. Das frühere schwierige Verhältnis zu unseren Geschwistern könnte in ursächlichem Zusammenhang stehen mit heutigen Konflikten unter Kollegen im Büro. Der ungerechte Vater, den wir im Kleinkindalter erlebt haben, legt unter Umständen den Grundstein dafür, dass wir später einen Chef haben, dem wir es einfach nicht recht machen können.

Für die Heilenergetik brauchen Sie keine Steine, Pillen, Tropfen oder Karten – nur Ihre eigene Energie!

Ihr Leben bietet Ihnen täglich ein riesiges Spektrum an Erfahrungen. Sie lernen aus Ereignissen, Begegnungen und Abläufen. Permanent erweitern Sie Ihr Wissen und Ihre Handlungsmöglichkeiten. Hin und wieder erfahren Sie sogar einschneidende Hinweise und Korrekturen in Ihrem Alltag. Wenn ein Kind sich an der heißen Herdplatte verbrennt, von einem Baum herunterfällt oder mit dem Fahrrad im Straßengraben landet, dann wird es eindrücklicher auf die physikalischen Gesetze aufmerksam als durch die Warnungen der Mutter oder das Zeichen auf einem Verkehrsschild.
Die physikalischen Gesetze sind Ihnen seit früher Kindheit bekannt. Sie machen – aus der Erwachsenensicht – der Herdplatte keinen Vorwurf, heiß zu sein, weil Sie wissen, dass Sie sie selbst eingeschaltet haben. Sie drohen dem Baum kein Gerichtsverfahren an, weil Sie selbst hinaufgeklettert sind. Sie fahren mit angepasster Geschwindigkeit und tragen die Folgen einer Fehleinschätzung der Straßenverhältnisse selbst. Sie tun dies deshalb, weil Sie das Gesetz von Ursache und Wirkung kennen. Sie wissen also um die Zusammenhänge, kennen die unangenehmen Konsequenzen eines bestimmten Verhaltens – und passen sich den Umständen an.
Neben diesen physikalischen Gesetzen gibt es aber vor allem auch die „energetischen Gesetze", mit denen Sie tagein, tagaus leben und deren Wirksamkeit Sie spüren. Auch sie basieren auf dem Ursache-Wirkung-Prinzip und bestimmen Ihre Lebensabläufe. Im Gegensatz zu den physikalischen Gesetzen wirken sie jedoch viel subtiler. Energetische Zusammenhänge werden nur indirekt körperlich spürbar. Denn wenn Sie heute etwas Besonderes oder Schmerzhaftes erleben, liegt der Grund dafür meist weit zurück in Ihrer Vergangenheit.

Die energetischen Gesetze bestimmen unser ganzes Leben, insbesondere das menschliche Zusammensein.

Jeder Mensch ist ein geistiges Wesen, das in seiner begrenzten Lebenszeit Erfahrungen in der Welt der Materie sammelt. Das Verständnis hierfür haben wir in unserer aufgeklärten Zeit zumeist schon verloren. Die materielle Welt ist derart bestimmend, dass der Mensch seinen geistigen Ursprung und seine energetische Grundstruktur völlig vergessen hat. Wir beschäftigen uns mit Naturwissenschaften, beobachten hauptsächlich äußere Abläufe, hinterfragen sie rational und werten dann die Ergebnisse aus. Uns stehen Millionen Bücher und CDs sowie das grenzenlose Internet als gigantische Wissensbibliotheken zur Verfügung. Wenn wir Vorgänge beobachten, die wir nicht mit rationalem Wissen erklären können, bezeichnen wir sie als Zufall, Unfall oder Schicksal. Die tieferen Zusammenhänge, die häufig hinter vermeintlich „zufälligen" Ereignissen, Erlebnissen und Begegnungen in unserem Leben stecken, haben wir verlernt zu sehen und zu begreifen.

Dieses Buch soll Ihnen helfen, diese energetischen Hintergründe in ihrer Komplexität und Wirkungsweise wieder zu beachten und wahrzunehmen. Mit dem Wissen um die energetischen Gesetzmäßigkeiten werden Sie Ihr Leben angenehmer und bewusster gestalten können. Die Anwendung dieses Wissens im Alltag kann weitreichende positive Auswirkungen auf alle Lebensbereiche haben. Sie sind dann nicht mehr das passive Opfer in unbekannten Prozessen, sondern der aktive Gestalter Ihres Lebens. Sie werden glücklicher, entspannter und Ihr Dasein gewinnt an Erfülltheit, Bewusstsein und Erkenntnis.
Jedes Kapitel in diesem Buch ist ein Puzzlestein zu dieser Erkenntnis und eine Teilantwort auf Ihre persönliche Frage: Warum bin ich auf dieser Welt? Sie dürfen gespannt sein, welches Weltbild und welche Lebensweise sich daraus am Ende für Sie ergibt. Sie werden nicht nur Ihr eigenes Leben neu entdecken, sondern auch zu einem tieferen Verständnis Ihres ganz individuellen Lebenssinns kommen.

Heilenergetiker zu sein bedeutet, eine neue Ganzheitlichkeit für sich verinnerlicht und darin die Kraft gefunden zu haben, wieder ganz zu sein und heil zu werden.

Ihre Stefanie Menzel

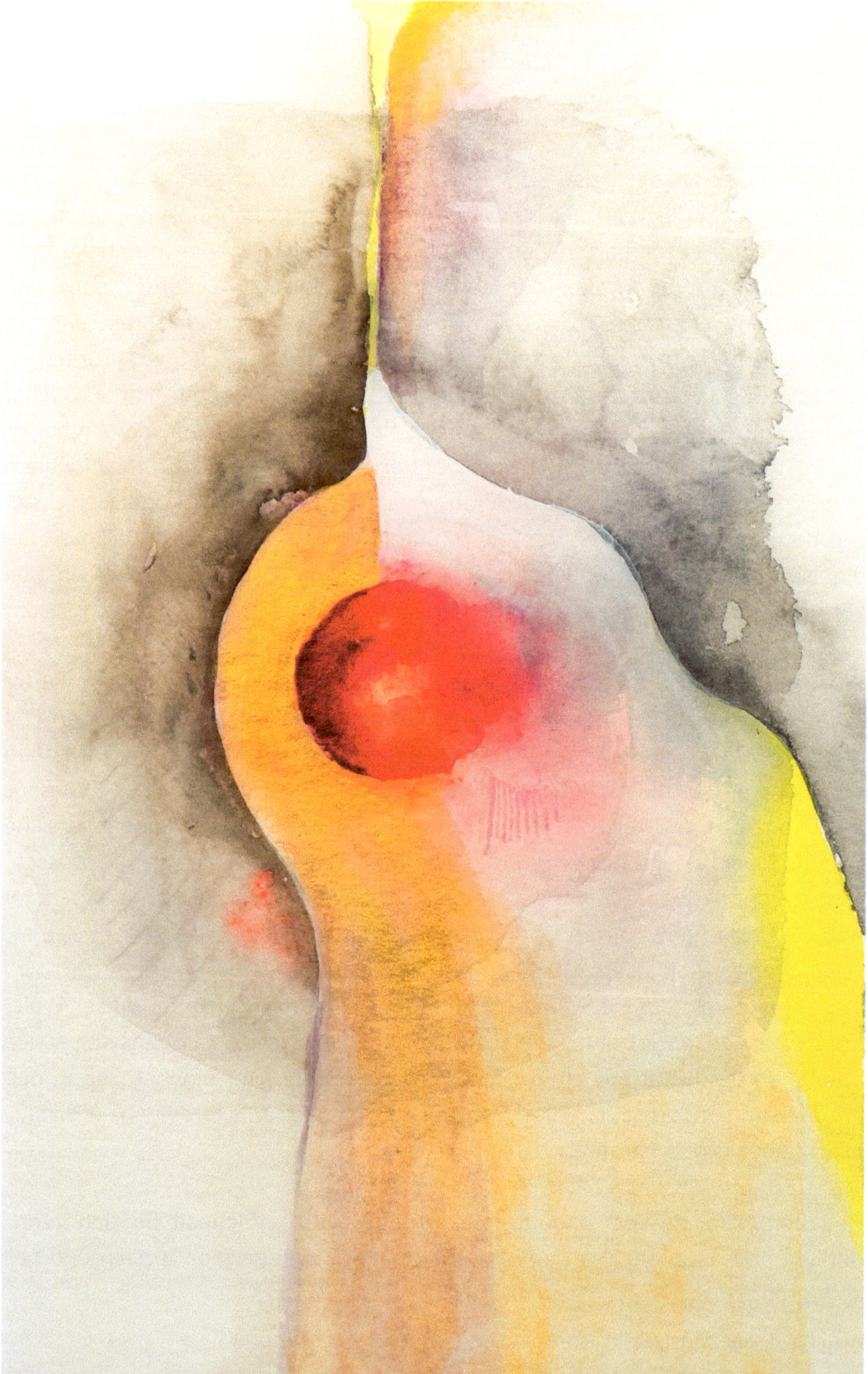

I – ALLES IST ENERGIE

Sie – als Mensch – sind komplexer, als Sie denken. Ihr materieller Körper ist vergleichbar mit der Spitze eines Eisbergs im Wasser: Die Spitze ist weithin sichtbar, glänzt in der Sonne und kann bestiegen werden. Sie ist auf Fotos abgebildet, Eisbären liegen dort gemütlich in der Sonne, und manchmal landet ein Helikopter darauf, damit Wissenschaftler Bohrungen vornehmen können. Sicher ist Ihnen bekannt, dass die sichtbare Spitze nun der kleinste Teil des ganzen Eisbergs ausmacht. Gerade mal ein Siebtel der Gesamtmasse ragt aus dem Wasser heraus – und ohne den unsichtbaren Teil unter der Wasseroberfläche gäbe es den sichtbaren Teil gar nicht.

Auch von Ihnen ist also nur ein Teil, nämlich der physische Körper sichtbar. In der dreidimensionalen Welt ist dieser Teil von Ihnen mit den bekannten fünf Sinnen wahrnehmbar. Der nicht sichtbare, viel größere Teil ist Ihr Bewusstsein. Sie können Bewusstsein weder sehen noch anfassen. Doch gerade dieser Teil ist interessant und existenziell prägend für alle äußeren, offensichtlichen Vorgänge auf der Spitze des Eisbergs, also alles, was Sie körperlich erfahren. Es lohnt sich wirklich, sich damit zu beschäftigen!

Der Mensch ist ein Wesen aus Energie.

Unser sichtbarer Teil ist unser Körper. Der nicht sichtbare Teil ist die Energie, von der unser Körper durchdrungen ist, und das unseren Körper umgebende Energiefeld bzw. die sogenannte „Aura". Ich definiere die Aura als den feinstofflichen Körper des Menschen, der den materiellen Körper mit Bewusstsein und Lebenskraft versorgt, der als Bauplan und Bewusstsein zugleich dient und über den wir alle miteinander verbunden sind.

In meiner Arbeit als Heilenergetikerin spielt das eine wesentliche Rolle: Ich kann die Aura meiner Klienten dank meiner Hellsichtigkeit auf verschiedenen Ebenen wahrnehmen. Ich „sehe" sie sozusagen als eine Energie, die in verschiedenen Umlaufbahnen und Geschwindigkeiten sowohl um den Körper herum als auch durch ihn hindurch schwingt. Die Aura verbindet jeden Menschen feinstofflich mit seiner Umgebung, mit seinen Mitmenschen und mit allen Abläufen in seinem Leben.

Die Aura ist gewissermaßen die energetische Vorlage, der Bauplan, nach welchem der materielle Körper des Menschen gestaltet ist. Die Kraft der Aura prägt maßgeblich seine Position im Leben, das heißt, seine sozialen Kontakte,

seinen Erfolg im Beruf, seine Beziehung zu Geld, sein Ansehen, seinen Einfluss, seine Macht, seine Ausstrahlung und seine Gesundheit.
Ich habe erklärt, dass ich wahrnehmen kann, wie eine Aura durch und um den Körper schwingt. Möchte man die Gesetzmäßigkeiten der Aura aber präzise beschreiben, dann lässt sie sich gar nicht vom Körper trennen. Stellen Sie es sich am besten so vor: Die materielle Ebene – der Körper – ist die langsamste der energetischen Schwingungen der Aura.

Begegnen Sie anderen Menschen, durchdringen sich Ihre Aura und die Energiefelder oder Auras der anderen. Nehmen wir an, Sie sitzen mit mehreren Personen an einem Tisch. Sie sehen und hören einander, Sie nehmen vielleicht sogar die verschiedenen Gerüche wahr. Tatsächlich ist es so, dass auch Ihre Aura die Auras all Ihrer Tischnachbarn durchdringt, diese wahrnimmt und von ihnen wahrgenommen wird.
Dies ist eine unverschleierte und vielschichtige Wahrnehmung. Während Sie Ihren Körper mit Make-up, schicker Kleidung oder kunstvollen Frisuren verschönern, mit wohlüberlegten diplomatischen Worten sprechen und Ihren Geruch mit einem Parfüm überdecken können, ist Ihre Aura einfach so, wie sie ist – pur. Sie bringt Ihr Wesen unverfälscht und ungeschönt zum Ausdruck.
Die Wahrnehmungsfähigkeit über die fünf körperlichen Sinne ist im Vergleich zu der Wahrnehmungsfähigkeit über das Energiefeld sehr eingeschränkt und beeinflussbar. Bevor Sie beispielsweise in der Lage sind, sich über Ihre fünf körperlichen Sinne ein Bild von Ihrem Gegenüber zu machen, haben sich die beiden Energiefelder bereits vollkommen durchdrungen, und Sie und Ihr Gegenüber haben sich bereits viel genauer „kennengelernt", als es Ihre körperlichen Sinne jemals zustande gebracht hätten.

Vielleicht kennen Sie das ja auch: Sie kommen morgens in Büro und merken sofort, dass die Stimmung nicht gut ist. Dafür müssen Sie gar nicht erst das böse Gegrummel des Chefs hören oder die runtergezogenen Mundwinkel der Kollegen sehen. Sie „wissen" es einfach, kaum, dass Sie den Raum betreten. Wenn Sie das nicht kennen, dann geht es Ihnen wie den meisten Menschen. Wir sind inzwischen so zivilisiert, dass wir es gar nicht mehr lernen, unseren instinktiven Impulsen und unserer intuitiven Wahrnehmung zu vertrauen. Wir lernen stattdessen, Mundwinkel zu lesen, Gegrummel einzuordnen und zu interpretieren.

Ich vermute, die Existenz und die Wirkungsweise der Aura war den Menschen in früheren Zeiten selbstverständlich bewusst. Über die Jahrhunderte ist jedoch die Fähigkeit der intuitiven Wahrnehmung verkümmert zugunsten der Fähigkeit, wissenschaftlich zu denken. Rationales Denken legt den Fokus aber vor allem auf die materiellen Erscheinungen, und infolgedessen orientieren wir uns in unserem Leben hauptsächlich und logischerweise an Zahlen, Daten, Fakten und wissenschaftlichen Belegen.
Das hat zu einer einseitigen Betrachtungsweise und einem unvollständigen Verständnis über uns selbst geführt. Dabei sind wir doch auf eine wunderbare Art vielschichtige Geschöpfe, fähig zu einem genialen Zusammenspiel von Bewusstsein und Materie. Es gilt also nicht, uns entweder materiell oder geistig zu verstehen, sondern ganzheitlich. Das bedeutet für mich auch, das gesamte Potenzial des Gehirns zu nutzen, um die Durchdringung von Körper und feinstofflicher Energie anzuerkennen. Wenn wir es schaffen, mit unserem hoch entwickelten Intellekt zu diesem Zusammenspiel einen Zugang zu finden, haben wir ein leichtes, erfülltes und gesundes Leben.

Die Aura – Energiekörper des Menschen

Die Aura, wie ich sie wahrnehme und definiere, ist ein feinstoffliches Feld, das in und um unseren materiellen Körper schwingt, mit einer Hauptachse, der Kundalini, die der Wirbelsäule entspricht. Sie kann einen Durchmesser von 18 Metern einnehmen und schwingt rhythmisch in einem Drei-Sekunden-Intervall vom Herzzentrum zur Peripherie des Toroid-Feldes und wieder zurück zum Herzzentrum. Ich sehe dieses Schwingen ähnlich einer La-Ola-Welle im Fußballstadion oder einer Meereswelle in der Brandung; die Energie schwingt weiter, während die einzelnen Menschen im Stadion und die Wasserteilchen im Meer jeweils an ihrem Platz bleiben.
Unsere Aura nimmt in dieser Bewegung energetisch alle drei Sekunden einen Eindruck der Umgebung auf und speichert ihn, ähnlich einer Filmsequenz, in unserem Energiefeld ab. Die Aura wird so im Laufe unseres Lebens zu einem riesigen Speicher, der alle Erlebnisse, Erfahrungen und die damit verbundenen Gefühle festhält – unser persönlicher Lebensfilm entsteht. Viele Menschen, die ein Nahtod-Erlebnis hatten, berichten übrigens, im Moment des Sterbens den eigenen Lebensfilm rückwärts gesehen und die wichtigsten Ereignisse noch einmal im Zeitraffer wahrgenommen zu haben.

Die menschliche Aura wird aus zwei Energiearten gebildet, einerseits der kosmischen Energie und andererseits der Erd-Energie. Die Erde[1] ist ein Lebewesen, das ein komplexes Energiefeld besitzt, und in diesem Feld sind wir als Menschen über den Anteil der Erd-Energie in unserer Aura eingebunden. Die Erd-Energie enthält (in Form von feinstofflichen Schwingungen) sämtliche energetischen Informationen, die unser Energiefeld mit allen irdischen Abläufen verbindet. Sie tritt von unten (an der Basis[2] zwischen den Beinen) in die Aura ein. Das bedeutet, unsere Aura erhält durch die Erd-Energie ständig Informationen über Veränderungen des Erd-Schwingung-Feldes.
Die Erd-Energie gibt uns ein (zunächst unbewusstes) Grundverständnis der irdischen Gegebenheiten, wie Wachstum, physikalische Gesetze der dreidimensionalen Welt, Entwicklung, Werden und Vergehen, aber auch das Miteinander von Mensch, Tier und Materie sowie Instinkte, mit denen wir beispielsweise Witterungsveränderungen oder auch eine drohende Gefahr wahrnehmen.
Die kosmische Energie verbindet uns mit den Schwingungs-Informationen der geistigen Welt und mit dem Kosmos. Sie tritt von oben am Scheitelpunkt[3] des Kopfes in die Aura ein. Sie ermöglicht uns, komplexere und über unser eigenes Leben hinausgehende Gedanken zu kreieren. Sogenannte „Metaebenen" sind für uns wichtig, um unsere ganz individuelle Aufgabenstellung im Leben zu erkennen und dem Sinn und Ziel in diesem Leben gemäß zu handeln.
Beide Energiearten miteinander kombiniert bilden unser umfangreiches und vieldimensionales Schwingungs-Gefüge – die persönliche Aura, die weit mehr Dimensionen beinhaltet, als wir zurzeit mit unserem wissenschaftlich orientierten Verstand erfassen können. Wollen wir sie also wahrnehmen, müssen wir unseren Verstand ein wenig „beiseiteschieben", unser Bewusstsein erweitern und die Türen für neue Dimensionen gezielt öffnen.
Die kosmische Energie und die Erd-Energie bewegen sich in der Aura aus gegensätzlichen Richtungen aufeinander zu, durchdringen einander, verwirbeln dann in der Wirbelsäule und um sie herum zur sogenannten „Kundalini"[4] in Sinus-Schwingungs-Kurven und schwingen weiter. Durch die Verwirbelungen verlangsamt sich ihre Schwingung.

1] Oft „Gaia" genannt = griech.-mythologisch: personifizierte Erde
2] Vgl. Basis-Chakra
3] Vgl. Kronen-Chakra
4] Tantrismus: ätherische Kraft im Menschen

1

Energiefeldaufbau Kundalini

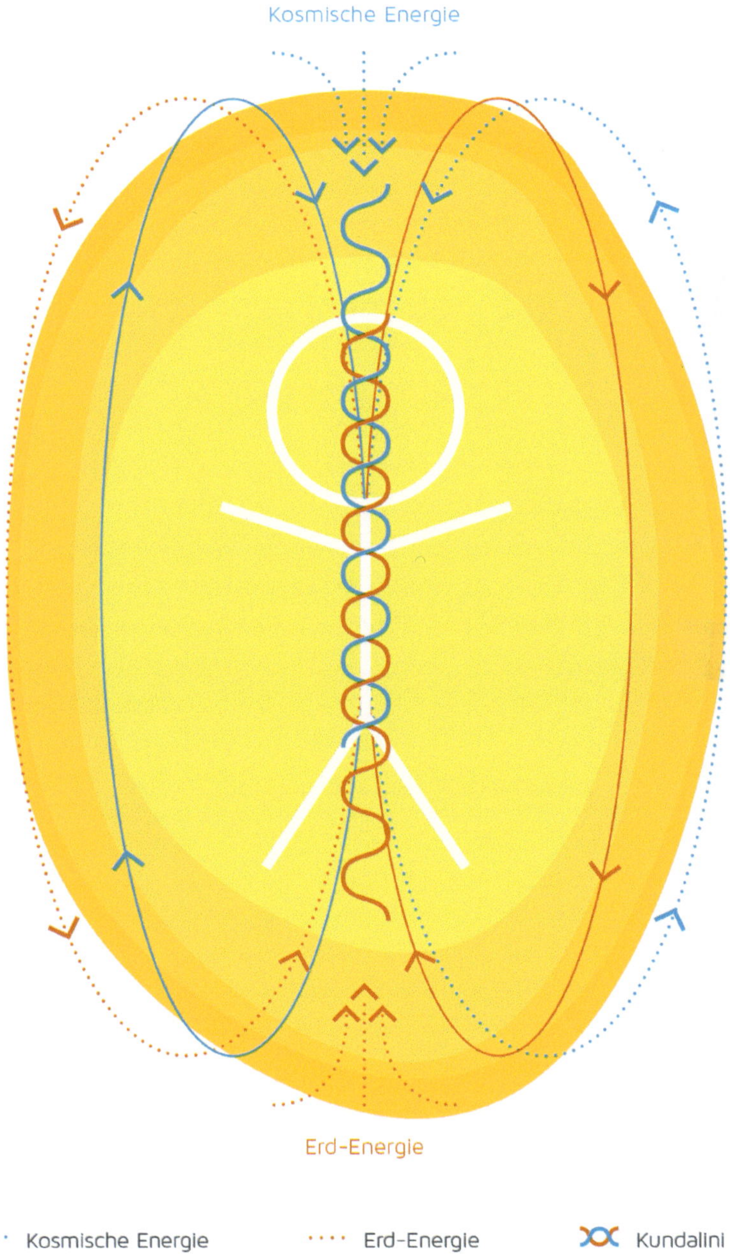

2

Energie-Schwingungsbereich

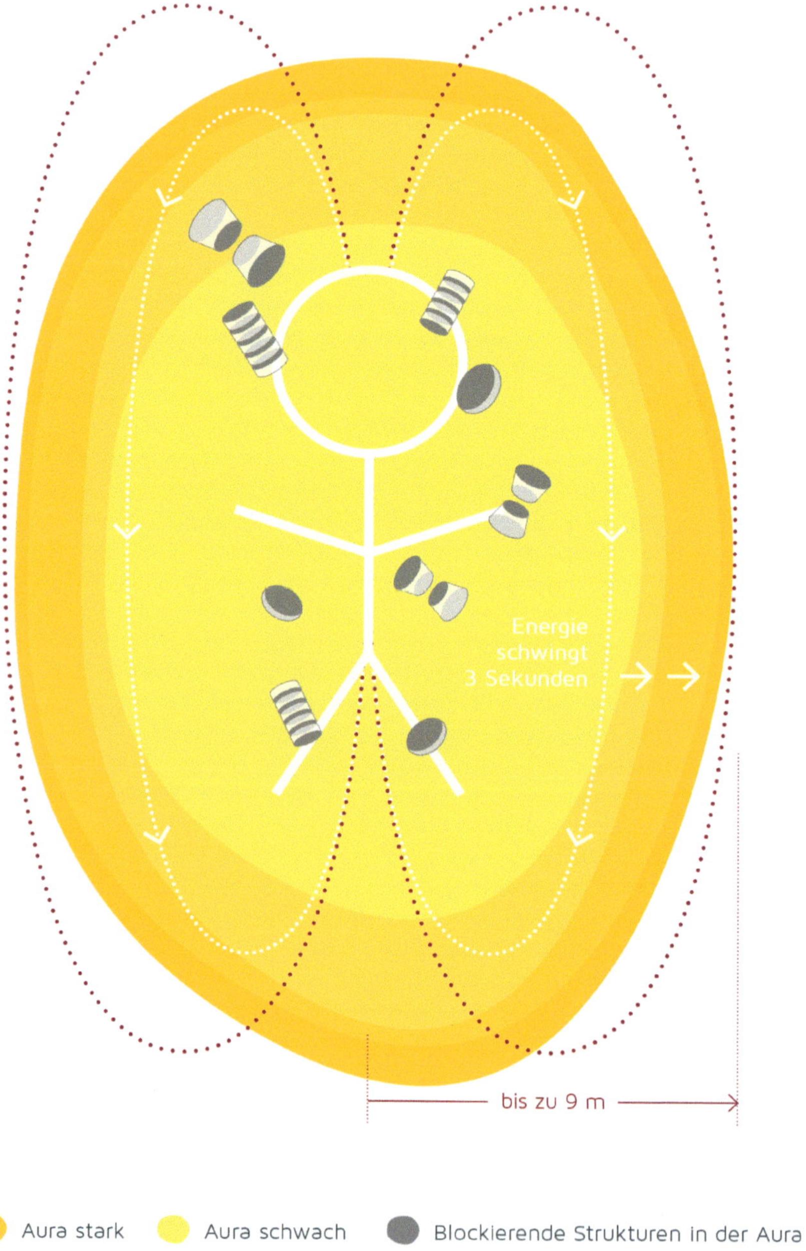

An den Knotenpunkten der Sinuskurven der Kundalini entstehen Energiezentren – Chakren[5] –, die der Aura als Wahrnehmungsorgane dienen.
Der Mittelpunkt der Kundalini und der gesamten Aura befindet sich im Zentrum unseres Herzens. Hier kommen die beiden Energiearten beim Ineinanderschwingen alle drei Sekunden kurz zum Stillstand. An diesem Schwingungs-Nullpunkt hat die Selbstwahrnehmung die höchste Intensität. Es ist der kurze Moment, in dem Sie fühlen können, dass Sie tatsächlich ein Wesen sind, das Körper und Geist total in sich vereint.
In der Hundertstelsekunde des Stillstands, dem Moment der „Aura-Pulsation" im Herzen, werden die energetischen Informationen verarbeitet, die die Aura zuvor aufgenommen hat. Wir reagieren sozusagen direkt im Herzen auf diese Informationen; wir ordnen sie ein und gehen mit ihnen um. Reaktion, Einordnung und Umgang geben wir dann über das Weiterschwingen unserer Aura wieder nach außen ab. Diese in unserem Herzen verarbeiteten Informationen können dann wiederum von unserer Umwelt aufgenommen und dort individuell verarbeitet werden. Dieser Prozess ist mit dem Atmen vergleichbar: Wir holen Luft, unser Blut nimmt Sauerstoff aus der Umgebung auf und gibt Kohlendioxid über die Ausatmung in die Umgebung ab.

Der Mittelpunkt unseres Körpers – das Herz – ist der sensible Punkt, an dem wir mit der Welt energetisch in Verbindung und im Austausch stehen.

Jeder Mensch besitzt die Grundvoraussetzung dafür, die feinstofflichen Ebenen um sich herum, die Aura oder den riesigen Erfahrungsspeicher seines Gegenübers wahrzunehmen, denn die Auras begegnen und überschneiden sich zu jeder Zeit. Doch nicht jeder will oder schafft es, diese Informationen in seinen Verstand zu „übersetzen". Die Übertragung erfordert, dass der Mensch vollständig und authentisch über seine Kraft verfügt, denn Ängste oder Blockaden hindern ihn daran, all das in anderen Menschen und in der Welt wahrzunehmen, was er wahrnehmen könnte. Wem es gelingt, die Wahrnehmung des Energiefelds in seinen Verstand zu übersetzen, der ist hellsichtig, hellhörig, hellfühlend, hellschmeckend oder hellriechend. Denn alle unsere fünf Sinne können „hell" werden.

5] Subtile Energiezentren zwischen Körper und Aura (urspr. Hinduismus, Buddhismus, insbesondere Yoga)

Die Aura ist die energetische Grundlage für unser Leben und unsere Wahrnehmung.

Warum kann man die Kraft seiner Aura nicht immer voll ausschöpfen? Die selbstverständliche Wahrnehmung durch unsere Aura ist ein immerwährender und nicht abzustellender Vorgang. Wir stehen mit jedem Wesen und allem, was uns begegnet, ständig und unvermeidbar über Energie-Schwingungen und Felder in Verbindung. Kommt es zu unausgeglichenen, ärgerlichen, belastenden, Angst machenden Begegnungen, bilden sich Strukturen in der Aura, die einen Teil der Energie „binden". Hier ist also die Schwingung von Erd-Energie und kosmischer Energie nicht harmonisch, nicht im Fluss. Die sonst frei und harmonisch schwingenden Energiearten sind blockiert und die Strukturen kapseln sich ab.
Im Laufe Ihres Lebens haben Sie schon viele unangenehme Erfahrungen aller Art gesammelt, die als Strukturen in Ihrer Aura abgespeichert wurden. Diese werden mit der Zeit zu immer stärker wirkenden Blockaden. Sie können sich diese Strukturen als Kapseln vorstellen, in denen die unangenehmen Erfahrungen energetisch eingeschlossen sind.
Nur eine kurze Sequenz als Beispiel: Stellen Sie sich vor, Sie hatten als kleines Kind sehr große Angst, als Sie spät abends noch einmal aufwachten, weil Sie feststellten, dass Ihre Eltern nicht da waren. Jeder Windstoß, jedes Geräusch, jeder Scheinwerfer eines vorbeifahrenden Autos verursachte in Ihnen Panik. Können Sie nachvollziehen, wie viel Energie in dieser Angst gesteckt hat? Die Erfahrung wurde abgekapselt und geriet vermeintlich in Vergessenheit. In Ihrem Energiefeld ist sie zwar als Struktur noch vorhanden, aber die dort gespeicherte Energie steht Ihrer Lebensgestaltung nicht zur Verfügung. Sie ist jedoch jederzeit abrufbar.
Im Laufe Ihres Lebens geraten Sie immer wieder und unvermeidlich in Angst- oder Ohnmacht-Situationen, die sich in Ihrem Energiefeld abkapseln und Ihre Lebenskraft mindern. Die Menge der in Blockaden gebundenen Energie wird immer größer – und die Menge der frei schwingenden Energie, die Ihnen für die Lebensgestaltung zur Verfügung steht, nimmt ab. All das ist nicht schlimm oder schlecht: Sie sollten einfach den Blick auf die Möglichkeiten und Chancen richten und natürlich auf den Sinn, der sich aus diesem Umstand ergibt. Sowohl belastende Erinnerungen als auch das Energie-Reservoir in den Strukturen ist eine Voraussetzung für Ihre persönliche Entwicklung und Reifung. Im Verlauf Ihres Lebens gilt es, durch Erkenntnisprozesse die Blockaden

wieder zu lösen, die gebundene Energie wieder freizusetzen und letztlich zur vollen Lebenskraft und zum vollen Bewusstsein zurückzukehren und in Würde zu altern.
Die Blockaden machen es Ihnen erst möglich, sich selbst zu erkennen, sich aus den erlernten Beschränkungen heraus zu entwickeln, um am Ende Ihre Persönlichkeit und Ihr wirkliches Potenzial zu entfalten. Blockaden lassen sich mit sehr einfachen Übungen im Alltag lösen – das ist die Grundlage meiner Arbeit mit Klienten und das eigentliche Anliegen dieses Buches.

Der Anteil Ihrer Persönlichkeit, der aus der geistig-energetischen Welt stammt, entspringt einer universellen, ewig währenden Energie. Dieses energetische Universum ist, für den materiellen Verstand nicht vorstellbar, unendlich und unerschöpflich – reine Fülle und Energie. Das Leben als Mensch in einem dreidimensionalen, materiellen Körper in einer materiellen Umwelt lässt uns dagegen Mangel fühlen. Von Geburt an scheint uns von allem nie genug zur Verfügung zu stehen.
Es ist Bestandteil unseres Menschseins, Mangel zu fühlen, und jeder ist bestrebt, von dem vorhandenen, eingeschränkten, materiellen Angebot einen möglichst großen Teil für sich selbst zu erlangen. Die Begegnung mit anderen Menschen ist von dem Streben geprägt, besser, größer, schöner, mächtiger oder reicher zu sein als andere. Dieser „Kampf", den wir meinen, hier auf der Erde ausfechten zu müssen, führt zu ständig neuen Blockaden in der Aura.
Das Ansammeln von Blockaden in der Aura lässt sich anschaulich mit einer Festplatte vergleichen, auf der sich nach und nach immer mehr Datenmaterial ansammelt. Dadurch arbeitet der Computer immer langsamer, und das Speichern neuer Dateien wird mit der Zeit schwieriger. Experten empfehlen hier, nicht benötigte Dateien zu löschen, die Festplatte zu defragmentieren, um sie dann völlig neu einrichten zu können. Genauso können Sie es mit Ihrer Aura machen.

Die Aura stärken

Grundsätzlich können sie Ihre Aura mit einfachen Übungen im Alltag aufbauen und stärken – eine Übung zum richtigen Atmen gehört dazu.
Die Luft, die Sie einatmen, ist nicht nur aus Stoffen zusammengesetzt, die Ihr Körper zum Überleben braucht, wie Sauerstoff, Stickstoff usw., sie besteht darüber hinaus auch aus Licht-Schwingungen, die in ihrer

Schwingungsfrequenz um einiges schneller sind als die Ihres physischen Körpers. Diese schnelleren Schwingungen nehmen Sie mit jedem Atemzug in sich auf. Genau diese Licht-Schwingungen tragen zum Aufbau Ihrer Aura bei, mit jedem tiefen Atemzug.

Aus eigener Erfahrung wissen Sie, wie gut es tut, einen tiefen Atemzug an der frischen Luft zu machen. Aber auch, wie niedergeschlagen Sie sich fühlen können, wenn im Winter die Tage kürzer werden und das Licht immer weniger wird. Ihre Aura leidet dann an einer Unterversorgung mit Licht-Schwingungen, und das schwächt sie energetisch und schlägt Ihnen sozusagen aufs Gemüt.

Eine bewusste Atemtechnik ist die heilsame Grundlage
für energetische Arbeit.

Beginnen Sie daher mit der folgenden Atemübung, um Ihre Aura liebevoll und bewusst mit Kraft zu versorgen.

ÜBUNG 1: BEWUSST ATMEN

Nehmen Sie sich für diese Übung etwas Zeit, in der Sie ungestört sind. Suchen Sie sich einen bequemen Platz, setzen Sie sich so hin, dass beide Fußsohlen den Boden berühren. Ihre Hände liegen locker auf den Oberschenkeln. Die Handflächen sind nach oben geöffnet.

→ Atmen Sie entspannt und ruhig durch die Nase ein und durch den Mund wieder aus. Der Atem fließt dabei durch Ihre Nase und füllt Ihre gesamten Lungenflügel.

→ Legen Sie nun eine Hand auf Ihre Bauchdecke und spüren Sie, wie sich der Bauch bei jedem Atemzug anhebt.

→ Spüren Sie Licht und Energie mit jedem Atemzug in Sie einströmen. Fühlen Sie Ihre Verbindung mit dem gesamten Universum.

- ➔ Machen Sie mindestens 10 tiefe Atemzüge, bis Sie in Ihrem gesamten Körper ein leichtes, wohliges Kribbeln spüren. Das ist ein Zeichen der Entspannung und des Aufbaus der Aura. Es zeigt, dass Ihre Energie zu schwingen beginnt.
- ➔ Denken oder sagen Sie sich den Satz: Ich öffne mein Herz mit dem Dank für den Atem. Spüren Sie nach, wie sich dieser Satz in Ihrem Körper anfühlt.

Nach dieser Übung spüren Sie die Fülle der Energie. Ihr Körper sollte rundum warm sein. Ihr Herzschlag kommt zur Ruhe, und Ihre Gedanken hören auf zu kreisen. Genießen Sie es, die belebende Kraft Ihrer Aura in Ihrem Körper zu spüren.

Das Energiebarometer

Das sogenannte „Energiebarometer" ist eines der wichtigsten Handwerkszeuge der Heilenergetik. Es ist eine einfache Skala, die hilft, ein Gefühl für den eigenen energetischen Zustand zu bekommen. Je mehr Energie Sie sammeln, desto bewusster und klarer nehmen Sie sich und Ihre Umgebung wahr. Entsprechend der Stärke ihres Energieniveaus ist auch Ihre Ausstrahlung, Ihr Selbstbewusstsein und die Gestaltungskraft in allen Bereichen Ihres Lebens beschaffen.

Das Energiebarometer habe ich entwickelt, um die Komplexität und das Potenzial der Aura leicht verständlich zu machen und um einen Überblick der Zusammenhänge im Leben anzubieten. Um Ihnen einen Eindruck davon zu geben, welches Prinzip dem Energiebarometer zugrunde liegt, entführe ich Sie jetzt einmal in Ihre Küche:

Stellen Sie sich vor, Ihre Aura sei ein großer mit Wasser zu befüllender Eiswürfelbeutel. Sie kennen das sicher: Sie füllen den Beutel, der viele kleine Fächer für einzelne Eiswürfelchen hat, am Wasserhahn, um möglichst effizient einzelne Eiswürfel für ihr Sommergetränk zu gewinnen. Zunächst läuft das Wasser in die mittleren Fächer ein, und weil das Wasser oben am Rand überläuft, denken Sie schnell, der Beutel sei bereits vollständig gefüllt. Doch

auf einmal klappen weitere kleine Eiswürfelfächer im Beutel auf, und der gesamte Wasserstand scheint wieder zu sinken. Sie gießen Wasser nach und beobachten es wieder: Immer füllen sie Wasser nach, und immer wieder klappen kleine Würfelfächer auf.
Jetzt aber zur Aura: Sie ist ihrem Eiswürfelbeutel sehr ähnlich. Wenn die Aura sich mit Energie füllt, haben Sie zunächst zwischen 50 und 90 Prozent Energie zur Gestaltung Ihres Lebens zur Verfügung. Gefühlt ist Ihre Aura voll, und Sie denken, Sie seien fertig. In Ihrem Alltag fühlen Sie sich wohl, glücklich und voller Lebensfreude. Ihre Umgebung achtet und liebt Sie, Sie leben in einer erfüllten Partnerschaft, und Sie sind erfolgreich im Beruf. Es läuft, könnten Sie denken, so soll es bleiben!

Dem ist aber nicht so:
Bei Ihrer Eiswürfelbeutel-Aura klappen weitere kleine Würfelfächer auf, und sie können noch viel Energie nachfüllen. Ihr Energiepegel steigt, und Sie merken, wie Sie neue Anteile Ihrer Persönlichkeit entfalten und sich entwickeln. Nimmt die Energie immer weiter zu, wird Ihre Aura größer. Bei unserem Beispiel mit dem Eiswürfelbeutel entdecken Sie in dieser Phase, dass der untere Teil des Beutels doppelt eingefaltet war. Beim Ausklappen sinkt Ihr Wasserpegel schlagartig auf weniger als die Hälfte ab. Sie haben kein Wasser verloren, aber der Beutel fühlt sich zunächst einmal so an! Ihre Aura hat eigentlich an Kapazität gewonnen, doch der Energiepegel ist erst einmal im Verhältnis zur Größe der Aura wieder gesunken.

Das schrittweise Prinzip „Sammeln der Energie-Verändern-Wachsen" ist ein niemals abgeschlossener Vorgang; wir bleiben an keinem Punkt für immer stehen. Irgendwann ist der Eiswürfelbeutel zwar aufgefüllt, aber Sie stellen fest, dass in der Packung noch mehr Beutel stecken. Jetzt geht es für Sie gefühlt von vorne los. Doch machen Sie sich den Vorteil bewusst: Eine energiegefüllte Aura kann Ihnen keiner mehr nehmen!

Energie kennt keinen Stillstand –
Energie ist auf Wandel, Wachstum und Entfaltung ausgerichtet.

3

Entwicklung der Aura

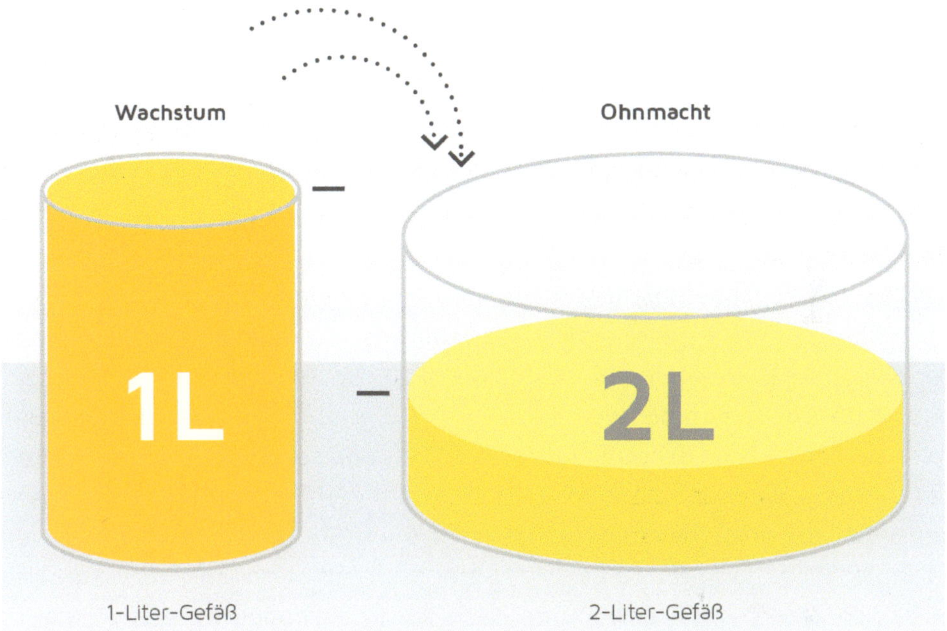

Die Stufen des Energiebarometers

Das Energiebarometer zeigt Ihnen mit vereinfachten Prozent-Angaben, in welchem energetischen Zustand Sie sich befinden. Der obere Teil des Barometers mit mehr als 50 Prozent Energie bedeutet für Ihre Aura zunächst Entwicklung und später Wachstum. Wenn Sie sich energetisch in diesem Level befinden, steigt Ihre Energie langsam von selbst weiter an.
Der untere Teil des Barometers mit weniger als 50 Prozent Energie bedeutet für Ihre Aura Stillstand und Rückschritt. Wie in einer negativen Spirale sinkt

4

Energie-Barometer

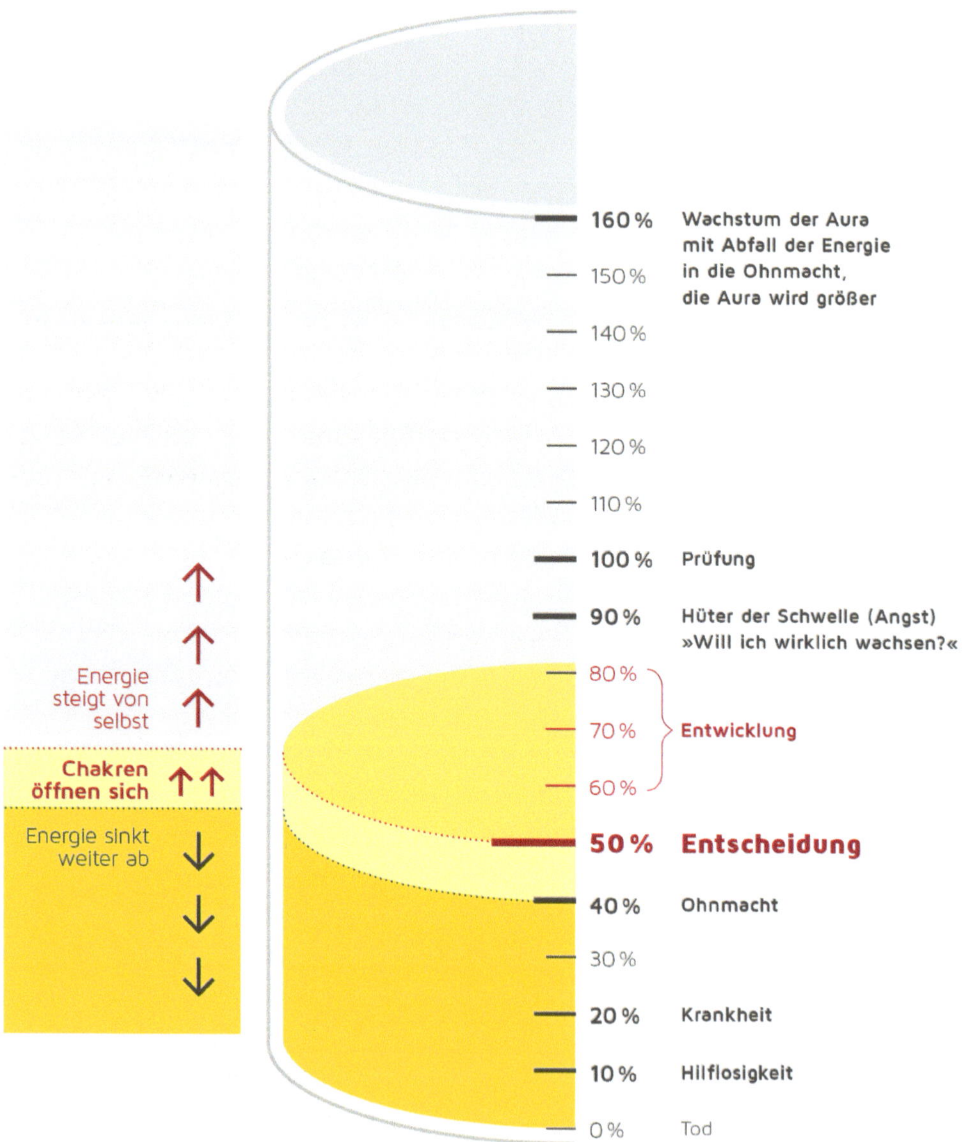

der Energiepegel stetig ab. Der Punkt, an dem sich entscheidet, wo es energetisch hingeht, liegt also bei 50 Prozent des derzeit möglichen Energievolumens. Ihre momentane Aura – Ihr persönlicher Eiswürfelbeutel – ist halb voll, mit der Tendenz, sich aufzufüllen, oder halb leer, mit der Tendenz, noch leerer zu werden. Die Entscheidung liegt bei Ihnen, in welche Richtung sich die Energiemenge in Ihrer Aura entwickeln wird. Sie selbst haben es in der Hand, den Anstieg oder den Abfall Ihrer Energie zu steuern.

→ Entscheidung

Liegt das Energieniveau Ihrer Aura bei 50 Prozent, so erleben Sie Ihren Alltag in einem Zustand, in dem Sie ständig Entscheidungen fällen müssen. Die einzelnen Entscheidungssituationen können groß oder minimal sein, vielfältig wie das Leben und Ihr Alltag selbst. Sei es, dass Sie wegen eines Umzugs entscheiden müssen, welches Möbelstück, welche Kaffeetasse oder welche Bluse mitgenommen oder weggeworfen wird. Oder es steht ein Autokauf an, und Sie müssen zwischen verschiedenen Marken, Modellen, Karosserie- und Motorvarianten entscheiden, sich mit der Innenausstattung und dem Sonderzubehör beschäftigen. Welche weiterführende Schule soll Ihre Tochter besuchen, welchen Fußballverein Ihr Sohn? Es kann um die Auswahl von Produkten im Supermarkt gehen oder um die Frage, mit welchem Abendessen Sie Ihren neuen Freund verwöhnen möchten. Vielleicht wird Ihnen auch eine interessante Stelle viele Hundert Kilometer entfernt angeboten, sodass Sie entscheiden müssen, ob Sie umziehen. Es können bedeutungsvolle und weitreichende Entscheidungen oder kleine Alltagsentscheidungen sein.

Wenn Sie nicht gerne Entscheidungen treffen, denken Sie vielleicht: Diese anstrengende Zeit geht auch vorbei, und wenn das erst hinter mir liegt, habe ich wieder meine Ruhe. Sie wundern sich über den „Zufall", der Ihnen andauernd Entscheidungen abverlangt, oder Sie ärgern sich über Ihren untätigen Ehemann, der Ihnen alle Entscheidungen überlässt. Möglicherweise fühlen Sie sich von den vielen Entscheidungen genervt, ziehen sich zurück und überlassen es anderen, sie zu fällen.
Sie wissen jetzt, dass Ihr Energieniveau der Aura derzeit bei 50 Prozent steht. Jetzt brauchen Sie sich über die vielen anstehenden Entscheidungen nicht zu ärgern, sondern Sie können sich freuen: Sie haben es selbst in der Hand, Ihre Energie ansteigen zu lassen und den Zustand zu erreichen, in dem sich

das Leben in fließender Leichtigkeit entwickelt, statt eine Odyssee dauernder Entscheidungen zu bedeuten. Aber dafür müssen Sie sich zuerst entscheiden! Vielleicht neigen Sie dazu, wichtige Entscheidungen aufgrund möglicher Konsequenzen aufzuschieben. Und am liebsten würden Sie sicherstellen, garantiert die richtige Entscheidung zu treffen. Sie können sich entspannen: Eine richtige Entscheidung gibt es nicht!

Jede Entscheidung gibt Ihnen Kraft und bringt Ihr Leben in Fluss.

Wenn Sie eine Entscheidung aus dem Bauch heraus fällen, nutzen Sie die Kraft der Entscheidung ganz konkret. Ganz allein die Tatsache, dass Sie sich ernsthaft entscheiden, setzt eine Entwicklung in Gang, die an diesem Punkt des Lebens für Sie genau richtig ist. Wenn Sie vor einer Entscheidung stehen und die Möglichkeiten abwägen, sollten Sie sich auf jeden Fall für die Lösung mit der größten Begeisterung entscheiden, auch wenn manche „Fakten" dagegen sprechen mögen. Ihr Unterbewusstsein „schwingt" bereits mit den neuen Energien der zukünftigen Umstände, für die Sie sich entscheiden, und daher steigt ihr Energiepegel. Genau das ist Begeisterung!
Ihr Verstand wird wahrscheinlich alle alten, muffigen Bedenken und schlechten Erfahrungen, meist als Zweifel getarnt, an die vorderste Front der Entscheidungsfindung schieben, um seine Komfortzone nicht verlassen zu müssen. Er ist ein schlechter Ratgeber, denn echtes energetisches und persönliches Wachstum tritt nach einer sogenannten Bauchentscheidung ein. Vertrauen Sie Ihrer Intuition bei Ihren Entscheidungen! Sie werden garantiert ein energetisch lebendiges und wachstumsreiches und entwicklungsorientiertes Leben vor sich haben!

Die Ungewissheit, ob eine Entscheidung richtig oder falsch war, darf natürlich auftauchen, jedoch sollten Sie sie nicht zu sehr zugunsten Ihrer Zweifel „ausschlachten". Denn immerhin kann Ihnen niemand erzählen, was bei der Entscheidung für eine der anderen Möglichkeiten passiert wäre.
Stellen Sie sich vor, Sie müssten sich zwischen zwei Autos entscheiden. Das eine ist ein schnittiger roter Ferrari, das andere ist ein schwarzer Mercedes SLK, beide haben viele PS und verbrauchen gleich viel Sprit. Sie entscheiden sich für den Mercedes? Dann stellen Sie sich weiter vor, Ihr Mercedes hat an der nächsten Ecke einen Motorschaden. Sie ärgern sich, weil Sie Ihre Entscheidung für den Mercedes für falsch halten. Aber wer sagt Ihnen, was mit

ÜBUNG 2: ENTSCHEIDUNGEN FÄLLEN

Nehmen Sie sich für diese Übung etwa eine Stunde Zeit in einer ruhigen Umgebung.

→ Machen Sie sich die betreffende Entscheidung bewusst und notieren Sie auf einem Blatt Papier alle Möglichkeiten. (Beispiel „Stellenangebot": A) bleiben, B) umziehen)

→ Nehmen Sie sich jeweils 15 Minuten Zeit, sich über alle notierten Möglichkeiten Gedanken zu machen. Stellen Sie sich in allen Einzelheiten vor, wie sich die Situation jeweils entwickeln würde, wenn Sie sich so entscheiden.

→ Beantworten Sie schriftlich alle Fragen, die sich stellen würden. (z. B.: Welche Wohnung finde ich? Wie fühlt sie sich an, wie teuer ist sie, wie hell, wie gemütlich, wie groß? Welche Menschen werde ich treffen? Finde ich neue Freunde? Kann ich meine Hobbys ausleben? Kommen Menschen zu Besuch? Ist der neue Chef nett, die neuen Kollegen freundlich? Gefällt mir das neue Büro? Wie gestalte ich die Freizeit? Wie geht es mir finanziell?) ...

→ Fühlt sich die Situation, die Sie vor sich sehen, gut an?

→ Bevor Sie die Fragen für eine weitere Entscheidungsmöglichkeit beantworten, sollten Sie einen Moment Pause machen.

→ Stellen Sie sich zum Schluss die entscheidende Frage: Welche der Lösungen weckt in mir die meiste Freude und die größte Begeisterung?

→ Entscheiden Sie sich für sie!

dem Ferrari passiert wäre? Vielleicht hätte man Ihnen diesen Wagen am nächsten Tag geklaut?
Also: Innere Freude und vor allem Begeisterung für eine Möglichkeit sollten Ihre Wegweiser sein, um Ihr Energiebarometer in Schwung zu bringen. Denken sie daran: Egal, was auch immer geschehen wird, Ihre Entscheidung ist für Sie immer genau richtig.
Sie gehen gestärkt aus dieser Übung heraus. Sie haben Lust auf das Neue oder vielleicht auch den Wert des Bestehenden erkannt. Vertrauen Sie auf Ihre Entscheidung und schauen Sie nicht zurück. Sie haben richtig entschieden, egal wie!

Es gibt keine falschen Entscheidungen!

Es hängt bei einem Energielevel von 50 Prozent ganz von Ihnen selbst ab, ob Ihre Aura sich weiter mit Energie füllt und die Kraft steigt oder ob Sie langsam immer kraftloser werden. Treffen Sie mutig Ihre Entscheidungen in dem Wissen, dass Sie nichts falsch machen können. Wenn Sie es nicht tun, werden andere für Sie entscheiden ...

→ Entwicklung

Haben Sie eine Entscheidung getroffen, steigt Ihre Energie automatisch auf 90 Prozent an. In dieser Phase läuft alles wie von selbst: Sie genießen die fühlbare Fülle und erleben viel Wohlwollen von Ihren Mitmenschen. Sie haben freie Bahn, die Ampeln stehen auf Grün, an der Kasse vor Ihnen ist keine Schlange, der gewünschte Parkplatz ist frei, Sie finden sogar Geld auf der Straße und Sie fühlen sich wohl. Wir nennen dieses Lebensgefühl GLÜCK. Dieses Glück bleibt einem jedoch nicht statisch erhalten, denn das Leben läuft weiter und bringt einen energetisch immer ein Stückchen voran.
An diesem Punkt auf Ihrem Energiebarometer sind Entscheidungen nicht nötig und würden Sie in Ihrer weiteren Entwicklung womöglich sogar behindern. Eine verstandesorientierte Entscheidung würde Sie während der Entwicklungsphase auf ein Niveau unter 50 Prozent bringen. Lassen Sie also Ihre Entwicklung laufen und freuen Sie sich herzlich darüber, dass für Sie alles zur rechten Zeit am rechten Platz ist. Das mag zunächst ungewohnt sein, aber genießen Sie den reibungslosen Lauf Ihres Lebens. Sie selbst haben diese Phase mit Ihrer Entscheidung eingeleitet, Sie haben sich das Glück verdient, Sie Glückspilz!

➔ „Hüter der Schwelle" – dein Freund und Helfer

Der Begründer der Anthroposophie, Rudolf Steiner, definierte den „Hüter der Schwelle" als Hürde, die wir überwinden müssen, um uns in höhere Welten erheben zu können. Für mich ist der „Hüter der Schwelle" eine Station auf dem Energiebarometer, mit der wir uns im Alltag immer wieder bewusst auseinandersetzen sollten. Denn sie ist entscheidend für einen Schritt hin zur wirklichen Freiheit unseres Geistes.

Als Station auf dem Energiebarometer steht der „Hüter der Schwelle" für die Frage: Will ich mich wirklich entwickeln und wachsen? Diese Schwelle des Bewusstseins begegnet uns bei etwa 90 Prozent des Energielevels der Aura in Form einer Prüfung. Diese Prüfung ist eine Alltagssituation, vor der wir ganz einfach Angst haben.
Die Prüfungen in Ihrem Leben können viele Gesichter haben: das Abitur, die Fahrprüfung, eine schwere Erkrankung, ein Ortswechsel, Vorstellungsgespräche, ein neuer Job, das Angebot, in das Haus der Schwiegereltern einzuziehen, ein Zahnarztbesuch, der Beginn in einer weiterführenden Schule, eine große Rolle in einem Theaterstück, ein Rendezvous mit einer Frau oder einem Mann, die oder den Sie gerne näher kennenlernen möchten. Der Prüfungsinhalt selbst ist dabei zweitrangig, und Sie werden ihn leicht und erfolgreich bewältigen, wenn Sie die Angst vor der Prüfung bewusst erkennen, betrachten und verarbeiten.
In Ihrem Leben haben Sie bestimmt schon viele Prüfungen gemeistert, vor denen Sie mehr oder weniger Angst hatten. Vielleicht haben Sie erfolgreich Entspannungstechniken angewandt oder zu Medikamenten gegriffen, um Ihre Prüfungsangst zu überwinden. Ängste zu unterdrücken und zu betäuben, um sie nicht mehr spüren zu müssen, steht einer sinnvollen Verarbeitung allerdings sehr im Weg.

Viele Menschen resignieren vor den verschiedenen Gesichtern des „Hüters der Schwelle". Sie wollen vermeiden, ihrer Angst ins Auge zu sehen und sich mit ihr zu beschäftigen. Sie wissen nicht, dass das wirkliche Wachstum im Leben aus der Überwindung dieser Angst entsteht. Sie denken: Wenn ich es tue, kann ich durch die Prüfung fallen. Wenn ich die Prüfung verweigere, dann kann ich auch nicht scheitern. Doch was bedeutet es in diesem Fall, zu scheitern? Es gibt nichts im Leben, vor dem man wirklich Angst haben muss, es sei denn, der physische Körper ist bedroht. Alle anderen Ängste können Sie sich anschauen und an ihnen reifen und sich entwickeln.

Der „Hüter der Schwelle" will nichts Böses;
er fragt lediglich: Willst du dich wirklich entwickeln?

Angst beansprucht eine große Menge Ihrer Lebensenergie, um Gefahren und Probleme in Ihrer Vorstellung überlebensgroß aufzublähen. Es entwickelt sich dann in Ihrem Kopf eine lebhafte Fantasie zu allem, was passieren könnte. In diesen Fantasien entstehen Bilder, in denen Sie versagen, nicht gut genug sind oder ausgelacht werden. Diese Angst macht Sie bewegungsunfähig und nimmt Ihnen Kreativität und Lebenskraft. Sie schrecken vor dem „Hüter der Schwelle", der sich als überdimensionaler Muskelmann vor Ihnen aufbaut, zurück und bleiben lieber beim Bekannten und Vertrauten. Das heißt, Sie verlassen Ihre Komfortzone nicht. Wenn Sie tatsächlich dem Muskelmann weichen, rutschen Sie energetisch unter die 50 Prozent-Grenze zurück.

ÜBUNG 3: DEN »HÜTER DER SCHWELLE« ÜBERWINDEN

Erinnern Sie sich an die Frage, die der „Hüter der Schwelle" stellt: Willst du dich wirklich entwickeln und wachsen? Mit dieser Übung überwinden Sie ihn mühelos, als würden Sie dem Muskelmann die Luft ablassen. Nehmen Sie sich ein Blatt Papier, einen Stift und etwa eine halbe Stunde Zeit in einer ruhigen Umgebung, damit Sie Ihre Angst erfolgreich lösen können.

→ Setzen Sie sich entspannt hin und atmen Sie durch die Nase ein und durch den Mund aus. Der Atemzug des Ausatmens sollte doppelt so lange dauern wie der des Einatmens.

→ Machen Sie sich Ihren persönlichen, aktuellen „Hüter der Schwelle" bewusst und schreiben Sie ihn auf. Was genau ist Ihre Prüfung? Wovor genau haben Sie Angst?

- → Erstellen Sie eine schriftliche Liste von allen Eventualitäten, die eintreffen können, falls Sie die Prüfung nicht bestehen. Sie stellen vermutlich fest, dass nicht wirklich viel passieren kann und dass Sie immer eine Lösung finden werden. Schauen Sie sich auf diese Art und Weise die Angst vor Ihrer Prüfung sehr genau an.

- → Ihre Angst beginnt zu schrumpfen, der Stöpsel ist gezogen. Spüren Sie, wie sich mit dieser Betrachtung Ihre Angst langsam löst und mit jedem Ihrer Atemzüge kleiner wird.

- → Lesen sie den Zettel mit der Liste noch einmal genau durch und verbrennen Sie ihn. So lassen Sie zusätzlich Ihre Angst los.

- → Gehen Sie bewusst und angstfrei in Ihre Prüfung und freuen Sie sich auf das folgende Wachstum.

Sie haben jetzt den „Hüter der Schwelle" überwunden und sich für Ihre Kraft und Ihr Wachstum entschieden. Sie sind einen wichtigen Schritt im Leben weitergekommen. Die Prüfung selbst macht Ihnen jetzt keine Probleme mehr.

Nach der Prüfung folgt eine Phase des persönlichen Wachstums. Ihr Energielevel steigt über 100 Prozent. Nach dem Abitur beispielsweise ist man in der Lage, in die Welt hinauszugehen und ein Studium zu beginnen. Die Fahrprüfung ist der Beginn individueller Freiheit und Mobilität. Nach überstandener schwerer Krankheit ist bei Kindern ein Entwicklungsschub zu beobachten. Erwachsene erlangen durch das Überwinden einer schweren Krankheit oft eine höhere Stufe geistiger Bewusstheit und sehen ihr Leben mit anderen Augen.

Jede absolvierte Prüfung setzt neue Kraft frei.

Diese Kraft steht nach einer gelösten Angstblockade Ihrer Aura wieder zur Verfügung. Gehen Sie Prüfungen in Zukunft nicht mehr aus dem Weg. Freuen Sie sich auf die Perspektive und die Chancen des Wachstums, dann können Sie sich mit offenem Herzen Ihrer Angst stellen.

→ Wachstum und Entfaltung

Ihrem weiteren Wachstum steht jetzt nichts mehr im Weg, und das Energieniveau Ihrer Aura steigt weiter. Jetzt ist der energetische Druck in Ihrer Aura so hoch, dass sich Ihr Energiefeld entfalten kann. Sie verspüren die innere Stärke, Ihre Ideen und Kenntnisse an andere Menschen weiterzugeben. Dieses Wachstum setzt sich natürlich individuell um. Sie veranstalten Seminare, werden schwanger, bauen ein Haus, bewerben sich erfolgreich auf eine Führungsposition, kaufen ein größeres Auto oder suchen eine größere Wohnung. Aufgrund eines solchen Energieanstiegs entfaltet sich Ihre Aura und Sie werden bewusster. Die zusätzlich vorhandene Energie geben Sie auf Ihre persönliche Art an die Umgebung weiter.

Nach diesem Wachstumsschub zeigt sich vorübergehend das Phänomen des gefühlten Rückfalls in „alte Zeiten". Erinnern sie sich an den Eiswürfelbeutel? Der untere, bisher nicht gesehene Teil des Beutels klappt auf, und das Wasser verteilt sich neu. Es fühlt sich aber erst einmal so an, als ob der Beutel wieder leerer wäre.

Sie kennen sicherlich die Erfahrung, nach einem besonders schönen Erlebnis ein Tief zu empfinden. Ihre Eltern oder Verwandten haben Ihnen vielleicht seit Ihrer Kindheit geraten, sich nicht allzu überschwänglich zu freuen, sondern auf dem Boden zu bleiben. Je höher der Flug, desto tiefer der Fall – solche Aussagen sind weit verbreitet, denn das Abfallen nach einer Hochphase ist ein allgemein bekanntes Phänomen.

Bei der Entfaltung der Aura fällt innerhalb der vergrößerten Aura die Energie vorübergehend zurück auf unter 50 Prozent. Bildlich gesprochen wurde Ihr volles 1-Liter-Gefäß in ein 2-Liter-Gefäß umgefüllt und umfasst so nur noch die Hälfte des Volumens. Ihre Aura hat sich weiterentwickelt und damit erweitern sich auch Ihre Lebensmöglichkeiten. Schauen Sie auf das Energiebarometer: Ihre Aura ist halb voll und wartet jetzt darauf, dass Sie neue Entscheidungen treffen. Die nächsten Entscheidungen sind nötig, um erneute Entwicklung in Gang zu setzen.

Der Ablauf „Entscheidung-Entwicklung-Prüfung-Wachstum und Entfaltung" beginnt immer wieder aufs Neue.

Unser Leben durchläuft stetig die verschiedenen Phasen des Energiebarometers in einer aufwärts gerichteten Spirale. Wir fallen in unserer Entwicklung aber niemals zurück; die Aura kann sich nicht verkleinern. Was wir einmal

gelernt und erfahren haben, bleibt uns erhalten. Auch wenn wir wieder bei einem Energielevel von 50 Prozent landen, haben wir doch mehr Energie als beim letzten Durchlauf. Wir sind auf einem höheren Entwicklungsstand als je zuvor. Wir hantieren jetzt also mit mehreren Eiswürfelbeuteln.
Manche Themen unseres Lebens begegnen uns zwar immer wieder, aber nach jedem Entwicklungszyklus befinden wir uns auf einem höheren Energieniveau und Bewusstseinsstand. Dieser Kreislauf findet so lange statt, bis unsere Kraft groß genug ist, ein bestimmtes Thema in dem für uns bestimmten Sinn zu begreifen und ein für alle Mal abzulegen.
Unser Leben ist ein Weg hin zu Wachstum und Bewusstsein – mit dem Ziel, das eigene energetische Potenzial stetig zu erweitern. Mit der persönlichen Entwicklung tragen wir auch zum Fortschreiten des Bewusstseins der gesamten Menschheit bei. Denn wir sind Teil eines komplexen, interaktiven Feldes.

→ Ohnmacht und Krankheit

Nachdem der wachstumsorientierte Bereich des Energiebarometers dargestellt wurde, folgt nun die Erklärung der unteren Hälfte des Energiebarometers: der Bereich von Stillstand und Rückschritt. Befindet sich Ihr Energielevel bei 50 Prozent und schaffen Sie es nicht, eine Entscheidung zu treffen, sinkt die Energie in der Aura langsam und stetig ab. Ist die Lebensenergie bis auf 40 Prozent abgesunken, tritt ein Schutzmechanismus ihrer Aura ein. Um einen weiteren Energieabfall zu verhindern, schottet sich die Aura von der Umgebung ab. Sie bildet eine Energieblase, in der Sie nur noch sich selbst wahrnehmen und sich vom Rest der Welt abgetrennt fühlen – ohnmächtig, was die Gestaltung Ihres Lebens betrifft, ausgeliefert den Machenschaften anderer und handlungsunfähig.
Im Zustand der Ohnmacht fühlen Sie sich als Opfer und projizieren alle Probleme und Schwierigkeiten Ihres Alltags auf Ihre Umwelt: Die Freundin ist doof, der Partner hört nicht zu, die Kinder sind anstrengend, der Hund bellt zu viel, die Kollegen sind alle unfähig usw. In dieser Phase fühlt sich das Leben schwer an, nichts gelingt Ihnen. Ihre Anstrengungen werden von anderen nicht gesehen, geschweige denn gewürdigt. Sie selbst werden gar nicht wahrgenommen.

Für die eigene missliche Lage die Verantwortung bei anderen zu suchen, ist typisch für den energetischen Zustand der Ohnmacht.

„Wer anderen die Schuld gibt, gibt ihnen die Macht", lautet ein altes Sprichwort. Sie geben die Eigenverantwortung für Ihr Leben ab und finden nicht die Kraft, selbst für die eigene Gesundheit, das eigene Glück und die Lebensfreude zu sorgen. Wenn Sie nicht bewusst etwas an Ihrer Situation ändern, sinkt Ihr Energieniveau weiter ab. Nach und nach fehlt dann sogar die Kraft, den Körper energetisch ausreichend zu versorgen. Der Körper reagiert auf das Sinken der Energie mit Krankheit, greift sozusagen zum Selbstschutz, und Sie bekommen beispielsweise Fieber und haben Schmerzen. Alle fiebrigen Erkrankungen entstehen bei einem Energieniveau von etwa 20 Prozent. Spätestens an diesem Punkt sollten Sie auf Ihren Körper vertrauen, ihm für diesen deutlichen „Hinweis" dankbar sein und ihm entsprechend die nötige Zeit zur Regeneration einräumen.
Meistens reicht diese Auszeit zur Genesung von der Erkrankung und Sie kommen selbst wieder auf die Füße. Gelingt in dieser Phase allerdings keine energetisch-körperliche Erholung, sinkt der Energiepegel noch weiter. Aus Selbstmitleid wird schließlich Resignation, und die energetische Situation wird für den physischen Körper bedrohlich. Sie können sich selbst nicht mehr helfen und sind auf intensive Hilfe von anderen angewiesen.
Nur Ihre eigene Entscheidung bringt Sie aus ihrer Ohnmacht wieder heraus. Niemand kann Ihnen diese Entscheidung abnehmen. Sie sind aufgerufen, aktiv zu werden. Wenn Sie es nicht schaffen, selbst eine Entscheidung zu treffen, ganz gleich zu welchem Thema, dann entscheidet jemand anders für oder über Sie – Sie „werden entschieden". Folglich stehen Sie nicht in Ihrer Eigenverantwortung. Wenn andere über Sie entscheiden, dann fühlt sich das aber nicht gut an, denn andere entscheiden immer zu eigenen Gunsten, und das bedeutet: Sie sitzen weiter in Ihrer Ohnmacht fest!
Stellen Sie sich beispielsweise die folgende Situation vor, die Sie vielleicht sogar kennen: Es gibt einen Fernseher, mehrere Familienmitglieder und eine Fernbedienung! Es wird gefragt, ob man lieber den Tierfilm, das Fußballspiel, die Ratesendung oder den Krimi sehen will. Eigentlich wollen Sie gerne den Tierfilm sehen, trauen sich aber nicht, Ihren Wunsch zu vertreten. Sie sagen also: Egal, mir ist alles recht! Der „Bestimmer" über die Fernbedienung entscheidet nach seinen Interessen und schaut den Krimi. Sie ärgern sich den ganzen Abend, haben schlechte Laune und grummeln vor sich hin. Hätten Sie zu Ihrer Wahl gestanden, wäre die Situation möglicherweise ganz anders verlaufen. Vielleicht hätte sich gezeigt, dass andere Familienmitglieder auch lieber den Tierfilm sehen wollten. Oder es wäre tatsächlich klar geworden,

dass jeder bei der Wahl seiner Sendung geblieben wäre. Dann hätten Sie im Bewusstsein Ihrer eigenen Bedürfnisse einen Kompromiss gefunden. Selbst wenn im Ergebnis der Krimi gelaufen wäre, hätte sich diese Situation ganz anders angefühlt, denn Sie hätten dieser Entscheidung letztlich selbst zugestimmt.

Genau so verhält es sich in jeder anderen Situation auch: Eine Entscheidung, die jemand anders für Sie trifft, kann nicht gut sein! Denn ein anderer kennt nicht ihre Gefühle und Hintergründe, kennt nicht Ihre Begeisterung und Freude. Kurz gesagt: Kein anderer kennt die für Sie richtigen Parameter!

Es gibt eine alte indianische Weisheit: „Urteile nie über einen anderen, bevor Du nicht einen Mond lang in seinen Mokassins gegangen bist!" Ich wandle den Spruch etwas ab: „Lass niemals jemanden für dich Entscheidungen treffen, der nicht einen Mond lang in deinen Mokassins gegangen ist." Ganz ehrlich: Wer ist das schon?

→ Aus der Ohnmacht aussteigen

Wenn Sie sich jetzt, nach der Beschreibung der verschiedenen energetischen Zustände, einmal selbst betrachten und Ihr Umfeld untersuchen, werden Sie feststellen, dass sich viele Menschen im Bereich der energetischen Ohnmacht befinden. Sie fühlen sich schwach, ausgenutzt, suchen die Schuld bei anderen, verhalten sich passiv, treffen keine bewussten Entscheidungen, bleiben in Ihrer Komfortzone, jammern über die Zustände, ändern sie jedoch nicht.

Überdenken Sie auch Ihre eigene Situation: Sind Sie krank oder bemitleiden Sie sich selbst? Beklagen Sie sich über andere, werden Sie gemobbt, schimpfen Sie über den Partner, den Lehrer, die Kinder, über Ihren Arbeitsplatz, über Ihre Schwiegermutter, über das Wetter, über die Banken, über den Staat?

Immer, wenn Sie es zulassen, selbst zum Opfer zu werden, sind Sie im Zustand einer energetischen Ohnmacht. Sie sind sich dessen nicht bewusst, dass Sie direkt Einfluss auf Ihr Leben nehmen und jede Situation jederzeit verändern können. Diese Zusammenhänge zu erkennen, ist der erste Schritt, um aus Ihrem energetischen Tief auszusteigen. Beobachten Sie Ihre Gefühle, und werfen Sie einen Blick auf das Energiebarometer. Sie wissen sofort, auf welchem Energieniveau Sie sich befinden und können entsprechend handeln. Sie brauchen sich also künftig nur noch selten und nur für kurze Zeit in einem energetischen Tief aufzuhalten. Sie werden in Zukunft auch mit Ihrem Partner, mit Ihrer Freundin oder Ihren Nachbarn besser umgehen können, wenn

Sie die Wirkungsweise der energetischen Gesetze kennen. Denn wenn sich eine Person in einem Zustand der energetischen Ohnmacht befindet, helfen leider alle gut gemeinten Ratschläge nicht: Sie kann in diesem Zustand auf die Argumente anderer nicht „hören" und reagiert womöglich verärgert.
Jede Hilfestellung von außen verstärkt also den Rückzug und den Ohnmacht-Zustand einer solchen Person. Wollen Sie diesen Menschen sinnvoll durch eine Ohnmacht begleiten, ist es einfach das Beste, nur präsent und still da zu sein und Nähe und Herzenswärme zu signalisieren. Dann fällt es ihm leichter, über selbst getroffene Entscheidungen aus seiner Ohnmacht herauszukommen.
Sind Sie selbst der Betroffene, müssen und sollten Sie nicht darauf warten, dass die Entscheidung auf Sie zukommt. Nutzen Sie lieber kleine Momente im Alltag, um sich in der Entscheidungsfindung zu üben. Beispielsweise können Sie entscheiden, wenn Sie sich fragen, mit welchem Fuß Sie aus dem Bett steigen, es heute anders zu machen als sonst! Entscheiden Sie, heute mit der anderen Hand Ihre Zähne zu putzen, zwischen Kaffee und Tee bewusst zu wählen, Kleidung zu tragen, in der Sie sich entweder wohlfühlen oder auffallen. Lesen Sie in der Tageszeitung die Artikel, die Sie sonst nicht lesen. Gehen Sie früher ins Büro, nehmen Sie mal einen anderen Weg, seien Sie heute mal freundlich zu den Kollegen usw.

Wer das Energiebarometer kennt, weiß, wann er sich
in einer Ohnmacht befindet.
Hier hilft kein Meckern, sondern nur Entscheiden und Handeln.

Hilfsmittel zur Bewältigung des Alltags

Das Energiebarometer ist ein erprobtes Hilfsmittel, um das eigene Energieniveau einschätzen zu können. Es lässt sich auf alle Lebensbereiche und Lebensrhythmen anwenden. Jeder von uns durchläuft nicht nur täglich mehrfach alle Phasen des Energiebarometers, sondern man kann es auch auf Wochen-, Monats- und Jahresabläufe beziehen.
Picken Sie sich einzelne Tage heraus, wie zum Beispiel den Geburtstag vor zwei Monaten oder die Hochzeit vor einigen Jahren, verstehen Sie Ihre eigenen Handlungen und Lebenszusammenhänge besser. Besonders spannend ist

es, einmal das gesamte bisherige Leben den Levels des Energiebarometers zuzuordnen. Jede Zeitspanne Ihres Lebens war geprägt von Erlebnissen, Erfahrungen und Begegnungen. Manches davon wirkte sich auf die Zeit danach aus, und womöglich sind Sie heute noch von den damals getroffenen oder versäumten Entscheidungen geprägt. Oder Sie haben den „Hüter der Schwelle" gemieden und sich so den Weg in ein neues Leben verbaut.
Wenn Sie erkennen, wie Sie früher die Welt betrachtet haben, unter welchen Bedingungen Sie Ihre Entscheidungen gefällt haben oder Ihre Ängste umgangen sind, können Sie in Zukunft bewusster mit entsprechenden Situationen umgehen und Ihr Leben befriedigender und kraftvoller gestalten.

Modell eines Tagesablaufs:

6.00 Uhr: Der Wecker klingelt und reißt Sie aus sanften Träumen. Ein Gefühl von Ohnmacht herrscht in Ihnen. Sie fühlen sich eingespannt in Abläufe und Vorgänge, denen Sie ausgeliefert sind. Verschlafen und missgelaunt stehen Sie auf. Sie finden das Gesicht, das Ihnen aus dem Spiegel entgegenblickt, grässlich und können kein gutes Haar an sich finden. Entsprechend begegnen Sie Ihrem Partner wortkarg und missmutig.

7.00 Uhr: Sie verlassen das Haus, das schlechte Wetter verbessert ihre Laune nicht. Die Straßen sind trist und grau. Sie gehen zur Haltestelle und warten auf den Bus. Er hat Verspätung, Ihre Laune wird noch schlechter, als sie vorher schon war.

7.10 Uhr: Im Bus fällt einer Mitfahrerin die Handtasche herunter und einige Dinge verstreuen sich im Gang. Sie helfen der Frau, die Teile aufzusammeln und wechseln einige Worte mit ihr. Ihre Laune wird dadurch besser, die Müdigkeit ist wie weggeblasen. Sie haben sich entschieden, beim Aufsammeln der Gegenstände zu helfen und sind aktiv geworden. Das hat Energie freigesetzt!
Der Weg zum Büro ist ab diesem Moment entspannter, die Fußgängerampel schaltet in dem Moment auf Grün, in dem Sie am Überweg ankommen. Sie beobachten einige Kinder, die sich über ihre Hausaufgaben unterhalten, und lächeln in der Erinnerung an Ihre eigene Schulzeit. Dieses Lächeln bemerkt der Portier am Werkstor und lächelt freundlich zurück. Sie grüßen unwillkürlich diesen Mann, den Sie sonst noch nie registriert haben.
8.00 Uhr: Sie haben einen Termin beim Chef und sollen über das Ergebnis Ihrer Ausarbeitung berichten. Sie sind aufgeregt und hoffen, die richtigen

Worte zu finden. (Eine erfolgreiche Präsentation könnte Ihr Ansehen beim Chef beträchtlich steigern.)

10.00 Uhr: Der Chef hat Sie sehr gelobt. Das gibt Ihnen das Gefühl, Bäume ausreißen zu können, und die Arbeit geht Ihnen für den Rest des Vormittags leicht von der Hand.

12.00 Uhr: Ihr Partner ruft an und wirft Ihnen vor, heute Morgen den Müll nicht rausgestellt zu haben. Nun stehe der volle Mülleimer 14 Tage lang bis zur nächsten Leerung stinkend im Keller.

12.05 Uhr: Ihre Laune ist wieder auf dem Tiefpunkt. Nur gut, dass Sie inzwischen wissen, wie Sie sich schnell wieder aufbauen können: Entscheidungen treffen und den Alltag bewusst und aktiv gestalten. Sie gehen jetzt erst einmal einen Kaffee trinken beschließen, den Müll am Abend zum Wertstoffhof zu bringen.

Alles wird besser!

Jeder Tag, jede Woche, jeder Monat, jedes Jahr, jedes Leben hat Höhen und Tiefen. Sich mit den energetischen Hintergründen auseinanderzusetzen, lohnt sich, denn so werden Sie zum aktiven Gestalter Ihres Lebens. Sie können am Energiebarometer ablesen, zu welchen Zeiten oder bei welchen Tätigkeiten Sie energielos sind und sich ohnmächtig fühlen. Sie werden sich der einzelnen Abläufe in Ihrem Alltag und Ihrer angelernten Verhaltensweisen bewusst und können in den betreffenden Situationen gezielt Ihre Energie steigern. Dadurch erledigen Sie Ihre Arbeiten wesentlich besser und schneller. Sie empfinden Freude am aktiven Gestalten und Tun, statt wie bisher das Opfer der Abläufe zu sein. Der Frust über immer wiederkehrende Aufgaben des Alltags verwandelt sich in die Freude über das, was Ihnen nun gelingt.

Beispiel:

Silvia, eine meiner Kursteilnehmerinnen, arbeitet in einem Großraumbüro. Sie ist zuständig für die Erstellung von Pressemitteilungen. Die einzelnen Beiträge stellen vier Mitarbeiter und Mitarbeiterinnen für sie zusammen. Für gewöhnlich sind alle unter Zeitdruck, und sie muss ständig nachfragen, um die fertigen Manuskripte zu bekommen. Tagtäglich ist sie Stress und Hetze ausgesetzt. Der Büroleiter macht sie für die termingerechte Fertigstellung der

Mitteilungen verantwortlich. Sie gibt diesen Stress an ihre Mitarbeiter/innen weiter und erhält von dort Ausreden und ärgerliche Bemerkungen. Bereits morgens beim Aufstehen denkt sie mit Sorge und Aufregung an den vor ihr liegenden Tag. Mit diesen schweren Gedanken fährt sie in die Firma. Gedankenversunken geht sie ins Büro, vorbei an vielen Mitarbeiter/innen, die es gewohnt sind, sie mit ihrer Aktentasche vorbeihuschen zu sehen.
Silvia ist vom Aufstehen bis zum Ende der Bürozeit im Zustand der Ohnmacht. Sie ist stets auf andere angewiesen, bekommt Druck sowie von oben als auch unten und erntet selten ein Wort des Lobes und der Anerkennung für ihre Arbeit. Sie ist übrigens gegen viele Nahrungsmittel allergisch und bekommt häufig einen juckenden Hautausschlag. Sich auszukurieren will sie sich aufgrund ihrer Arbeitssituation nicht erlauben. Einen richtigen „Befreiungsschlag" in Form einer langen, schönen Urlaubsreise kann sie sich finanziell nicht leisten.
Gemeinsam mit Silvia gehe ich das Energiebarometer durch, und sie schaut sich daraufhin ihr Leben an. Sie erkennt, dass sie eine seit Jahren andauernde Phase permanenter Ohnmacht durchlebt hat. Silvia lernt schnell, was das heißt, und will ihre Situation verändern. Sie trifft bewusst viele kleine Entscheidungen und macht die energetischen Übungen hingebungsvoll.
Innerhalb weniger Tage stellt sie fest, dass sie nun das Großraumbüro mit einer größeren Aufmerksamkeit betritt. Die Kolleginnen und Kollegen registrieren diese Veränderung und nehmen sie anders wahr als vorher. Sie „verwandelt" sich in den Augen der anderen – unbewusst! – von der grauen Maus in die geachtete Kollegin. Sie wird jetzt gegrüßt und erwartet. Sie bekommt ihre Manuskripte vorgelegt und bedankt sich mit offenem Herzen und klarem Blick dafür. Sie erntet lächelnde Gesichter und strahlende Augen. Es hat sich eine Aufwärtsspirale in Gang gesetzt, die die Arbeitsleistung der gesamten Gruppe verbessert.
Für Silvia ist auch heute noch nicht alles harmonisch. Es gibt immer noch Kollegen, mit denen sie weniger gut zusammenarbeiten kann, und es entstehen immer wieder unangenehme Situationen. Da sie aber ihre innere Einstellung geändert hat, kann sie damit entspannter umgehen, muss anstrengende Situationen nicht so schwer nehmen und kann ihre Kollegen so akzeptieren, wie sie sind. Silvia freut sich bereits morgens auf der Fahrt zur Arbeit auf ihre Kolleginnen und Kollegen, und diese freuen sich, wenn Silvia das Büro betritt.

Nur Sie selbst können an Ihrer Situation etwas verändern!

Die Entscheidung, das Leben anzutreten

Die Abläufe von Ohnmacht, Entscheidung und anschließender Entwicklung sowie Wachstum kannten Sie schon, da waren Sie noch gar nicht auf der Welt. Wie Sie geboren wurden, hat einen großen Einfluss auf Ihr Dasein. Deshalb lohnt es sich nicht nur bei der Betrachtung Ihrer vergangenen Lebensjahre, das Energiebarometer zurate zu ziehen, sondern auch der energetische Blick auf Ihre eigene Geburt sagt viel über Ihren individuellen Rhythmus aus.

Sind Sie zum Beispiel mit einer Sturzgeburt im Leben gelandet? Oder musste der Arzt mit der Zange nachhelfen? Haben Sie Ihrer Mutter 36 Stunden Wehen beschert und wollten einfach nicht kommen? Schauen Sie auf das Energiebarometer und ordnen Sie ein: Wenn es Ihnen als Baby gar nicht schnell genug gehen konnte bei der Geburt, kamen Sie auf dem Energielevel der Entscheidung auf die Welt. Sie waren bereit, sich zu entwickeln und Ihr Leben tatkräftig in die Hand zu nehmen.

Ein Mensch mit dieser Voraussetzung wird lebenslang leichter Entscheidungen fällen können als andere. In der Schule weiß er direkt, welche Leistungsfächer er wählen will, die Ausbildung wählt er aus vielen Optionen gezielt aus. Auch die Entscheidung, im Berufsleben den Job zu wechseln, gelingt ihm spielend.

Anders ergeht es im Leben dem, der erst nach vielen Stunden der Wehen zur Welt kommt, dem selbst Wehenmittel nicht helfen können. Dieser Mensch ist bei der Geburt auf einem Energielevel von 50 Prozent. Die Entscheidung, auf die Welt zu kommen, fällt ihm schwer, und genau so geht es ihm mit späteren Entscheidungen. Im Restaurant dauert es lange, zwischen Nudeln und Pizza zu wählen. Die Frage, ob Hund oder Katze richtig für die Familie ist, kann Monate lang auf Antwort warten. Und trotz des Wissens, dass vieles an der Beziehung nicht stimmt, dauert es Jahre bis zur Entscheidung, sich zu trennen. Dem Thema „Entscheidung“, das schon seine Geburt prägt, wird dieser Mensch in seinem Leben wiederholt begegnen und es wird ihn immer wieder vor Herausforderungen stellen.

Wer mit einer Zange geholt wird, kommt in einer klassischen Ohnmacht auf die Welt. Wie es bei einem Energielevel unter 50 Prozent üblich ist, werden dem Ohnmächtigen die Entscheidungen abgenommen. Während bei der Mutter die Wehen losgehen und sie ins Krankenhaus kommt, befindet sich das Baby noch bei 50 Prozent. Es könnte sich jetzt dafür entscheiden, auf die

Welt zu kommen und so auf dem Level der Entwicklung zu starten. Da es das aber nicht tut, bleibt es in der Ohnmacht und die Energie sinkt weiter ab. Die Situation wird immer kritischer, und irgendwann beschließen die Ärzte, das Baby „zu holen", weil seine Gesundheit gefährdet ist. Sie nehmen dem Kind in diesem Moment die Entscheidung ab, sodass es sich energetisch im untersten Bereich der Ohnmacht befindet.
Diese Fremdbestimmtheit zieht sich durch das gesamte Leben dieses Menschen. Entscheidet er sich nicht für ein Studium, beschließt an seiner Stelle die Mutter, dass er eine Banklehre machen wird. Ist er krank, übernehmen Ärzte direkt das Zepter und behandeln ihn nach ihrem Ermessen. Gerade als Patient gibt er die Verantwortung an sie ab.

Diese Einordnung der Geburt mag zunächst nach der ernüchternden Kenntnis klingen, alles sei vorbestimmt, sodass wir doch keinen Einfluss haben auf das, womit wir uns täglich rumschlagen. Das Gegenteil ist aber der Fall, denn das Gefühl, den eigenen Lebensumständen ausgeliefert zu sein, nimmt ab, wenn wir die Hintergründe und Zusammenhänge verstehen. Wer die Umstände seiner Geburt kennt, kann geduldiger und verständnisvoller mit sich selbst sein.
Wenn Sie das Glück haben, Informationen über Ihre Geburt zu haben, dann haben Sie auch die Chance auf ein Aha-Erlebnis. Sie können verstehen, warum-was-wie in Ihrem Leben läuft. Freuen Sie sich an der Erkenntnis. Sie müssen nicht immer alles ändern, was Ihnen an sich selbst nicht gefällt. Manchmal reicht es aus, die eigenen Lebenszusammenhänge anzuerkennen und zu entspannen. Glückwunsch! Sie sind genau so richtig, wie sie sind!

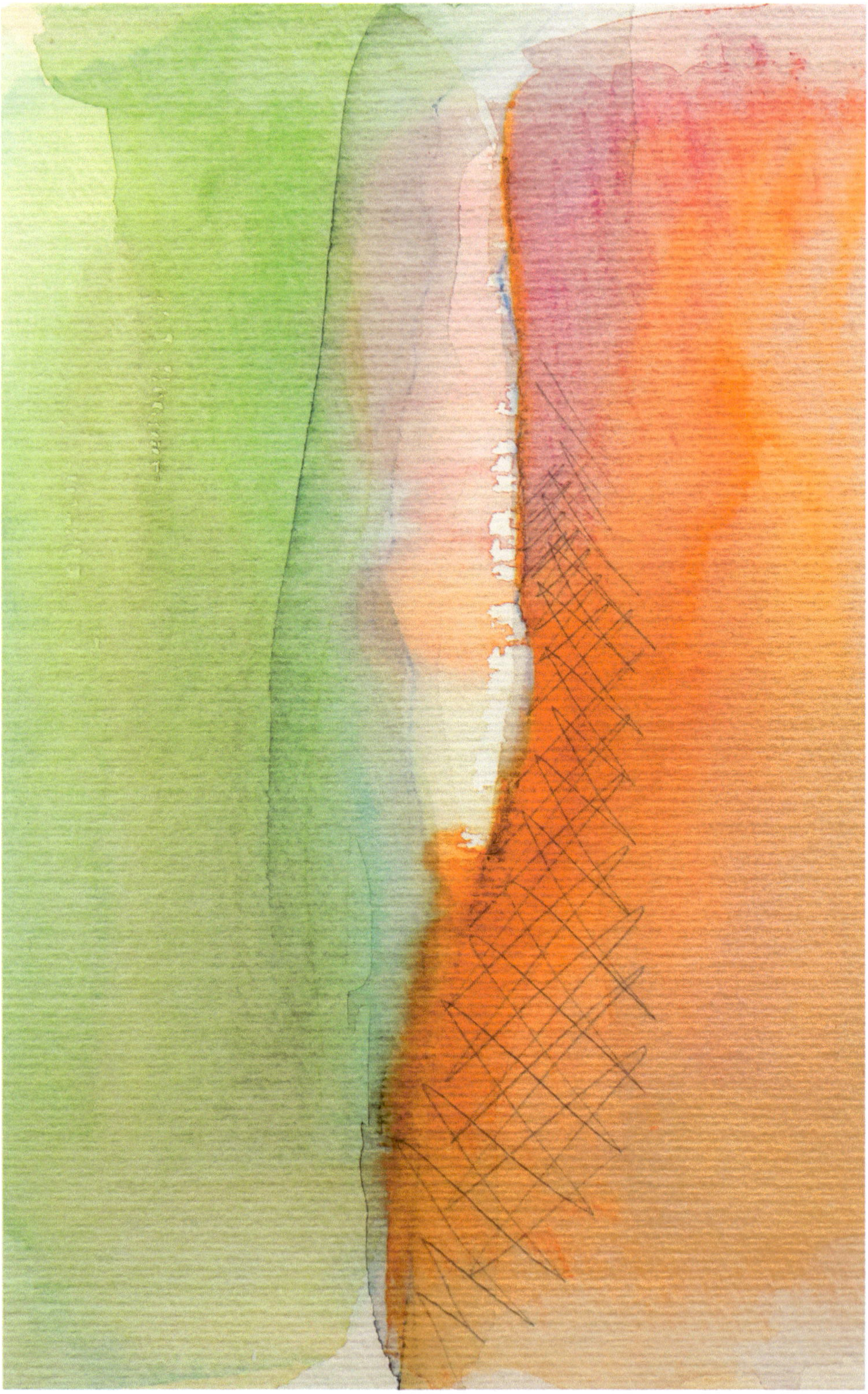

II – GEFÜHLE UND EMOTIONEN

Gefühle, die Übersetzer zwischen Geist und Materie

Das Feld der gesamten Aura schwingt, wie bereits beschrieben, in und um Ihren Körper herum. Es schwingt nicht in einer einzigen Frequenz, sondern lagert in 18 unterschiedlich schnell schwingenden Frequenzschichten – wie Zwiebelschalen – um Ihren Körper herum. Jede einzelne Frequenz ist definiert durch ihre speziellen gespeicherten Informationen, und in einer dieser Frequenzen sind sämtliche Emotionen zu finden. (Der spirituelle Lehrer und Autor Eckhart Tolle spricht in seinen Büchern vom sogenannten „Schmerzkörper" des Menschen, dieser Begriff ist die Entsprechung dessen, was ich mit der „Frequenz der Emotionen" beschreibe.)

Die Aura ist gleichzeitig Bewusstsein und Bauplan für die langsamste energetische Ebene – den physischen Körper. Wenn Sie nachhaltige Änderungen auf der Körperebene erreichen möchten, müssen Sie folglich zunächst die Vorlage, den feinstofflichen Bauplan, die Aura ändern.
Wie bereits angesprochen, durchdringen sich bei der Begegnung zweier oder mehrerer Menschen die Auras mit all ihren Frequenzen. Bei jedem Durchschwingen (drei Sekunden) nehmen sie die umgebenden Felder ihrer Mitmenschen wahr. Sind diese Felder harmonisch, dann sind sie entspannt und schwingen miteinander im Einklang. Gibt es Disharmonien in Größe, Intensität und Geschwindigkeit, oder gehen Einzelne in Resonanz[6] zu Blockaden in anderen, dann kommt es zu energetischen Reaktionen in den Auras. Blockadenträger werden dann als unangenehm empfunden, es kommt kein richtiger Kontakt zustande, nicht selten gibt es sogar aggressive Reaktionen.
Unser physischer Körper spürt also, was energetisch vor sich geht; er braucht zur Einordnung der Wahrnehmungen aber einen Übersetzer. Das entscheidende Bindeglied zwischen Körper und Aura sind die Gefühle. Sie sind die unmittelbaren Übersetzungen der energetischen Zustände an unser Gehirn, damit wir sie mit dem Verstand begreifen können. Gefühle bringen uns dazu zu handeln. Ohne Gefühle können wir weder existieren noch denken, geschweige denn handeln. Wir erleben zunächst permanent uns selbst und dann unsere Umgebung durch unsere Gefühle.

6] Im Sinne von: Mitschwingen, Mittönen, ein Echo machen

Wir reagieren auf unsere eigenen Bedürfnisse spontan und schnell mit Gefühlen, und wir reagieren auf die Menschen in unserer Umgebung mit Gefühlen. Wir fühlen rund um die Uhr, und es ist uns so selbstverständlich, dass wir es nicht mehr bewusst wahrnehmen. Kultivierte, moderne Menschen sind davon überzeugt, dass das rationale Denken den Gefühlen vorzuziehen sei. Sie drängen deshalb Gefühle gerne zurück in den unbewussten Bereich des Lebens – in die Aura! Dort werden sie energetisch abgekapselt. Diese Tendenz – weg von den Gefühlen und hin zum Verstand – ist eine globale zivilisatorische Entwicklung, die dem eigentlichen komplexen menschlichen Wesen gar nicht gerecht wird.

Mögen Sie also selbst meinen, verstandesorientiert zu sein, dürfen Sie davon ausgehen, dass Ihre Aura bereits lange vor Ihrem Verstand eine Situation oder energetische Umgebung wahrgenommen und die feinstofflichen Informationen an das Herz gesendet hat. Sie hat sich ein „Bild" von der Situation gemacht und sie in Bekanntes eingeordnet.

Die Aura ist ein vermittelndes und verbindendes Wahrnehmungsorgan.

Beispiel:

Im Rahmen meiner beratenden Tätigkeit wurde ich vom Management einer Firma gebeten, Neueinstellungen zu begleiten. Chef und Geschäftsführer waren sich einig, bei der Einschätzung der Bewerber nur auf die Zeugnisse und die emotionslose Einschätzung rationaler Fakten zu achten. Als die ersten Bewerber den Raum betraten, flüsterte mir der Geschäftsführer zu: „Der in dem grauen Anzug, der gefällt mir. Den nehmen wir!"

Was denken Sie, wie die Auswahl der Bewerber weiterhin verlief?

Der Geschäftsführer hatte sich selbst vorgemacht, nach rein „objektiven" Kriterien zu entscheiden. Er merkte gar nicht, dass seine Gefühle ihm schon lange vorausgeeilt waren.

Die Auswahl über sachliche Kriterien wie Zeugnisse und Beurteilungen ist zwar eine legitime und vernünftige Vorgehensweise. Jedoch sind diese auch von Zufällen und subjektiven Faktoren abhängig. Und das Urteil, ob uns ein Mensch gefällt oder nicht, haben wir schon gefällt, noch ehe er sich „objektiv" darstellen kann.

5

Gefühl als Verbindung

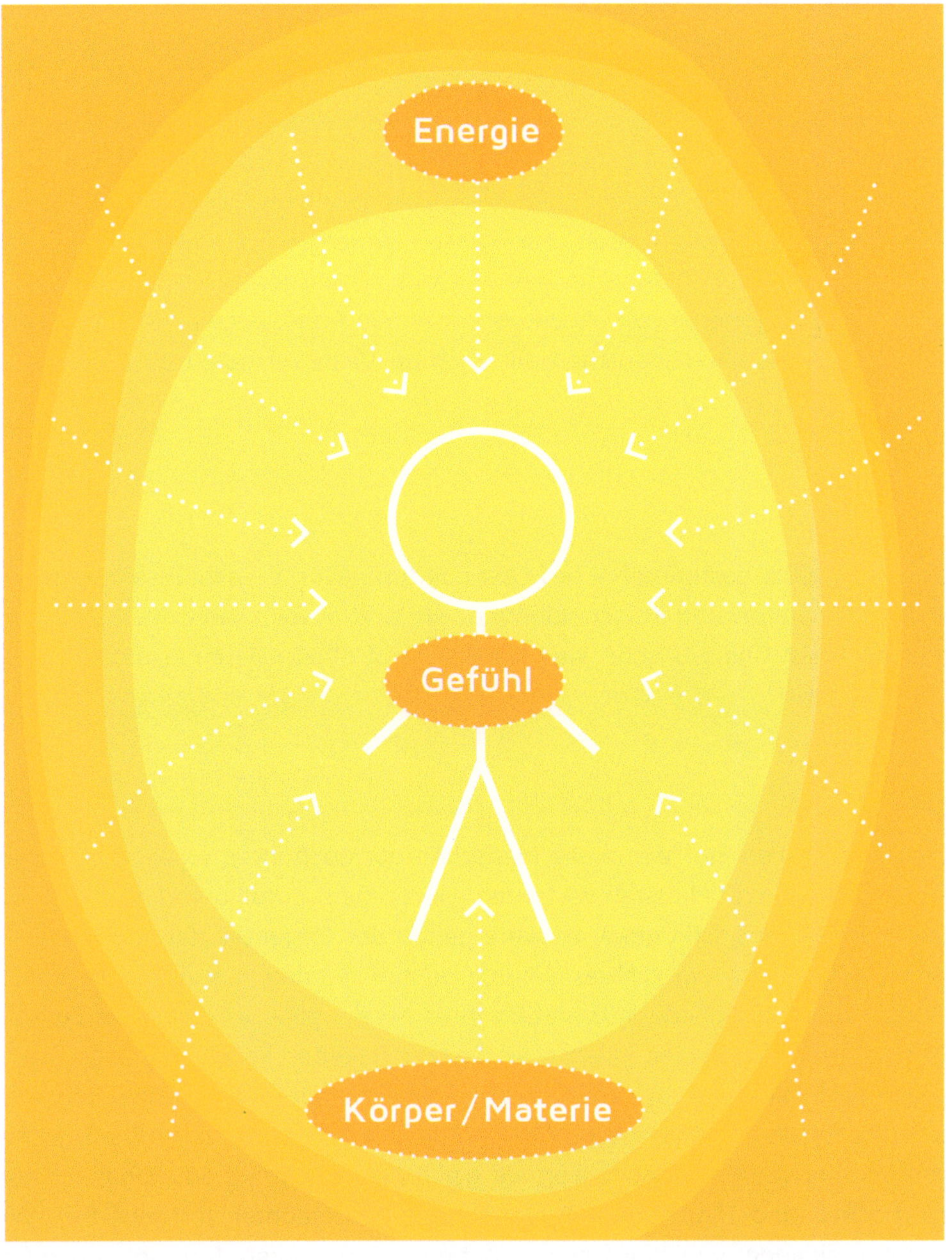

Assessments und Auswahltests können zwar trainiert werden. Einen Tag lang kann sich ein Alkoholiker zurückhalten und ein gewalttätiger Mensch kann sich lammfromm geben. Das Gefühl – und ich meine hier das wirkliche, auf den Informationen des Energiefeldes beruhende Gefühl – liefert im Vergleich hierzu jedoch wesentlich verlässlichere Ergebnisse.

Es soll nach meinen heilenergetischen Erkenntnissen aber nun keine Welt entstehen, in der ausschließlich die Gefühle zählten. Wir haben aufgrund unseres genialen Verstandes eine hochkomplexe wissenschaftliche Kultur entwickeln können, die selbstverständlich ihre absolute Berechtigung hat. Nur sind wir mit unserer intellektuellen Prämisse gesamtgesellschaftlich in einer so gut wie „entmenschlichten" Sackgasse gelandet. Es ist an der Zeit, einen Weg zu finden, die Gefühle in das intellektuell ausgerichtete Leben wieder bewusst zu integrieren, sie als vervollkommnend und wegweisend zu erkennen, anstatt sie als hinderliche oder auch peinliche Barrieren zu erleben.

Gefühle als Chance

Unsere Gefühle bestimmen – bewusst oder unbewusst – alle unsere menschlichen Aktivitäten und Entscheidungen. Sie sind absolut individuell und wohl deshalb meist unerwünscht, weil sie sich nicht objektivieren lassen.

Was ein Mensch persönlich fühlt,
fühlt kein anderer Mensch in genau derselben Weise wie er.

Vielleicht denken Sie: Wenn alle Menschen nur noch ihren eigenen Gefühlen als Wegweiser und Maßstab vertrauen, wären dem Zufall und der Willkür Tür und Tor geöffnet. Ich denke, es wäre genau das Gegenteil der Fall:
Wenn alle auf ihre wirklichen Gefühle achten würden – also auf die ungestörte, frei schwingende Information ihrer Aura – gäbe es gar keine Zufälle! Es gäbe dann auch keine juristischen Spitzfindigkeiten und Winkelzüge, keine Lügen und Fallstricke. Wir Menschen wären fühlende, empathische Lebewesen, die mit ihren Mitmenschen mitfühlen und von ihnen mitfühlend wahrgenommen werden. Dann wären wir gar nicht erst darauf aus, Unterschiede zu machen und Hautfarben, Ethnien oder Geschlechter zu bewerten. Wir könnten einander vorurteilsfrei wahrnehmen, frei denken, frei fühlen und frei

handeln. Und wir könnten unsere ganze Kraft für wirkliches Wachstum verwenden und unser ganzes Potenzial in ein sinnerfülltes Leben entfalten.

Verwirrung der Gefühle

Gefühle als Orientierung und Wegweiser im Leben bewusst wahrzunehmen, ist den meisten Menschen heutzutage nicht mehr gegeben. In meinen Seminaren verfolge ich das Hauptanliegen, Menschen ihren eigenen Gefühlen näherzubringen, damit sie ihnen wieder (ver)trauen können. In unserer Sozialisation und Erziehung wird leider kaum auf die Entwicklung der emotionalen Intelligenz geachtet, was den Umgang mit Gefühlen beinhalten würde. Unsere kulturellen Vorgaben in den Schulen sind allein auf die Entwicklung der intellektuellen Intelligenz gerichtet. Den sinnvollen und entwicklungsorientierten Umgang mit Gefühlen lernen wir dagegen nicht, weder von unseren Eltern und Lehrern noch von kulturellen Vorbildern.
Wenn wir überhaupt von Gefühlen sprechen, dann geht es darum, verliebt zu sein, enttäuscht zu sein, verärgert zu sein, um Sieg oder Niederlage, Freund oder Rivale. Es geht um alle schnell verdrängten und beiseite geschobenen Gefühle, die wie Plastikmüll an der Wasseroberfläche unserer schnellen Welt treiben. Um schnelle Gefühle, die nicht tief gehen und auf die man sich nicht festlegen muss. Man trennt sich schnell, spült schnell den Ärger hinunter, konzentriert sich schnell auf das nächste Spiel und sucht schnell den nächsten Freund oder Partner.
Gefühle – insbesondere negative Gefühle – sind eher ungebetene Gäste, die uns unsere vermeintliche Alltagssicherheit verlieren lassen. Ohne Gefühle ist das Leben cool, also abgekühlt. Wir meinen, wir hätten ohne Gefühl unser Leben gut unter Kontrolle. Tatsächlich aber haben die verdrängten Gefühle uns im Griff, und zwar stärker, als wir wahrhaben wollen. Selbst die coolste Abgeklärtheit ist ein Gefühl, wie könnten wir sie sonst als solche empfinden? Es ist außerdem nicht immer einfach, und wir brauchen viel Kraft und müssen uns einiges einfallen lassen, um unsere negativen Gefühle zu unterdrücken. Unsere Helfer sind nicht selten Alkohol, Tabletten, Drogen und alle anderen bekannten Suchtmittel. Psychopharmaka sind ein bedeutender Zweig des Arzneimittelangebots, der der Veränderung, Verzerrung und Negierung unserer so wichtigen inneren Wegweiser dient. Was wir im Alltag mit viel

Mühe unterdrücken, sucht sich einen Kanal in der umfangreichen Freizeitindustrie. Die im Alltag weggesteckten Gefühle werden an einem Ort künstlicher Erlaubnis umso exzessiver erlebt. Extremsportarten mit immer noch intensiveren Kicks boomen beispielsweise. Männer schwelgen im Siegestaumel, wenn ihre Fußballmannschaft oder der Lieblingsrennfahrer gewonnen hat. Frauen schmachten bei romantischen Liebesfilmen, holen sich den Kick nicht selten im Kaufrausch oder ritzen und verletzen sogar den eigenen Körper, leiden unter Essstörungen usw.

Gefühle sind die Stiefkinder unserer Kultur.

Wir fordern auf der anderen Seite hartnäckig die Gefühle anderer ein – vom Partner, von den Kindern oder von den Eltern. Wir fordern absurderweise von anderen, was wir selbst nie zu geben gelernt haben, geschweige denn für uns selbst aufbringen können! Wir sind nie angeleitet worden, uns selbst zu lieben und damit überhaupt liebesfähig zu werden.
An diesem Punkt beginnt mein heilenergetisches Angebot, um etwas an der verfahrenen Situation in unserem eigenen Leben und in unserer Welt nachhaltig zu verändern. Zunächst können wir nämlich nur beginnen, uns selbst und unsere komplexe und so wichtige Gefühlswelt kennenzulernen und uns erst einmal selbst zu verstehen.

Emotionen sind keine Gefühle

Zu den Begriffen „Emotion" und „Gefühl" gibt es verschiedene Definitionen. In meiner energetischen Arbeit sind Emotionen alte, gespeicherte Erfahrungen, auf die wir bei dem Erlebnis eines Gefühls zurückgreifen. Die Emotionen gehören also zu unserer prägenden Vergangenheit. Gefühle werden im Jetzt aktiviert und verbinden uns mit unseren alten Emotionen. Jeder Mensch bildet ein absolut individuelles Spektrum von Emotionen und Reaktionen auf seine Umgebung in seiner Kindheit aus und erschafft sich damit die Basis, auf der er sein gesamtes Leben gründet. Emotionale Erfahrungen, die uns von der Kindheit bis zum Erwachsenenalter geprägt haben, sind sehr komplex und als Strukturen unterbewusst in der Aura gespeichert.

Gefühle dagegen drücken den aktuellen Moment aus. Wenn wir jetzt, in diesem Augenblick, akut etwas fühlen, dann greifen wir sofort auf die gespeicherten Emotionen der Vergangenheit zurück. Wie dieses Zusammenspiel aus Gefühl und Emotion funktioniert, lässt sich anschaulich am Gefühl des Hungers erklären. Unser Gefühl ist: Ich habe Hunger. Aber unsere Emotion – also das, was wir in unserer Kindheit erfahren haben – bestimmt, was der Hunger mit uns macht, wie wir mit ihm umgehen und wie wir ihn stillen. Der Hunger ist immer wieder ein neues Gefühl, der Umgang mit ihm ist aber immer wieder von alten Emotionen bestimmt, die wir ganz früh erfahren haben.
Egal was wir tun, wie wir leben und wer wir sind: Unsere Emotionen und Gefühle sind individuell und nur für uns persönlich erlebbar. Sie gehören zu unserer eigenen, jederzeit von uns selbst geschaffenen Realität. Niemand anders kann genauso fühlen wie wir. Zumindest können wir es nicht im Vergleich messen oder wiegen, selbst wenn in wissenschaftlichen Untersuchungen Hirnströmungen und Hormonausschüttungen bei der Aktivierung bestimmter Gefühle gemessen werden.

Unsere Gefühle und Emotionen sind nicht mit denen anderer zu vergleichen, sie machen uns Menschen zu den Individuen, die wir sind.

Unsere Gedanken sind durch Sprache und Schrift definiert. Wir können zwar alle gemäß dem Aufbau der Worte aus Konsonanten und Vokalen dieselben Worte denken, schreiben und aussprechen, aber die Emotionen, die sich „hinter" den Worten in uns verbirgt, sind individuell und von anderen Menschen nicht nachfühlbar.

Stellen Sie sich vor, Sie und ich sehen die Farbe Grün. Wir beide sehen Grün, können das Wort „Grün" identisch aussprechen und niederschreiben. Sie können es jetzt gerade als Wort lesen, aber ich weiß nicht, ob Grün für Sie genauso aussieht wie für mich. Und ich weiß schon gar nicht, was Sie bei der Farbe Grün fühlen.
Vielleicht heißt Grün bei Ihnen Frühling, Blätter, Wiese und Sommerferien und für mich Gurke, Tante Ankes altes Kleid, das so muffelte, oder der Umschlag vom Mathebuch in der Schule? Vielleicht geht bei Ihnen vor Freude der Puls hoch, während ich Magenschmerzen bekomme?
So sind Emotionen, die an Wörter und Gedanken in der Muttersprache gekoppelt sind, logischerweise bei jedem Menschen subjektiv und anders –

je nachdem, wie unsere individuellen Erfahrungen mit diesem Wort aussehen, und je nachdem, welche Erfahrungen und Erlebnisse der Vergangenheit wir mit diesem Wort verbinden. Unsere gesamte Sprache bekommt auf diese Weise einen individuellen Ausdruck, und je individueller die Sprache sich entwickelt, umso weniger können wir uns gegenseitig verstehen. Wir verstehen nämlich immer nur das, was wir selbst schon einmal gefühlt haben.

In dem wichtigen Bereich der kindlichen Entwicklung, in dem sich die Sprache ausbildet, finden wir auch die Ursache für die immense Bedeutung einer Muttersprache. An die Worte sind individuelle Emotionen gekoppelt, die uns im weiteren Lauf des Lebens nie wieder so tief prägen wie in unserer frühen Kindheit.

Unsere emotionale Basis bilden wir im Kindesalter aus
und koppeln sie an die Muttersprache.

Wenn wir mit jemandem kommunizieren, hören wir nicht nur seine abstrakten Worte. Wir bekommen in einem Gespräch gleich ein ganzes Energie- und Strukturgefüge serviert. Wir nehmen diesen Menschen komplett wahr, mit all seinen Regungen und schwingenden und blockierten Energien. Den Eindruck von einem Menschen, mit dem wir sprechen, bekommen wir durch die Emotionen vermittelt, die energetisch schwingend an seine Sprache geknüpft sind. Wie oft haben wir uns schon über eine Computerstimme am Telefon geärgert, die uns emotionslos in der Warteschleife hält? Und warum ist uns unser Navi sofort sympathisch, wenn George Clooney oder ein anderer Promi uns die Richtung weist? Da hängt ganz schön viel Emotion am einzelnen Wort!

Stellen Sie sich vor, Sie bekommen eine SMS von einem engen Freund. Sie lesen immer einen Unterton mit, denn die Worte sind einfache Zeichen auf einem Display, das Gefühl dazu entsteht in Ihnen, weil Sie den Freund kennen und mehr mit ihm verbinden als nur die Zeichen auf dem Display. Sie lesen die SMS niemals, ohne entsprechende Erfahrungen und Emotionen abzurufen, die mit der Person verbunden sind, die Ihnen die SMS sendet.

Je nachdem, wie wir von unserer Umgebung, den Eltern, Großeltern, Geschwistern, Erziehern und Lehrern gelernt haben, auf Dinge und Umstände emotional zu reagieren, zieht sich ein individuelles Muster durch unser Leben. Alles, was uns tagtäglich begegnet, speichern wir mit den entsprechenden Gefühlen in der Aura ab und schaffen uns so unsere einzigartige innere Welt von Emotionen.

Wenn Sie sich das klarmachen und nach und nach lernen, mit dieser Tatsache bewusst umzugehen, sind Sie nicht länger der Spielball Ihrer Gefühls- und Emotionswelt. Sie können dann die Emotionen zum Lernen und zu Ihrer bewussten persönlichen Entwicklung nutzen. Dadurch erhalten Sie einen elementaren Zugang zu dem Potenzial, das unter Ihren alten Emotionen verborgen ist.

Warum Emotionen und Erfahrungen so wichtig sind

Emotionen und Gefühle sind Begleiter, Gestalter, Wegweiser und Ordnungshüter in unserem alltäglichen Leben. Sie sind vollkommen wertfrei. Sie sind nicht schlecht und nicht gut, sie sind jedoch unabdinglich zum Überleben! Sie dienen der Orientierung im Alltag und geben uns die Sicherheit, auf bereits Bekanntes und Erlebtes, auf gemachte Erfahrungen und schon Gefühltes zurückgreifen zu können. Voraussetzung dafür ist, dass wir sie wahrnehmen und auch wissen:

Auf unsere Gefühle können wir uns hundertprozentig verlassen!

Müssten wir uns jeden Augenblick neu auf eine Situation einlassen und könnten wir nicht auf bereits Bekanntes zurückgreifen, wäre uns die Welt in jedem Augenblick fremd. Wir würden andere Menschen nicht kennen, könnten keine Beziehung aufbauen und aus den gemachten Erfahrungen nicht lernen. Denn zu lernen bedeutet, die Erfahrungen, die wir durch Emotionen definiert haben, so zu verinnerlichen, dass wir bei entsprechenden Gefühlen in einer neuen Situation unser Verhalten sinnvoll anpassen können.
Die Entstehung einer Emotion und ihre Wichtigkeit lässt sich am besten in der Küche erklären: Haben Sie sich jemals an einem heißen Herd die Finger verbrannt? Dann wussten Sie ab diesem Moment, wie Sie zukünftig Brandblasen verhindern können. Hätten Sie den Schmerz nicht gefühlt, und hätte Ihnen stattdessen nur jemand von einer heißen Herdplatte erzählt, hätten Sie daraus nicht lernen können. Das Gefühl des Schmerzes und die entsprechenden Gedanken dazu werden gemeinsam als Emotion gespeichert. Sie würden sicher gerne in Zukunft jedem Menschen diesen schlimmen Schmerz ersparen, indem Sie ihn warnen. Aber dann wären Sie nur jemand, der von einer heißen Herdplatte erzählt.

Jeder muss selbst fühlen dürfen, lernen dürfen
und Erfahrungen in Entwicklung verwandeln.

Es ist wichtig, zu erkennen, dass jeder Mensch seine eigenen Erfahrungen im Leben braucht, um sich entwickeln zu können. Besonders bei den eigenen Kindern fällt es Eltern schwer, das umzusetzen. Ein Kind lernt erst durch das eigene Bewältigen kleiner Katastrophen, den großen Katastrophen erfolgreich aus dem Weg zu gehen. Eltern, die ihre Kinder „überbehüten", erreichen genau das Gegenteil. Sie wollen sie schützen, wecken aber in ihnen Unsicherheit und Angst. Wenn sie keine eigenen Erfahrungen machen können, fehlt ihnen auch das Vertrauen in die eigene Kraft und die innere Sicherheit. Es gibt sogar ein Wort für dieses Phänomen: „Helikoptereltern" (Eltern schweben wie Hubschrauber über ihren vermeintlich bedrohten Kindern und räumen jedes Hindernis aus ihrem Weg). Der von einer „Helikoptermutter" vorhergesehene Sturz vom Mäuerchen, den sie durch ein lautes „Vorsicht"-Gebrüll verhindert , hilft dem Kind nicht weiter. Es erschreckt, weint und lässt sich von der Mauer heben, ohne die eigene physische Grenze kennenzulernen und auszuloten. Wenn es jedoch stürzt und dann tröstend von der Mutter in den Arm genommen wird, erfährt das Kind wichtige Grundgesetze der Physik am eigenen Leib. Vor allem erlebt es die Sicherheit, wieder aufstehen zu können und trotz seines Fehlers geliebt zu werden. Wenn es wieder eine Mauer erklimmen soll, ist die Selbsteinschätzung des Kindes mit Sicherheit besser geworden, und das bereits erlebte Vertrauen befähigt es, über sich hinauszuwachsen. Das ist ein sehr wichtiger Lernerfolg, der ein gesundes Grundgefühl und ein Urvertrauen für das ganze Leben schafft – vielen Menschen fehlt beides.

Denken Sie jetzt bitte nicht, ich sei hartherzig und fände es richtig, die eigenen Kinder in den Abgrund zu stürzen. Ich habe selbst mit meinen vier inzwischen erwachsenen Kindern sehr intensiv lernen dürfen, meine eigene Angst zu bearbeiten. Dabei habe ich festgestellt, dass ich aus einer starken inneren Gewissheit und aus meinem gewonnenen Vertrauen heraus meinen Kindern so manchen Balanceakt im Leben zutrauen kann. Es läuft nicht immer so, wie ich es mir vorstelle, aber ich weiß, dass sie stark genug sind, alles auf die eigene Art und Weise zu schaffen.
Weil im Alltagserleben durch Gefühle immer die in der Aura schwingenden Emotionen angeregt werden, ziehen wir also unsere bisher bewährten Muster

und Gedanken zur Einschätzung der neuen Situation hinzu. Blitzschnell fällen wir Urteile, und unser Verstand entscheidet, was für uns gut oder schlecht ist. Wenn wir ausreichend Gelegenheit haben zu üben und unsere eigene Kraft kennenzulernen, erkennen wir schnell, wenn die Mauer, auf der wir gerade balancieren wollen, zu hoch oder zu schmal für uns ist. Haben wir jedoch nie die Möglichkeit zum Testen, werden wir uns das Balancieren auf Mauern gar nicht erst zutrauen.

Emotionen können wir verändern

Wollen wir etwas Neues fühlen, können wir uns dafür bewusst entscheiden und jederzeit beschließen, die Emotionen der Vergangenheit zu verändern. Vielleicht sind wir älter geworden und sagen uns: Okay, früher waren die Mauern zu hoch, aber jetzt bin ich größer und kann sicherer balancieren. Schreiben Sie die Szene einfach um, und erleben Sie in Ihrem inneren Bild eine Mama, die ihnen mit helfender Hand beim Balancieren zur Seite steht, die ihnen applaudiert und ihnen etwas zutraut.
Die Veränderung, die wir selbst bewirken können, wenn wir an unseren alten Emotionen lernen, ist das, was uns Menschen unter anderem auszeichnet. Lernen und Verändern sind, wie wir noch sehen werden, nicht nur beim Balancieren auf Mauern wichtige Prozesse der Persönlichkeitsentwicklung.
Wenn Sie beispielsweise das Verhalten der Freundin schon genervt erwarten, weil sie Ihnen immer wieder dieselbe Story erzählt, können Sie Ihre Haltung ihr gegenüber ändern: Erwarten Sie nicht, dass sie immer wieder dasselbe erzählt, sondern hören Sie ihr freundlich zu und bleiben Sie dabei offen für Neues. Das Gespräch fällt mit Sicherheit anders aus, als Sie es erwarten.
Vielleicht kennen Sie auch diese Situation: Ihr Partner gibt Ihnen immer wieder das Gefühl, nicht für Sie da zu sein? Nehmen Sie sich vor, aus den alten Emotionen, die Sie vielleicht schon durch das Verhalten Ihres Vater entwickelt haben, auszutreten. Sie wissen, dass Ihr Partner alles für Sie tut. Gehen Sie mit dieser Haltung in Ihre nächste Begegnung, und Sie werden sehen, die Situation wird anders sein als erwartet!

Die Aura ist ein Pool von Emotionen. Wir haben mit ihnen in unserem Leben die Grundlage für unsere ganz eigene Erfahrungswelt geschaffen, in die wir jede heutige Begegnung und Erfahrung einsortieren können. Wir erschaffen so ein ein ganzes Weltbild der eigenen Vorstellungen, an denen wir uns mehr oder weniger stur festbeißen. Aber es ist und bleibt vom Beginn unseres Lebens bis zum Lebensende unsere ganz individuelle Sicht auf die Welt.

Gefühle sind der aktuelle Augenblick und frei schwingende Energie. Emotionen sind in der Vergangenheit manifestierte Blockaden in der Aura.

Der Kompass durch die Emotions- und Gefühlswelt

In der Heilenergetik unterscheide ich bei der Kategorisierung der Gefühle, ob wir frei schwingende Energie wahrnehmen oder ob es sich um blockierte Energiestrukturen handelt. Entweder handelt es sich um Gefühle, die den Körper erhalten, aufbauen und gestalten sowie unbewusst regulierende Körperfunktionen steuern. Sie umfassen das gesamte Unbewusste, die Basisgefühle und das Impulsgefühl „Lust" – also frei schwingende Energie. Oder es sind Emotionen, die durch Bewertungen, Erziehung, durch Übernahme und Prägung in der Kindheit entstanden und in der Aura dauerhaft als Blockaden gespeichert sind.

Betrachten wir zunächst die erste Kategorie:
In unserem Unbewussten gibt es energetisch gesteuerte Abläufe, die in einem gesunden Körper reibungslose Vorgänge garantieren. All unsere Körperfunktionen – das Atmen, die Muskelbewegungen, die Verdauung, Nerven- und Organsteuerungen und alle Regenerationsprozesse – laufen von unserem Verstand unbemerkt ab. Rücken diese unbewussten Abläufe aus irgendeinem Grund in die Ebene unserer Wahrnehmung, sprechen wir von „Krankheit".
Wann spüren wir unseren Körper? Wir nehmen unseren Körper dann wahr, wenn Schmerzen oder andere Beschwerden auftauchen. Wann haben Sie Ihre Knie, Ihre Nieren oder Ihre Schultern zum letzten Mal wahrgenommen? Als ein Schmerz, ein Druck oder ein Stechen auftrat. Erst, wenn wir den auffällig gewordenen Körperteil spüren, weil irgendetwas nicht „rund läuft", sind wir alarmiert und angehalten herauszufinden, was für eine Störung vorliegt, um unter Umständen bewusst einzugreifen. Entsprechend der Störung können wir dann Belastungen abbauen, Wärme oder Kälte zuführen, einen Verband anbringen oder uns Erste Hilfe von medizinischer Seite einholen.

Für unseren Körper sind Gefühle überlebensnotwendig.

Ist die Wahrnehmung unseres Körpers derart stark in unser Tagesbewusstsein gerutscht, dass uns sein Zustand auch in seinen ganz normalen (gesunden) Abläufen immerzu beschäftigt, kann dies selbst eine schwere Störung und krankhafte Veränderung darstellen. Wir kennen dieses Phänomen auch als Hypochondrie.

Die Basisgefühle

Hat unser Körper irgendwelche Bedürfnisse oder befindet er sich in irgendeinem Ungleichgewicht, macht er sich mittels entsprechender Gefühle bei unserem Verstand bemerkbar. Diese Gefühle nenne ich die „Basisgefühle". Diese Basisgefühle erhalten die Grundfunktionen des Körper aufrecht, lassen uns physisch gesund, kraftvoll und am Leben sein. Die Empfindungen von **Hunger, Durst, Wärme, Kälte, Angst, Wut** und **Müdigkeit** zeigen die körperlichen Grundbedürfnisse an, nach denen wir unseren kompletten Alltag ausrichten, um immer wieder den Zustand von Entspannung und Wohlbehagen zu erreichen. Wir habe diese Basisgefühle zeit unseres Lebens, und wir haben stets den Wunsch, ihnen entsprechend zu handeln, um unsere durch sie angezeigten Bedürfnisse sofort zu befriedigen.
Die Gefühle Vertrauen, Freude und Liebe, das Empfinden von Ruhe, Nähe, Zuneigung, Einheit oder Wohlbehagen bedeuten, dass unsere Energie frei schwingen kann und nicht blockiert wird. Sie können im Ergebnis wahrgenommen werden, wenn unsere physischen Bedürfnisse befriedigt sind und der Körper in Einklang ist. Sie gehören ebenfalls in die Kategorie der Basisgefühle, werden aber im Folgenden nicht näher beschrieben.

→ Müdigkeit und Schlaf

Müdigkeit ist ein Anzeichen dafür, dass der Körper im Alltag seine Ressourcen aufgebraucht hat und nun Regeneration durch Schlaf benötigt. Auch unsere Sinne wollen nicht weiter gefordert werden. Sie müssen sich erholen von den alltäglichen Reizungen und brauchen dringend eine Auszeit.
Unser Körper ist vergleichbar mit einem Kleidungsstück, sagen wir mal mit einem gemütlichen Pullover. Tragen Sie ihn nur, wenn Sie im Sessel zu einer Tasse Tee lümmeln, haben Sie lange Freude an ihm. Ungeschickt ist es, wenn

6

Bewusstsein

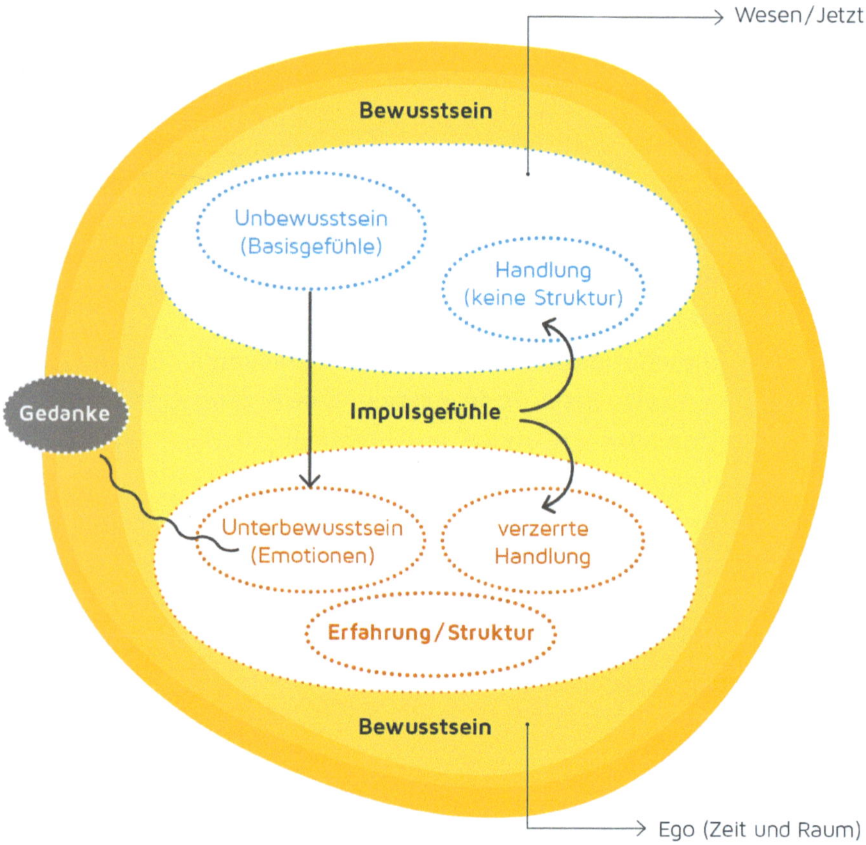

Sie in Ihrem Flauschpullover auch die Gartenarbeit erledigen, die Reifen am Auto wechseln oder joggen. Dann müssen Sie ihn öfter waschen, flicken oder mit einem Weichspüler behandeln, um seinen Status als Lieblingsstück zu erhalten. Sie sollten ihn also hin und wieder ausziehen, liebevoll pflegen, waschen und das eine oder andere Löchlein stopfen, um möglichst lange Freude an ihm zu haben.
So ist es auch mit der Müdigkeit. Ihr Körper ist, wie man so schön sagt, der Tempel, in dem Ihr Geist wohnt. Leben Sie überwiegend in Einklang von Körper und Geist, und tun Sie meistens Dinge, die ihnen entsprechen? Dann brauchen Sie entsprechend wenig Schlaf. Treiben Sie jedoch den ganzen Tag Raubbau am Körper, tun Sie Dinge, die Ihren Geist unter- oder überfordern beziehungsweise die nicht mit Ihren Fähigkeiten oder Neigungen übereinstimmen usw., sind Sie oft müde und brauchen viel Zeit für Schlaf und Erholung. Im Schlaf zieht sich das geistige Feld oder die Aura aus dem materiellen Körper zurück, und die „verbrauchte" und angestrengte materielle Basis kann sich regenerieren.
Stellen Sie sich vor, Sie sitzen den ganzen Tag in einem lauten Großraumbüro und schauen 90 Prozent der Zeit auf einen flimmernden Bildschirm. Und jetzt stellen Sie sich vor, Sie sitzen den ganzen Tag in einem gemütlichen Sessel in einem ruhigen Raum, hören entspannende Musik und Ihr Blick fließt über eine Landschaft in vielen Grüntönen. Was, denken Sie, macht Ihren Körper weniger müde?

Schlaf ist zur Wiederherstellung der Lebensenergie unverzichtbar.

Kinder finden zu Beginn des Lebens ihren ganz eigenen Schlafrhythmus, Eltern können da mit ihrer Erziehung wenig reinpfuschen. Man kann kein Kind zum Schlaf zwingen! Kleine Kinder können oft noch zu den ungewöhnlichsten Zeiten und an den ungewöhnlichsten Orten schlafen. Solange sie tagsüber ungestört Dinge tun können, die ihnen guttun, gelingt es den meisten Kindern, am Morgen früh aufzustehen und topfit in den Tag zu starten. Müssen sich Kinder dann unserer Kultur beugen, in die Schule gehen und sich überwiegend mit Dingen beschäftigen, die ihnen keine Freude bereiten, werden die meisten von ihnen im Alter von acht bis zehn Jahren zu Langschläfern.

→ Hunger und Durst

Wenn wir Hunger und Durst fühlen, fehlen unserem Körper einfach Bausteine und Substanzen, die durch unsere Aktivitäten verbraucht wurden. Der Körper ist immer bemüht, ein Gleichgewicht herzustellen, um voll funktionsfähig und gesund zu bleiben und um für die Aufgaben, die ihm gestellt werden, fit zu sein. Das Fehlen eines wichtigen Stoffes im Körper wird durch Hunger oder Lust auf ein bestimmtes Nahrungsmittel angezeigt. Wird der Hunger gestillt, ist das Gefühl verschwunden, und der Körper ist wieder für einige Zeit leistungsfähig.

Durst gehört ebenfalls zu den wichtigen Basisgefühlen. Unser Körper ist dynamisch und mit ständigen Auf- und Abbauprozessen beschäftigt. So, wie wir unser Geschirr nach dem Essen abspülen, braucht auch der Körper eine Möglichkeit, Altlasten loszuwerden. Unser Körper besteht zu über 95 Prozent aus Wasser. Mit aufgenommener Flüssigkeit können unter anderem nicht brauchbare Bestandteile des Körpers ausgespült werden. Zu diesem Zweck fühlen wir Durst! Wir führen dem Körper Flüssigkeit zu, die die Zellen durchspült, damit der Körper gesund bleiben kann.

Beim Essen und Trinken werden wichtige von außen zugeführte Stoffe in die Schwingung des Körpers aufgenommen. Alles, was der Körper benötigt, wird integriert, und der Rest wird wieder ausgeschieden. Unser Körper baut sich aus den Stoffen auf, die wir über die Nahrung zu uns nehmen. Sie kennen sicher den Spruch: „Du bist, was du isst!"

Essen und Trinken dienen dem Auffüllen von stofflichen Defiziten im Körper.

Kinder können übrigens, wenn sie ein umfangreiches Nahrungsangebot haben, sehr gut entscheiden, was ihr Körper gerade zum Erhalt oder zum Wachstum benötigt. Erziehung zur sogenannten „gesunden Ernährung" ist nicht nötig, wenn der Körper von Kindheit an auf seine eigenen Bedürfnisse hören und sie erfüllen darf.

→ Wärme- und Kälteempfinden

Unser Körper hat einen sehr eingegrenzten, sensiblen Temperatur-Wohlfühlbereich mit einem genialen selbstregulierenden Klima. Dieser Bereich liegt zwischen 36,5 und 37,4 Grad Körpertemperatur. Erwärmt sich der Körper zu stark, schwitzt er, um das Gleichgewicht wiederherzustellen. Kühlt er zu stark aus, beginnt er, die Temperatur durch Mikroerschütterungen und

Muskelkontraktion anzuheben, wir sagen dazu Schüttelfrost. Wir helfen bei der Regulierung des Temperatur-Gleichgewichts durch sinnvoll eingesetzte Kleidung. Hierbei ist es nicht unbedingt ratsam, den Körper zu verwöhnen. Temperaturschwankungen und die daraus folgenden körpereigenen Aktivitäten helfen, die Immunabwehr zu kräftigen. Kühlt der Körper zu stark aus, „erkälten" wir uns, und die kleinen, sowieso in unserem Körper hausenden Bakterien helfen uns, den Körper wiederzubeleben: Wir bekommen einen Schnupfen.

Unser Köper hat einen sehr sensiblen Wärmehaushalt,
der über unser Wohlbefinden entscheidet.

Kinder haben sehr früh eine sichere Kälte- und Wärmeempfindung. Oftmals brauchen sie noch lange keine Jacke, auch wenn wir Erwachsenen meinen, es sei schon sehr kalt. Wenn wir ihnen dann von „außen", aufgrund der Thermometeranzeige, warme Kleidung verordnen, verlernen sie bald, ihrem eigenen Körper zu vertrauen und sich selbstständig an die Temperaturen anpassend anzuziehen.

→ Angst

Angst ist ein Basisgefühl. Angst löst Flucht- und Schutzreaktionen aus, wenn Gefahren drohen. Je nach Art der Bedrohung nehmen wir entweder die Beine in die Hand und laufen weg, oder wir weigern uns, etwas Unbekanntes zu essen, weil wir Angst vor Vergiftung haben, oder wir stellen uns tot oder wir kämpfen gegen einen Angreifer. Wird die Angst so auf direktem Weg in eine Handlung umgesetzt, gehört sie zu einer biologisch sinnvollen und unverzichtbaren Grundausstattung.

Angst ist überlebenswichtig,
wenn wir sie sofort in eine Handlung umsetzen.

Angst sollte immer instinktgeleitet und nicht gedankengesteuert sein. Denken wir über unsere Angst nach, setzen sich Gedankenszenarien in Gang, die wir selbst kaum kontrollieren können. Wenn die Angst unsere Gedanken in Besitz nimmt, verbraucht sie sehr viel von unserer Lebenskraft, und das Vertrauen in die selbstverständlich ablaufenden Prozesse unseres Körpers gehen verloren. Viele Menschen leiden darunter. Aus dem Unbewussten kommen die alltäglichen Lebensvorgänge ins Bewusstsein, wir haben dann das Bedürfnis, diese zu kontrollieren und zu steuern. Dieser Prozess führt zu unserer kompletten Überforderung, und wir haben nur die Möglichkeit, uns zurückzuziehen und passiv das Leben „auszuhalten".

Stellen Sie sich Folgendes vor: Sie haben Angst, eine Birne zu essen, weil ein Wurm drin sein könnte. So weit, so gut! Sie bräuchten jetzt die Birne einfach nur nicht zu essen! Aber in Ihren Gedanken spielen sich alle vorstellbaren Szenen ab: Wenn der Wurm im Bauch noch lebt, beißt er sich womöglich in die Magenwand ein. Dann bekommen Sie Magenprobleme oder ein Magengeschwür. Vielleicht müssen Sie dann ins Krankenhaus und haben furchtbare Schmerzen. Vielleicht müssen Sie operiert werden und sind ganz lange krank und verlieren Ihre Arbeit. Dann bekommt die blöde Kollegin doch die bessere Stelle und Sie werden entlassen. Dann können Sie die Miete nicht mehr zahlen und Ihr Freund verlässt Sie, weil Sie kein Geld mehr haben! Birnen sind also schlecht, und wer weiß, ob es nicht in anderem Obst auch Tiere gibt? Eigentlich ist das Leben gefährlich und Sie sollten nur noch Fertiggerichte essen …

Kinder können lernen, sinnvoll mit ihren Ängsten umzugehen. Sie sollten in jedem Fall bei auftauchender Angst oder Furcht liebevoll und vertrauensvoll von uns begleitet werden und lernen können, ihre eigenen körperlichen Fähigkeiten auszuloten und sich etwas zutrauen. Wir lernen nur durch die eigenen Erfahrungen, nicht durch die gruseligen Geschichten der Eltern oder Großeltern!

Was wir in der Erziehung auch nicht tun sollten, ist, die Ängste der Kinder zu schüren, indem wir ihnen unsere eigenen Ängste schon im Kleinkindalter überstülpen. Leider geschieht es sehr häufig. Ich kenne viele Menschen aus meinen Beratungen, die bis ins hohe Alter unter den angsterzeugenden Kriegserzählungen ihrer Väter oder Großväter leiden und Mühe haben, diese früh in ihnen veranlagten Ängste aufzulösen.

Wir meinen als Erwachsene irrtümlich, so viele schlechte Erfahrungen gemacht zu haben, dass wir sie den Kindern nicht früh genug als Angst vor dem Leben weitergeben können. Wir nehmen ihnen aber das natürliche Vertrauen ins Leben, wenn wir sie vor den eigenen Erfahrungen bewahren.

→ Wut

Wut ist ein Gefühl, dass uns auf emotionaler Ebene schützt. Kommt uns ein Mensch zu nahe, hat er keine guten Absichten, achtet er unsere Bedürfnisse nicht oder überschreitet er einfach unsere gesunden Grenzen, dann können wir ihn uns mit der Kraft der Wut vom Leibe halten oder den Respekt unseren Grenzen und Bedürfnissen gegenüber einfordern. Ein Wutausbruch zeigt unserer Umgebung meist sehr deutlich, dass mit uns nicht zu spaßen ist und wir uns bemerkbar machen, wenn die persönlichen Grenzen nicht beachtet werden. Über das Gefühl der Wut lernen wir auch, uns in unserer Familie und in der Gesellschaft zu positionieren. Wir lernen, uns selbst ernst zu nehmen, und wir bekommen ein Gefühl für die eigenen Grenzen – auch für die Grenzen der anderen.

Wut dient dazu, sich selbst und die eigenen Grenzen besser kennenzulernen.

Fühlt ein Kind, dass es jetzt gerade Zucker für seinen Stoffwechsel benötigt, und teilt es das seinen Eltern mit, sind diese sicherlich nicht begeistert. Kurz vor dem Essen noch einen Süßriegel zu essen, passt nicht in ihr Ernährungskonzept. Sie verbieten es, und das Kind bekommt einen Wutausbruch. In diesem Augenblick steht es für sich ein und fordert, was es für sich als richtig empfindet.
Beim Besuch einer alten Tante will das Kind der Tante keinen Kuss auf die Wange geben, aber seine Eltern bestehen darauf. Die Tante riecht unangenehm aus dem Mund und zieht das Kind immer sehr hart und fordernd an sich heran. Es fühlt sich ganz schlimm an, daher will es die Tante nicht küssen. Es bekommt einen Wutanfall, um seine Grenzen deutlich zu setzen.

Lust und Schmerz als Lebensimpulse

Sie haben die Varianten von Gefühlen kennengelernt, die als frei schwingende Energien wahrnehmbar sind und der Versorgung unserer Grundbedürfnisse dienen. Um von der Wahrnehmung zu einer effektiven Handlung zu kommen, fehlt uns jetzt noch ein Impulsgefühl: die Lust. Dieses Gefühl kann sowohl als frei schwingende Energie wahrgenommen werden als auch durch eine Blockade belastet sein.

Das Impulsgefühl „Lust" löst in unserem Körper eine Handlung – folgend auf ein Basisgefühl – aus. Beispielsweise führt Hunger als Basisgefühl zu dem Impuls „Lust auf Essen". Wir haben also Hunger oder Durst und bekommen dann Lust, uns etwas zu kochen, essen zu gehen oder etwas zu trinken. Ohne diese Lust würde gar nichts passieren.
Ebenso ist es bei der Umsetzung anderer Basisgefühle. Sind wir müde, bekommen wir Lust, ins Bett zu gehen. Ist uns kalt, sollten wir Lust haben, uns wärmer zu kleiden oder ein Feuer zu machen. Ohne Lust erfolgt keine Handlung und keine Veränderung des misslichen Zustands. Wenn der Nutzen aus einer Veränderung größer ist als der Schaden des momentanen Zustands, entsteht die Lust auf Veränderung.
Jeder Mensch hat eine individuell angelernte Geschwindigkeit im Umsetzen seiner Lust. Der eine reagiert schneller auf ein Basisgefühl, der andere fühlt den Handlungsbedarf wesentlich später und schwächer. Haben wir als Kind oft erlebt, dass unsere Lust auf etwas von der Umgebung behindert wurde – durch Verbote, Drohungen oder andere Erziehungsmaßnahmen, die sicherlich gut gemeint, aber blockierend gewirkt haben – hat dies Auswirkungen auf unser gesamtes Leben.
Wenn die Eltern dem Kind aus Angst jegliche Lust verbieten, zu klettern, zu toben oder zu forschen, wird diese Lust nach und nach schwächer. Wenn durch Beschränkungen, Verbote und starre Richtlinien dem Kind die Lust genommen wird, etwas Neues auszuprobieren, erlahmt seine Lust zur Aktivität im Allgemeinen.

Lust ist direkt abhängig von der eigenen Lebensenergie und dem Selbstvertrauen. Haben wir als Kind oft erleben dürfen, dass unsere Eltern uns etwas zutrauten, so ist zum einen unsere Lebensenergie angestiegen, und zum anderen wollten wir wahrscheinlich immer zeigen, dass wir etwas bewältigen können. Sind wir dagegen oft gebremst worden, sind wir immer gedämpfter durch das Leben gegangen als andere Kinder.
Stellen sie sich vor: Sie wollen als Kind zum ersten Mal Ihr Brot selbst mit Butter und Marmelade beschmieren. Die Mama ist genervt, nimmt Ihnen ungeduldig das Messer und das Brot weg, mit der Erklärung, dass Sie es noch nicht können und zu klein dazu sind. Wenn Sie dies öfter zu hören bekommen, werden Sie bald keine Lust mehr haben, etwas auszuprobieren. Dann wundern sich die Eltern später, dass sie ein Kind haben, das die kleinen Aufgaben im Haushalt mit „Null Bock" kommentiert. Wenn die Lust zu handeln

von klein an blockiert wird, wird die Anstrengung, ins Tun zu kommen, immer größer oder gar nicht mehr fruchten.

Schmerzen aller Art sind heilenergetisch betrachtet ebenfalls Impulsgeber. Sie geben dem Körper Anweisung, was zu tun oder zu lassen ist, damit er geschützt wird oder wieder heil werden kann. Schmerzen weisen deutlich auf einen körperlichen Missstand hin und verhindern bestimmte Tätigkeiten, damit aber auch drohende Verletzungen und Überanstrengungen auf der physischen Ebene. Sie zeigen uns, dass es eine Unstimmigkeit gibt zwischen Denken und Handeln. Unser Verstand möchte etwas tun, der Körper schmerzt und kann es nicht tun:
Der Verstand sagt: Laufe einen Marathon, du schaffst das!
Der Körper sagt: Die Muskeln tun weh, du schaffst es nicht, du brauchst Ruhe!
Der Verstand sagt: Das Essen von gestern kannst du noch mal aufwärmen.
Der Körper sagt: Das Essen war schlecht, du hast Magenschmerzen.
Der Verstand sagt: Bei dem Job verdienst du gutes Geld. Die Kollegen sind zwar doof, aber da musst du durch.
Der Körper sagt: Du hast Angst vor den Kollegen, du hast einen nervösen Darm und ständig Durchfall.
Der Verstand sagt: Du musst deine Mutter pflegen, sie hat doch sonst niemanden mehr.
Der Körper sagt: Du trägst die ganze Altlast der Familie, dir tun die Schultern und der Rücken weh.

Schmerz ist der direkte Ausdruck einer Blockade.

Das Schmerzempfinden ist eine sehr wichtige und überlebensnotwendige Fähigkeit des Körpers. Ist es außer Kraft gesetzt, sind wir als Mensch sofort in unserer physischen Existenz bedroht. Wir brauchen den Schmerz, um zu lernen und infolgedessen bedrohliche Situationen zu meiden.
Es gibt eine Erkrankung mit dem Namen CioP (Congenital Intensivity of Pain), bei der körperlicher Schmerz nicht wahrgenommen werden kann. Menschen, die darunter leiden, können keine körperliche Erfahrung zu ihrer Entwicklung nutzen und haben damit meist nur eine kurze Lebensdauer. Sie laufen mit einem gebrochenen Bein weiter, sie verbrennen sich mit heißem Wasser oder fassen in ein Messer, ohne darauf zu reagieren.

In unserem Weltbild ist Schmerz jedoch eine lästige Sache. Wir haben Medikamente erfunden, mit denen wir die meisten Schmerzen schnell und einfach beseitigen können. Damit hat er seine Hinweis- und Warnwirkung in unserem Leben verloren. Auf diese Art blind und taub für Gefahren, überschreiten wir als Mensch die Grenzen dessen, was unserem Körper guttut. Es kommt dann zu der Überanstrengung und Überforderung, vor der der Schmerz, wenn wir frühzeitig auf seine Botschaft gehört hätten, eigentlich warnen wollte.
Im Mittelalter haben die Könige die Boten köpfen lassen, die ihnen eine schlechte Nachricht brachten. Sie teilen sicherlich meine Meinung, dass es ein sinnloses und lachhaftes Unterfangen war, denn das Töten des Boten konnte ja leider die schlechte Nachricht nicht ungültig machen. Umso verwunderlicher ist es, dass wir heute – mit doch sehr viel mehr Verstand gesegnet – immer noch ähnliche Verhaltensweisen zeigen. Wir köpfen den Boten „Schmerz" in der Hoffnung, der schlechten Nachricht und ihren Folgen damit aus dem Weg zu gehen!

Ohne Lust oder Schmerz als Handlungsimpulse
kommen wir im Leben nicht weiter.

Emotionen und Gefühle bestimmen den Alltag

Emotionen sind immer Blockaden in der Aura und entwickeln sich im Laufe des Lebens aus der Kombination von Basisgefühlen und Gedanken. Emotionen sind in ihrer Ausprägung auch abhängig von den kulturellen Gegebenheiten und gesellschaftlichen Konditionen. Die individuelle Persönlichkeit eines jeden Menschen ist ein Erfolg aus der Erziehung, die sich wiederum aus der Geschichte unserer Eltern und Vorfahren über Jahrhunderte entwickelt hat. Die Emotionen bieten dem Menschen die Möglichkeit, das eigene Bewusstsein durch das Erkennen und Bearbeiten der persönlichen Themen – oder auch der Familien- und Ahnenthemen – weiterzuentwickeln.
Emotionen bilden Blockaden in der Aura, wenn Basisgefühle nicht sofort durch Lust oder durch Schmerz in eine Handlung führen. Wir denken über unsere Gefühle nach und schaffen damit Blockaden. Unsere Gedanken bringen Bewertungen und Beschränkungen aus alten Erfahrungen und Glaubenssätzen ein, und die Handlung im Sinne der Befriedigung der Basisgefühle findet entweder gar nicht oder nur teilweise beziehungsweise verzerrt statt.

Jetzt kennen Sie die Theorie, zum praktischen Verständnis möchte ich Ihnen einige anschauliche Alltagssituationen schildern:

→ Sie haben Hunger (Basisgefühl). Sie verspüren Lust (Impulsgefühl), eine Currywurst mit Pommes zu essen. Jetzt melden sich die Gedanken, Bewertungen, Beschränkungen und Glaubenssätze und sagen Ihnen: Currywurst mit Pommes ist zu fetthaltig und außerdem hast du für heute dein Kalorienlimit bereits erreicht. Fett ist ungesund, iss lieber Obst oder Gemüse. In der Currywurst sind schlechte Inhaltsstoffe und Phosphate und Schweinefleisch gibt es nur von unglücklichen Tieren! Das ist unmoralisch. Und wenn das deine Freundin sieht, was soll sie dann von dir denken?

→ Sie sind müde (Basisgefühl) und würden gerne schlafen gehen, wollen Ihrem Freund aber den Abend nicht verderben. Was er dann wieder denkt: Mit dir kann man nirgendwo hingehen, immer bist du müde und gelangweilt. Also bestellen Sie sich einen Espresso und nehmen ein Aufputschmittel und sind anscheinend fit wie ein Turnschuh!

→ Sie sind auf einen Abschlussball eingeladen und wollen besonders schön aussehen. Ihr Kleid ist aus einem ganz dünnen Stoff, und eigentlich ist es viel zu kalt, ohne Strümpfe auszugehen. Die anderen machen es aber auch, und Sie wollen nicht aus dem Rahmen fallen. Also frieren Sie und lassen sich nichts anmerken.

Die Basisgefühle gehören zum Unbewussten, und sie ermöglichen uns eine sichere Wahrnehmung der Bedürfnisse unseres Körpers. Durch unsere Erziehung haben wir von klein auf gelernt, diesen lebenswichtigen Basisgefühlen nicht zu trauen. Das bedeutet: Wir haben gelernt, uns **nicht** nach unseren Grundbedürfnissen zu richten. Die Erfahrung sagt uns, dass wir die so sehr gewünschte Anerkennung von unserer Umgebung nur dann bekommen, wenn wir uns **gegen** unser eigentlich wichtiges Basisgefühl verhalten, das uns ungeachtet dessen aber genau sagt, was jeden Augenblick im Leben richtig für uns wäre.
Die Verbindung vom Basisgefühl zum Impulsgefühl „Lust" oder „Schmerz" ist vorhanden. Aber aufgrund von negativen Erfahrungen, erlernten Verhaltensweisen oder Medikamenten verzichten wir auf eine für uns sinnvolle und kraftbringende Handlung. Wir haben früh gelernt, uns selbst nicht zu vertrauen, sondern uns auf die Erfahrungen der anderen, der „Großen", zu verlassen und uns damit unauffällig der Gesellschaft anzupassen. Alle Gefühle

der Ohnmacht und Angst, die hierbei entstehen, bilden energetische Blockaden, also Emotionen, in unserem Unterbewusstsein, und werden als solche von unseren Familien und der Umgebung als „Erziehung“ übernommen.

Sicherlich kennen Sie die folgenden Situationen aus Ihrer Kindheit:
→ Sie sind als Kind noch topfit und könnten bis spät abends spielen oder lesen.
Fehler! Die Eltern wissen besser, wann Sie müde sind, und bestehen darauf, dass Sie früh ins Bett gehen, wo Sie dann stundenlang wach liegen!
Ihr Basisgefühl gibt Ihnen eine Information über Ihren Körper und es wird Lust ausgelöst, noch zu spielen. Dieses Empfinden wird durch die gut gemeinte Erziehung blockiert und Sie verlieren das Vertrauen in Ihre Körpersignale.

→ Sie haben Hunger, und Sie wissen genau, worauf.
Fehler! Die Eltern wissen besser, wann und was gegessen wird!
Auch hier gibt es Lust, nämlich auf genau das Lebensmittel, das Ihnen in genau der Situation guttun würde. Doch auch hier lernen Sie schnell, Ihren Körpersignalen nicht mehr zu trauen und überlassen die Entscheidung resigniert den Erwachsenen.

→ Ihnen ist zu warm, Sie wollen sich ausziehen.
Fehler! Die Eltern wissen aus ihren alten Erfahrungen besser, wann Ihnen heiß und kalt ist! Es ist Winter und da trägt man eine Jacke.
Die Lust auf Körpergefühl, um jemals ein eigenes Empfinden zu bekommen, wird Ihnen auch hier abgesprochen.

Durch die gut gemeinte Erziehung verschieben Eltern die wichtigen Basis- und Impulsgefühle des Kindes als Emotionen ins Unterbewusstsein. Könnten wir unser Leben nach unseren Basisgefühlen ausrichten und entsprechend individuell handeln, würden wir mehr Selbstvertrauen entwickeln und zu einer starken und bewussten Persönlichkeit in allen Lebensbereichen werden. Wenn wir als Kind nie gelernt haben, unseren eigenen Gefühlen zu trauen, finden wir später keinen Weg, sinnvoll mit unserem Körper und seinen Grundbedürfnissen umzugehen. Wir sind dann zwar gut angepasst und laufen mit den Bedürfnissen der Gesellschaft konform. Wir sind dann aber emotional verhungert und können uns schlecht ohne fremde Hilfe im Leben orientieren. Überall, wo die Wahrnehmung der Basisgefühle fehlt, brauchen wir fremde

„Fachleute", die sich einmischen – bei körperlichem oder seelischem Schmerz, bei der Ernährung, bei der Erziehung, in der Partnerschaft, in der Spiritualität, bei der Berufswahl, im Leben ganz allgemein! Wir wissen einfach nicht selbst, wie Leben funktioniert!

Zu den Emotionen, die die Ebene des Unterbewusstseins bilden, gehören: **Pflicht, Sorge, Schuld, Ohnmachten** aller Art, **Angst, Lüge, Trotz, Neid, Eifersucht,** bestimmte Formen von **Aggression, Dünkel, Selbstmitleid,** das schlechte **Gewissen, Enttäuschung, Moral, Scham** und **Glaubenssätze.**
Die Emotionen bestimmen das Leben in der Gesellschaft. Sie entwickeln sich durch unsere Erziehung und sind der Erfolg von Anpassung. Die Folgen im Alltag: Sowohl unser Selbstbewusstsein als auch unser Selbstwert können gestört sein. Wir sind leicht beeinflussbar durch fremde Meinungen. Unsere Lust, aus eigenem Antrieb zu handeln, wird reduziert. Wir sind daran gewöhnt zu konsumieren. Wir richten uns nach den Meinungen anderer Leute, nach der Werbung und nach dem Zeitgeist. Wir fühlen uns nicht, wir kennen unsere Bedürfnisse nicht und trauen uns nichts zu.
Unsere Kultur und die daraus folgende Erziehung ist nicht auf das Wohlergehen und Wohlfühlen des individuellen Wesens eines Kindes ausgerichtet. Zwar steht die Erhaltung seines Körpers, aber nicht sein seelisches Wohl im Mittelpunkt. Die Wahrnehmung und Orientierung des Kindes an den **eigenen** Gefühlen wird missachtet, und der kleine Mensch wird zu einem gefügigen Mitglied der Gesellschaft verformt.
Wir wünschen uns als Eltern zwar, dass unsere Kinder selbstbewusste und starke Persönlichkeiten werden, müssen aber mehr und mehr feststellen, dass dies nach dem aktuellen Erziehungsmodell nicht gelingt. Solange wir Emotionen und Gefühlen nicht den Raum in unserem Leben geben, der ihnen als Wegweiser und Orientierungshilfen zusteht, wird unsere Gesellschaft paradoxerweise immer orientierungsloser.
Ein erstrebenswertes Ziel für unsere Gesellschaft könnte es daher sein, eine sinnerfüllte „Gefühlskultur" zu entwickeln und die eigenen Gefühle und Emotionen kennenzulernen und sie als Navigatoren im Leben zu nutzen. Den Umgang mit Gefühlen zu lernen und ihre Bedeutung zu erkennen, könnte ein zentrales Lehrfach in allen Schulen werden, die die Entwicklung einer emotionalen Intelligenz bisher verhindern.

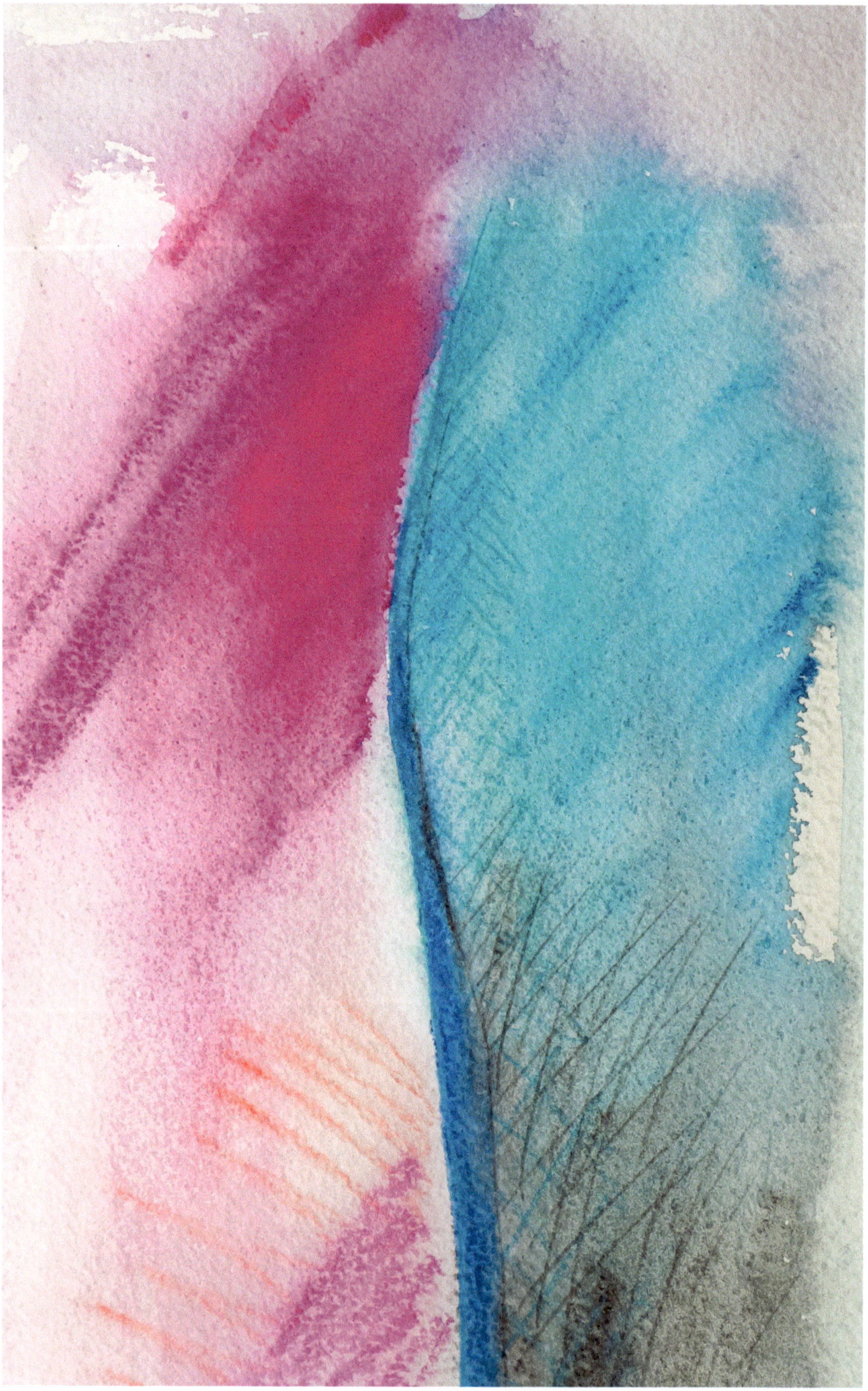

III – EIN LEBEN IN OHNMACHT

Energetische Ohnmacht

Eine Ohnmacht in der Aura (energetische Ohnmacht) ist ein abgekapselter Teil der Lebensenergie. Der Ausgangspunkt für eine solche Abkapselung ist immer ein belastendes Ereignis, das verdrängt wird. Es wird im Energiefeld in einer verschlossenen kugelförmigen Energiestruktur gespeichert. Gespeichert wird in dieser Kugel auch die zu dem belastenden Ereignis gehörige Energie. Diese eingeschlossene Energie steht dem Menschen in seinem Alltagsleben **nicht** zur Verfügung. Gelegentlich spürt er diese Energie, wenn er ein vergleichbar belastendes Ereignis erlebt und die alte Erinnerung als Emotion wieder aufbricht.
Im heilenergetischen Sprachgebrauch wird mit dem Begriff „Ohnmacht" ausschließlich der körperliche Zustand bezeichnet, der vom physischen Zusammenbruch bis zur Bewusstlosigkeit reichen kann.
Eine energetische Ohnmacht ist die noch schützende Vorstufe des Energiefeldes, die in den allermeisten Fällen die körperliche Ohnmacht vermeidet. Hier in diesem Buch bezeichnet der Begriff „Ohnmacht" aber immer die energetische Ohnmacht.

Ein belastendes Ereignis könnte Ihrem Energiefeld in kürzester Zeit sehr viel Energie entziehen, die Ihrem Körper dann nicht mehr zur Aufrechterhaltung seiner physischen Funktionen zur Verfügung steht. Dies würde zur körperlichen Ohnmacht, also zu einem lebensgefährlichen Zustand führen. Die energetische Ohnmacht ist dagegen ein Schutz, der Ihr gesamtes Energiefeld umgibt und es vor der Umgebung abschirmt. In diesem Schutzfeld fühlen Sie sich zwar Ihrer Situation entsprechend schwach, unterlegen, gekränkt und verletzt, Ihre körperlichen Funktionen bleiben jedoch intakt.
Nach und nach schrumpft die – zunächst das gesamte Energiefeld umgebende – Ohnmacht zu einer kleinen Kapsel zusammen, die weiterhin in der Aura schwingt.
Neu eintretende Ereignisse, die dem die Ohnmacht auslösenden Ereignis gleichen, können die Ohnmacht-Kapsel anregen und die darin gespeicherte Energie für Sie fühlbar machen. Sie erinnern sich dann an das frühere Ereignis, Sie fühlen die damaligen Gefühle wieder, Sie schämen sich vielleicht auch

wieder, werden wieder traurig, wieder trotzig, wieder wütend oder Sie beginnen sogar zu weinen.
Schließlich wird das aktuelle Ereignis – zusammen mit den früheren Vorgängen – in der Ohnmacht-Kapsel erneut gespeichert.

Die im Energiefeld gelagerte Kapsel hat immer eine Verbindung zur langsamer schwingenden Ebene des Körpers. Fühlen wir eine Blockade auf der körperlichen Ebene, sprechen wir von Symptomen. Tatsächlich sind körperliche Symptome allerdings nur die materielle Erscheinung des Vorgangs, der sich unter Umständen über viele Jahre und Jahrzehnte im Energiefeld bereits abgespielt hat.
Die heutigen Vorsorgemaßnahmen in unserer schulmedizinischen Orientierung sind darauf ausgerichtet, möglichst frühzeitig ein rein körperliches Symptom oder eine materielle Veränderung zu erkennen. Im Energiefeld angesammelte Ohnmacht-Kapseln, aber auch alle anderen Strukturen, die ich noch vorstellen werde, sind deutliche energetische Alarmzeichen, lange bevor sie körperliche Auswirkungen haben!
Eine uns belastende Lebensthematik könnten wir bereits im Energiefeld bearbeiten. Geschieht dies nicht, wird sie im Laufe der Zeit zu einer körperlichen Symptomatik. Körperlich gewordene Symptomatik ist schmerzhaft, oft langwierig und manchmal lebensbedrohlich.

Die Bearbeitung von energetischen Blockaden ist ein Vorgang,
der uns den Sinn einer Krankheit verstehen lässt
und die körperlichen Symptome damit überflüssig macht.

Ohnmacht als Alltagszustand

In Ihrem Alltag erleben Sie ständig Ohnmacht-Situationen. Im Zusammenleben mit anderen Menschen finden energetische Interaktionen statt, von denen die meisten ohne tiefere Wirkung bleiben. Sie begegnen Menschen auf der Straße und gehen achtlos aneinander vorbei. Tag für Tag sind Hunderte oder Tausende von Menschen in Ihrer Nähe, die meisten von ihnen nehmen Sie nicht wirklich wahr. Einige dieser Menschen lösen in Ihnen jedoch eine Empfindung aus. Den einen können Sie leiden, den anderen nicht.

Die eine finden Sie sympathisch, die andere nicht. Was ist es, das den einen oder die andere aus der großen Masse heraushebt?
Beim Ineinanderschwingen der Energiefelder entstehen in manchen Fällen starke Resonanzen, das heißt, auffällige energetische Entsprechungen. In den vielen anderen Begegnungen, bei denen die Energiefelder ineinanderschwingen, ohne auf eine Resonanz zu stoßen, bleiben die Energieschwingungen ungestört im Fluss. Im Fluss zu sein bedeutet, dass alles in Ordnung ist und reibungslos funktioniert im Bereich des Unbewussten, eine „Störmeldung" an das Bewusstsein ist dann nicht nötig.
Bei den Begegnungen mit Menschen, die für Sie aus der Masse herausragen, die Ihnen auffallen, liegt eine „Störmeldung" des Unbewussten oder des Unterbewusstseins vor. Eine Struktur in Ihrem Energiefeld hat eine Resonanz in dem anderen Energiefeld gefunden und meldet dies. Der andere Mensch wird plötzlich von Ihnen wahrgenommen. Sympathie, Antipathie, das Aussehen, die Haarfarbe, die Farbe der Bluse oder der Haarspange, das Parfüm, der Geruch nach Rauch, der Bartwuchs, die Art zu gehen, das Grinsen, die Brille ... Was immer auch die Resonanz auslöst, ist ein Hinweis darauf, dass Sie selbst in Ihrem Energiefeld diese Resonanz haben.
Nehmen Sie solche Situationen bewusst wahr und registrieren Sie die Energie, die darin gebunden ist: Was fühlen Sie? Welche Erinnerungen kommen in Ihnen hoch? Manchmal sind es nur blitzartig erscheinende Bilder oder Szenen, die schnell wieder verschwinden. Manchmal ertappen Sie sich dabei, in Erinnerungen zu versinken oder an ihnen sogar zu leiden. Sie bekommen heute noch Herzklopfen, Kurzatmigkeit oder werden rot im Gesicht, wenn Ihnen Situationen bewusst werden, die Sie in Ihrem Energiefeld als Strukturen abgespeichert haben.

Beispiele:

Eine Frau wird beim Anblick schwarzhaariger Männer immer an die große Liebe erinnert, die sie so sehr verletzte. Ein blauer Kleinbus erinnert einen Mann an den Unfall, bei dem er in den Straßengraben abgedrängt wurde. Rothaarige Mädchen mit Sommersprossen erinnern jemanden an das Nachbarmädchen, das ihn beim Theaterspiel öffentlich blamierte. Ein anderer hat ein ungutes Gefühl, wenn er einen Polizisten sieht, weil er als Kind zu bravem Verhalten gemahnt wurde mit der Androhung, sonst käme die Polizei usw.
Ohnmacht ist für Menschen ein Grundlebensgefühl. Sie wird durch Situationen und Begegnungen im Alltag angestoßen und verschwindet meist schnell

wieder. Ohnmacht wird im Einzelnen jedoch nicht immer bewusst wahrgenommen. Sie kennen das: Ihnen wird kurz übel, ein Stechen in der Brust macht sich bemerkbar, ein Kratzen im Hals verursacht einen Hustenanfall. Sie haben plötzlich schlechte Laune, Sie wissen den Namen Ihres Gegenüber nicht mehr, der Geldbeutel fällt Ihnen aus der Hand usw. Alles dies sind kleine und kleinste Ohnmachten.
Was soll Ihnen das Ereignis sagen? Wen haben Sie gesehen, als das Kratzen im Hals anfing? An wen hat die Person Sie erinnert? Hätten Sie diesem Menschen dringend etwas sagen sollen? Vielleicht haben Sie immer ein Kratzen im Hals, wenn Sie Menschen begegnen, die Sie an eine bestimmte Lebenssituation erinnern? Müssen Sie bis ans Ende Ihres Lebens Hustenanfälle haben, oder können Sie die Ohnmacht nicht jetzt, heute und hier auflösen und die dort abgekapselte Energie freisetzen?

Die Ohnmacht eines Menschen setzt die Macht eines anderen Menschen voraus. Der eine fühlt sich unterlegen, der andere fühlt sich überlegen. Die Bandbreite der Varianten ist riesig und reicht von unbewussten kleinen Ohnmachten bis zu lebensbedrohlichen Situationen körperlicher Gewalt. Das Zusammenspiel von Macht und Ohnmacht ist auf der Ebene der Energiefelder interaktiv. Bei der Begegnung zweier unterschiedlich starker Energiefelder fließt Energie vom schwächeren zum stärkeren. Das schwächere wird schwächer, das stärkere wird stärker.

Beispiel:

Die beim Diebstahl ertappte Lucy sitzt im Büro des Kaufhausdetektivs. Sie ist total verlegen, hat einen heißen Kopf und fühlt sich dem Detektiv ausgeliefert. Sie kann keinen klaren Gedanken fassen und antwortet auf die Fragen des Detektivs wie durch einen milchigen Schleier. Je länger die Befragung nach den Gründen und Umständen des Diebstahls dauert, desto schwächer wird Lucy. Gleichzeitig ist der Detektiv immer mehr in seinem Element. Er kann den anfänglichen Verdacht erhärten und hat mit dem unterschriebenen Protokoll und Schuldeingeständnis schließlich einen Erfolg erzielt.

Das Zusammenspiel von Macht und Ohnmacht ist ein alltäglicher zwischenmenschlicher Vorgang und findet – in feinsten, subtilsten Ausprägungen – ständig statt. Der Ohnmächtige fühlt sich abgeschnitten von seiner Lebensenergie und nimmt nur einen reduzierten Ausschnitt des Lebens wahr.

7

Ohnmacht bindet Energie in Kapseln

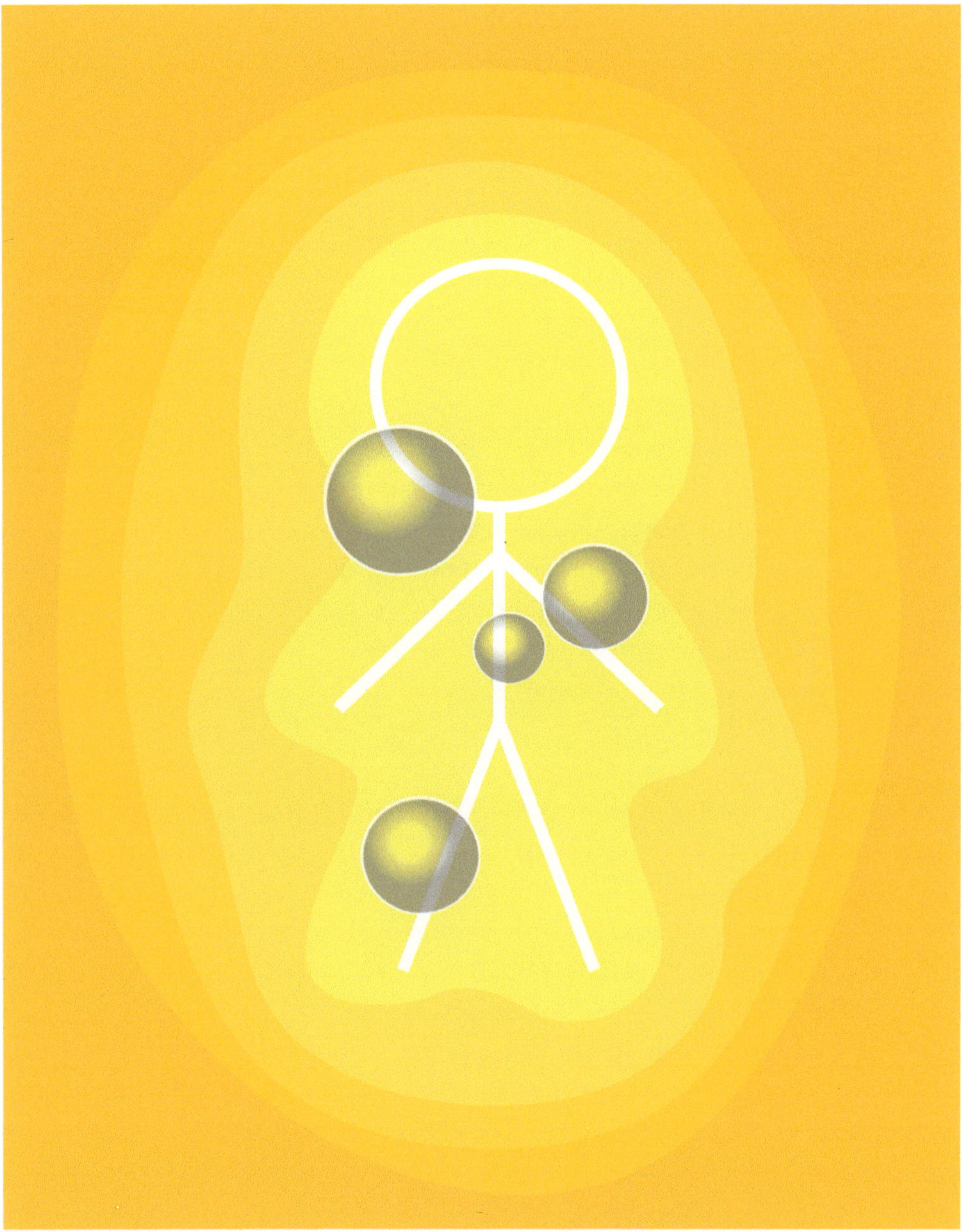

Aura stark   Aura schwach   gebundene Energie

Er hat das Gefühl, ausgeliefert beziehungsweise nicht Herr der Lage zu sein, und meint, von anderen Menschen fremdbestimmt zu sein.

Ohnmacht ist immer ein energiereduzierter Zustand. Der Auslöser ist eine Erfahrung oder Begegnung, bei der Sie nicht als Persönlichkeit wahrgenommen werden. Sie werden nicht ernst genommen, infrage gestellt, lächerlich gemacht oder bloßgestellt usw. Ein anderer ist stärker und lässt Sie dies spüren. Die dabei entstehende Struktur ist, wie bereits beschrieben, ein energetischer Schutz, welcher die Aura umhüllt, um sie zunächst vor einem weiteren Energieabfall mit all seinen Folgen zu bewahren. Innerhalb dieser Ohnmacht nehmen Sie sich selbst auf dem niedrigen Energieniveau unter 40 Prozent wahr. Sie haben das Gefühl von Schwäche, allein, ausgeliefert oder fremdbestimmt zu sein, ausgenützt, nicht beachtet und nicht geliebt zu werden. Der Körper fühlt sich flau und spannungslos an, müde und erschöpft, antriebslos und nicht belastbar.

Beispiel:

Stellen Sie sich ein Baby vor, das weint, weil es Hunger hat, das man aber aus erzieherischen Gründen schreien lässt. Sein Energiefeld ist schwächer als das der Menschen, die das Baby umgeben, und seine Bedürfnisse nach Nahrung werden nicht ernst genommen. Das Energiefeld des Babys bildet zum Schutz eine Ohnmacht aus. Diese Ohnmacht des Babys bezieht sich auf die rein materiellen Grundbedürfnisse.
Je älter dieser kleine Mensch wird, umso öfter bringt er diese Erfahrung mit dem Nichtwahrgenommen-Werden seiner Person in Verbindung. Diese Ohnmacht wird inhaltlich mit dem Gefühl „Ich bin alleingelassen" und „ich bin anderen ausgeliefert" gleichgesetzt. Wut, Trotz und Hilflosigkeit sind die gespeicherten Gefühle. Die Ohnmacht-Struktur bleibt im Energiefeld – zusammen mit den als unangenehm erlebten Gefühlen – erhalten.
Nehmen wir beispielhaft an, dass bei diesem Menschen die Grunddisposition für die Ablagerung von Ohnmacht-Strukturen im Bereich des Darmes ist. Im Laufe des Lebens dieses Menschen gibt es viele weitere Ohnmacht-Ereignisse, und immer wieder macht er die Erfahrung, dass er nicht selbst entscheiden kann, wann er essen darf, was er essen darf und wie viel er essen möchte. Jemand anders in seinem Umfeld, der ihn in seinen Bedürfnissen nicht ernst nimmt, fällt für ihn die Entscheidungen und hat in diesem Sinne Macht über ihn. Das wird zunächst die Mutter sein, die darauf besteht, dass

zu bestimmten Zeiten gegessen wird und dass aufgegessen wird, was auf den Tisch kommt. Das kann später bei der Bundeswehr ein Gruppenzwang sein, zu bestimmten Zeiten auf Befehl essen zu müssen. Das kann die Ehefrau sein, die das von ihr gekochte Essen mit ihrem persönlichen Wert verbindet und dadurch einen Erwartungsdruck rund um das Essen aufbaut.
Immer wieder wird weitere Energie aus dem Energiefeld dieses Menschen in die Ohnmacht-Struktur eingebunden. Irgendwann ist für die Gesunderhaltung des physischen Körpers nicht mehr genug Energie vorhanden. Ab diesem Zeitpunkt bekommt der Betroffene aufgrund des Energiemangels körperliche Probleme. Da die bei ihm veranlagten Strukturen in Zusammenhang mit seinem Darm stehen, bekommt er vermutlich Probleme mit diesem Organ. Das Energiefeld materialisiert eine Störung auf der körperlichen Ebene des Darms.
Auf einmal fühlt der Mensch bewusst seinen Darm – aufgrund von Verdauungsbeschwerden, Verstopfung, Durchfall, Schmerzen. Der Darm weist damit auf die Mangelproblematik des Menschen hin. Er kann nicht mehr alle Nahrungsmittel zu sich nehmen und muss sich jetzt mit seinem Körper beschäftigen. Die Menschen aus seiner Umgebung beschäftigen sich jedoch ebenfalls mit seinem Problembereich. Der Arzt verschreibt eine Arznei und gibt Empfehlungen für die Ernährung. Der Mensch hat nun einen Teil seiner Verantwortung abgegeben. Da er es selbst nicht schaffte, auf seine Ernährung zu achten, hat er jetzt Beistand von außen erhalten. Seine Mutter, seine Ehefrau und sogar die Bundeswehr werden auf das Attest des Arztes hören.

Aus energetischer Sicht ist es nun für den Menschen in unserem Beispiel von entscheidender Bedeutung, das weitere Vorgehen nicht auf bestimmte Nahrungsmittel zu konzentrieren. Vielmehr besteht die Aufgabe jetzt darin, die Grundproblematik im Energiefeld zu lösen. Es gilt zu klären, weshalb sich bei ihm überhaupt eine Ansammlung von Strukturen im Bereich des Darms gebildet hat. Durch ein bestimmtes, verändertes Essverhalten lösen sich Strukturen im Energiefeld ja nicht auf. Vielmehr muss er sich fragen, was es von der Symptomatik des Darms zu lernen gibt. Welche Entwicklungshinweise für das weitere Leben stecken hinter den Symptomen? Lediglich keine Kuhmilch mehr zu trinken oder Nachtschattengewächse zu meiden, kann doch unmöglich Sinn des weiteren Lebens sein!
Eine Erkrankung, egal welcher Art, dient der Bewusstwerdung. Der Mensch bekommt die Chance, durch das Hineinspüren in die Symptomatik den

dahinter liegenden Sinn zu erkennen, in unserem Fall das Thema „nicht ernst genommen werden". Diese Erkenntnis ist der erste Schritt auf einem bewussten Weg zur eigenen Entwicklung und Heilung.
In unserem Beispiel werden Erfahrungen in Bezug auf Essen gemacht, die im Laufe der Zeit immer wieder bestätigt werden. Die schlechten Gefühle, die das Essen begleiten, ziehen sich durch das ganze Leben des Betroffenen. Wenn er diese Emotionen und Erfahrungen erkennt, sich bewusst macht und sie verändert, wenn er also in seinem Verhalten eigenverantwortlich wird, kann er diese Strukturen auflösen. Er löst sich von den gemachten Erfahrungen der Vergangenheit und entscheidet in Zukunft selbst, wie er fühlen und reagieren möchte.

Wird die Ursache einer Thematik in der Aura bearbeitet,
dann hat das Symptom auf der körperlichen Ebene seinen Sinn erfüllt.

Der Körper ist die für uns direkt spürbare und sichtbare Instanz, die uns auf Defizite im Energiefeld hinweist. Dies gibt uns die Möglichkeit, uns zu entwickeln, indem wir unsere Problematik erkennen und die Ursache lösen.
Sie können also selbst – aus Ihrer Kraft und Ihrem Bewusstsein heraus – jederzeit neu mit einer bekannten Situation umgehen und die damit verbundenen Strukturen im Energiefeld auflösen. Die vorher gebundene Energie steht Ihnen dann in Ihrer Aura wieder zur Verfügung. Das Energiefeld nimmt an Energie zu und kann sich weiter auffalten. Mit dem Wachsen des Energiefeldes nimmt das Bewusstsein zu, und Sie können als Persönlichkeit wachsen.

Ein Mensch, der mit sich im Reinen ist und mit seinen Emotionen in Kontakt ist, reagiert schneller und für seinen Körper gesünder auf seine Umgebung. Er passt seine Lebensumstände so an, dass er seinem Wesen entsprechend leben kann.
Eine Lebenssituation, die nicht „wesensgerecht" ist, stellt hingegen die Ohnmacht dar. Die eigenen Bedürfnisse und Wünsche werden zurückgestellt, Einschränkungen werden in Kauf genommen, und aus vorübergehenden Kompromissen werden Dauerzustände.
Betrachten Sie deshalb noch einmal die Wichtigkeit der Gefühle und der Emotionen: Jede Struktur in Ihrem Energiefeld – an dieser Stelle die Ohnmacht – ist die Ursache für eine Emotion. Nur durch Ihre aktuellen Gefühle werden Sie aufmerksam auf Missstände und Entwicklungsthemen in Ihrem Leben.

Manifestiert sich eine Krankheit im Körper, werden die Gefühle noch eindeutiger. Sie werden dann nicht mehr „nur“ seelisch empfunden, sondern werden wieder zu Basisgefühlen – im Körper. Die körperliche Erkrankung lässt Sie wieder in Kontakt kommen mit Ihren Basisgefühlen. Die ansonsten im Unbewussten wirkende Kraft wird Ihnen voll bewusst.
Leider werden Emotionen allgemein nicht ernst genug genommen, weil nur die Basisgefühle in unserer Kultur respektiert werden, beispielsweise wenn sie sich in Form einer Krankheit äußern. Denn durch Krankheit ist die Existenz des Körpers bedroht.

ÜBUNG 4: OHNMACHT LÖSEN

Nutzen Sie einen ruhigen Moment, oder suchen Sie einen ruhigen Ort, damit Sie sich voll auf die Übung einlassen können.

➔ Denken Sie an Situationen, die Sie als Ohnmacht erleben oder erlebten. Eine andere Person oder Sie selbst haben Sie bewertet und Ihre Bedürfnisse nicht ernst genommen.

➔ Die energetische Blase ist sofort da und als energetischer Mangelzustand für Sie spürbar.

➔ Entscheiden Sie, für sich die Verantwortung zu übernehmen.

➔ Stellen Sie sich jetzt vor, wie Sie mit einem scharfen Gegenstand die Blase von innen nach oben durchstoßen und auftrennen, nach hinten wegklappen und einen befreienden Schritt nach vorne machen.

➔ Atmen Sie kräftig aus.

➔ Machen Sie diese Übung, sooft Ihnen eine Ohnmacht-Situation einfällt und wann immer Sie im Alltag in eine Ohnmacht-Situation geraten.

Nach dem Auflösen spüren Sie einen sofortigen Energieanstieg. Ihr Herzschlag wird schneller, Ihr Körper wird warm, und Sie spüren, wie die Kraft in Ihrer Aura wieder zu fließen beginnt.

8

Ohnmacht aufschneiden

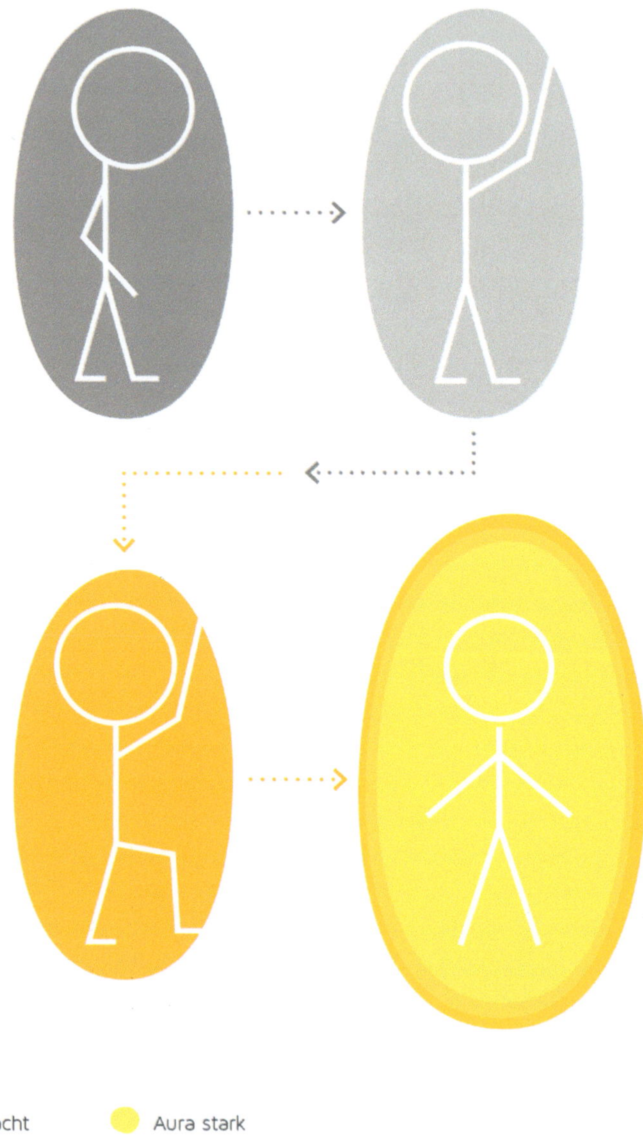

Fühlen Sie sich in verschiedene Situationen in Ihrem Leben ein, in denen Sie ein Gefühl von Ohnmacht haben oder hatten. Es gibt keinen Menschen, der ohne Ohnmacht lebt. Die Ohnmacht gehört sozusagen zur Grundausstattung und dient der Entwicklung des Menschen. Aber man sollte sie auch genau dazu nutzen. Jede gelöste Ohnmacht bringt Lebenskraft und Freude ins Leben.

Ohnmachten sind allgegenwärtig – prüfen Sie einmal, welche der folgenden Situationen bei Ihnen eine Resonanz auslöst:

- Fühlen Sie sich ohnmächtig, wenn Sie vor einer Speisekarte sitzen? Was wählen Sie? Die anderen haben schon gewählt, nur Sie können sich nicht entscheiden.
- Fühlen Sie sich ohnmächtig, wenn Sie vor einem Fahrkartenautomaten stehen oder vor dem Parkhausautomaten?
- Fühlen Sie sich ohnmächtig, wenn Sie ein schreiendes kleines Kind sehen?
- Fühlen Sie sich ohnmächtig, wenn Ihr Nachbar ein neues Auto hat?
- Fühlen Sie sich ohnmächtig, wenn Ihr Partner zu seiner Mutter ein besseres Verhältnis hat als zu Ihnen?
- Fühlen Sie sich ohnmächtig, wenn Ihre Kinder sich schämen, einen so alten Vater zu haben?
- Fühlen Sie sich ohnmächtig, wenn die Kollegin mehr Anerkennung bekommt als Sie selbst?

Jeder kennt solche oder ähnliche Empfindungen und kann im Alltag in solch einfachen Beispielsituationen Erfahrungen mit dem Auflösen von Ohnmachten sammeln. Nach und nach lassen sich dann auch schwierigere Emotionen aus der Vergangenheit bearbeiten. Fangen Sie im Kleinen an!

Trotz

Eine mögliche Ausprägung der Ohnmacht-Struktur ist der Trotz – eine hartnäckige energetische Verkapselung. Beim Trotz bleibt es nicht bei der leidenden, passiven Ohnmacht, sondern das Gefühl von Versagen oder der Eindruck, ungerecht behandelt worden zu sein, wird kompensiert durch Auflehnung und Widerstand. Es entsteht ein innerer Drang, jetzt allen beweisen zu wollen, dass man unterschätzt und ungerecht behandelt wurde.

Im Trotz können wir uns selbst und die eigenen Fähigkeiten nicht einschätzen. Wir fühlen uns ungerecht behandelt und wollen den Gegenbeweis antreten.

Trotz ist Ihnen hauptsächlich aus Ihren Kindertagen oder als Verhaltensweise Ihrer eigenen Kinder bekannt. Vielleicht können Sie sich in eine Situation hineinversetzen, in der Sie ganz besonders trotzig waren. Zum Trotz gehören die vor dem Körper verschränkten Arme, das Wegdrehen und das Aufstampfen mit dem Fuß.
Hatten Sie als Kind das Gefühl, etwas zu können, aber Ihre Eltern haben Ihnen die Fähigkeit abgesprochen? Sie durften Ihr Können nicht beweisen und waren kräftemäßig unterlegen? Dann haben Sie sich in den Trotz geflüchtet, waren wütend und traurig, dass niemand Sie ernst genommen hat. All diese Emotionen sind als Ohnmacht-Struktur erhalten und lebendig geblieben in Ihrem Energiefeld.
Begegnen Sie als Erwachsener einem Menschen, der diese Blockade bei Ihnen anregt, dann reagieren Sie prompt wieder aus Trotz heraus. Die Haltung dahinter lautet: Dem werde ich es zeigen oder beweisen, das kann ich doch! Viele unserer Handlungen als Erwachsene finden aus Trotzhaltung statt und stehen der Lebensfreude und dem wirklich persönlichen Wachstum im Weg.

Beispiel:

Ein beruflich selbstständiger und sehr erfolgreicher Mann mittleren Alters kam in meine Praxis und klagte mir sein Leid über die immer größer werdenden Herausforderungen aufgrund seiner Konkurrenzsituation. Er hatte mit seiner Baufirma seit Jahren den Markt dominiert, aber jetzt brach alles über ihm zusammen. Er war ausgepowert, seine Frau wollte sich von ihm trennen, und die beiden Söhne im Alter von 14 und 16 Jahren tanzten ihm auf dem Kopf herum.
Ich fragte ihn nach den wirtschaftlichen Hintergründen und der Entwicklung seines Unternehmens. Er hatte die Baufirma mit ca. 50 Angestellten vor 15 Jahren von seinem Großvater übernommen, obwohl sein Vater es ihm nicht zutraute und die Firma lieber verkauft hätte. Immer wieder gab es gute Übernahmeangebote von Konkurrenten, aber für meinen Klienten war dies jedes Mal ein Ansporn, sich zu erweitern. Inzwischen war er erschöpft – sein Vater war gestorben – und er hatte das Gefühl, dem Druck der Konkurrenz nicht mehr standhalten zu können. Sein starker Trotz, den er schon als kleiner Junge kannte, weil sein Papa ihn schon immer für einen

Nichtsnutz hielt, hatte ihn in diese vermeintlich erfolgreiche Position gebracht. Wir schauten uns seine Trotzhaltung genauer an, und er erkannte sehr schnell in den verschiedensten Lebensbereichen, wie sehr der Trotz bis heute seine Entscheidungen prägte. Er führte die Firma aus Trotz, er hatte seine Frau aus Trotz gegen den Vater geheiratet. Das bekam sie bei jeder Gelegenheit vorgehalten. Er projizierte seinen Trotz auf seine Kinder und versuchte sie immer wieder zu zwingen, das zu tun, was er wollte. Was die pubertierenden Jungs mit entsprechendem Gegentrotz honorierten.
Er war durch die Ereignisse in seinem Leben in eine Sinnkrise geraten und jetzt sehr bereit, eine Veränderung zuzulassen. Das Lösen seiner massiven Blockaden hatte nicht nur zur Folge, dass er inzwischen beruflich entspannter und glücklich sein wirkliches Potenzial lebt. Auch sein privates Leben mit seiner Familie, der Umgang mit seiner Frau und seinen Kindern ist bedeutend gelöster.

Wenn Sie aus Trotz agieren, handeln sie nicht aus Ihrer Kraft und freien Entscheidung heraus, sondern Ihre Entscheidung resultiert aus einer „Kontra"-Haltung. Das merken Sie leider meist zu spät und nennen es dann „über das Ziel hinausschießen". Sie gestalten Ihr Leben dann nicht eigenverantwortlich, sondern handeln wie eine Marionette auf Knopfdruck.
Viele Menschen ergreifen einen Beruf aus Trotz ihren Eltern gegenüber. Irgendwann und oft erst nach Jahren, fühlen sie sich dann fehl am Platz und stellen den Beruf infrage.
Alles im Leben kann aus Trotz geschehen: Studieren, um etwas beweisen zu wollen, Heiraten gegen den Rat der Eltern, ein Haus bauen, obwohl der Finanzberater abgeraten hat, einen Sportwagen kaufen, um vor den Kumpels ein toller Kerl zu sein, eine Geldanlage zeichnen, obwohl am Horizont eine Finanzkrise sichtbar wird, eine Geschwindigkeitsbegrenzung missachten, weil sonst das Überholmanöver nicht gelingt, dem Partner das Frühstück nicht zubereiten, weil er gestern Abend zu spät nach Hause gekommen ist, usw.

Nach einer Trotzhandlung fühlt man sich leer und ausgebrannt.

Aus Trotz zu handeln, ist keine sinnvolle Motivation. Die Handlung aus Trotz in jungen Jahren wird häufig zum Motor einer Lebenssinnkrise im Alter. Man erkennt den eigentlichen Handlungsantrieb und stellt die eigenen Lebensabläufe grundsätzlich infrage.

ÜBUNG 5: TROTZ LÖSEN

Nicht immer sind wir uns dessen bewusst, dass wir trotzig sind. Die folgende Übung hilft Ihnen, Ihre eigenen Reaktionen besser kennenzulernen. Nehmen Sie sich dafür einige Minuten konzentriert Zeit. Denken Sie nach:

- → Wie fühlt sich Trotz für Sie an? Wo im Körper spüren Sie Trotz? Gegen wen trotzen Sie?
- → Handeln Sie aus Ihrer Kraft und aus einem gesunden Selbstbewusstsein heraus? Oder möchten Sie in Ihren alltäglichen Handlungen einem anderen, vielleicht sogar schon verstorbenen Menschen beweisen, was Sie können?
- → Wie oft handeln Sie im Alltag aus Trotz? Wie leben Sie Trotz in Ihrer Beziehung?
- → Lösen Sie die Struktur wie in der Übung 4 „Ohnmacht lösen" beschrieben auf.

Nach dieser Übung können Sie die Freiheit genießen und den neuen Schritt in die Eigenverantwortung wagen.

Wut

Das Gefühl der Wut ist das Aufwallen der Energie innerhalb einer Ohnmacht. Sie richtet sich gegen eine Person, die die Ohnmacht bei Ihnen angeregt hat. Das Energiefeld flammt für kurze Zeit auf und kommt in heftige Schwingung. Im sogenannten „Wutausbruch" kann die Ohnmacht-Blase aufplatzen. Die dann frei werdende Energie wirkt meist destruktiv auf die Umgebung und versetzt unter Umständen andere Menschen in Ohnmacht.

Wenn Sie Wut spüren, kommen Sie mit alten Strukturen in Kontakt. Diese sind entstanden, als Sie nicht ernst genommen wurden und resigniert haben, und die Energie dieser Situation projizieren Sie nun auf andere Personen.
Wut setzt grundsätzlich Entwicklung in Gang, ist jedoch, da wir nie gelernt haben, mit Gefühlen umzugehen, allgemein nicht gerne gesehen. Im Kindesalter haben wir Wut verspürt, durften sie jedoch nicht als unseren Wegweiser einsetzen, sie ausleben oder zur Abgrenzung nutzen. Sie musste „weggepackt" werden, wirkt aber entsprechend als Blockade und Ohnmacht lebenslang in uns weiter. Was der Schmerz zum Schutz auf der Körperebene darstellt, ist die Wut auf der emotionalen Ebene. Sie staut die Energie in der Unterdrückung so lange auf, bis sie sich spontan und heftig entlädt, um am Ende das eigene Wesen zu schützen.

Wut hält nur kurze Zeit an und geht mit körperlichen Merkmalen einher: Anstieg des Blutdrucks, der Herzfrequenz, der Körpertemperatur. Man schwitzt, führt unkoordinierte Bewegungen aus, schlägt auf den Tisch oder geht aggressiv gegen die Umgebung vor. Man hat sich nicht „im Griff" und kann die angestaute Energie nicht mehr zielgerichtet einsetzen.
Wut halten wir aus Anstand und wegen guter Erziehung zurück und unterdrücken sie. Wir haben gelernt, uns zu beherrschen, dadurch baut sich ein innerer Druck auf, und körperliche Schädigungen sind hier eine sichere Konsequenz. Die Energie, die nicht nach außen gebracht werden kann, richtet sich innerlich gegen den eigenen Körper. Bei vielen schweren Erkrankungen ist die nicht ausgedrückte Wut eine grundlegende – meist unbewusste – Ursache.
In sinnanalytischen Aufstellungen[7] werden solche Wutblockaden sichtbar und können aufgelöst werden, wodurch wiederum körperliche Symptome aufgelöst werden oder gar nicht erst entstehen müssen.

Beispiel:

Eine Frau mittleren Alters kam in meine Beratung. Sie hatte jedes Mal in ihren Partnerschaften das Thema, nicht mit den Männern über ihre wirklichen persönlichen Themen sprechen zu können. Sie konnte alles Alltägliche bereden, war wortgewandt und schlagfertig, aber sobald es um ihre Person

7] Siehe: Kapitel „VII – Die Sinn-Analyse"

und ihre Gefühle ging, hatte sie einen Kloß im Hals und schwieg. Inzwischen hatte sich eine Autoimmunerkrankung der Schilddrüse entwickelt, und sie wollte meine energetische Einschätzung dazu hören.
Wir sprachen über ihre Familiengeschichte, und sie berichtete, dass es einen Opa gab, der gerne einen Enkelsohn gehabt hätte und den weiblichen Nachfahren der Familie jedes Existenzrecht absprach. Immer, wenn die Klientin als Kind etwas erzählen wollte, kommentierte es der Opa mit: „Frauen sollte man verbieten zu sprechen, was da aus dem Mund kommt, ist dumm und unwichtig." Sie hatte als Kind eine Riesenwut auf den Opa und vermied es, in seiner Anwesenheit zu sprechen. Jetzt, ca. 30 Jahre später, konnten wir an der Wutblockade erfolgreich arbeiten. Das Gefühl des Kloßes löste sich auf und nach und nach traute sie sich, mit ihrem Partner auch heikle persönliche Themen anzusprechen.

Wut gehört zu den Basisgefühlen und sollte zweckmäßig in einer Handlung resultieren. Wird die Wut lebenslang angestaut, kommt sie am völlig falschen Platz – hier in einer Krankheit – zur Entladung. Wut ist grundsätzlich eine gesunde Reaktion, entlädt sich aber meistens zu spät, das heißt, zur falschen Zeit am falschen Ort. Wenn Sie in Ihrem Leben Wut spüren, können Sie sofort erkennen, dass diese Wut in Ihnen selbst begründet und eine „bloße" alte Emotion ist. Mit ihrem Gegenüber, dem Auslöser, hat ihre Wut gar nichts zu tun. Spüren Sie einmal genau in sich nach, zu welchem Zeitpunkt und bei welchem Ereignis Sie als Kind verlernt haben, auf die eigenen Emotionen zu hören. Geben Sie der Wut den Raum, den sie dringend braucht, und agieren Sie die Kraft der Wut in einer körperliche Tätigkeit aus, ohne sie gegen eine Person zu wenden.
Gut ist, wenn beim Ausagieren der Wut etwas kaputt gehen darf. (Holz hacken, Porzellan zerschmeißen usw.) Denn das ist die sichere Lösung der immensen blockierten Kraft. Sport hingegen ist keine Lösung, ganz im Gegenteil. Das beim Sport aktivierte Serotonin verpackt die blockierte Wut noch stärker. Man denkt dann, man habe sich ausgetobt, aber eigentlich ist die Blockade noch stärker geworden.

Die konstruktive Art der Lösung, in der man mit dem Bild des „inneren Kindes" arbeitet, stellt die Alternative zum Aufschneiden der Ohnmacht-Blase dar. Da sämtliche Ohnmachten auf Emotionen aus der Kindheit beruhen, gibt es immer ein Szenario, in dem Sie sich selbst als Kind mit dem entsprechenden Gefühl sehen können. Die Integration des Kindes – und damit der Emotion – führt ebenso zum Lösen der Ohnmacht-Blase wie die haptische[8] Übung des Aufschneidens. Sie kann als alternative Übung also immer verwendet werden, aber das hängt ganz davon ab, welche Art der Übung Ihnen selbst mehr zusagt.

ÜBUNG 6: WUT LÖSEN

Bei dieser Übung kommen Sie Ihrer eigenen Wut auf die Spur. Nehmen Sie sich dafür einige Minuten Zeit und Ruhe. Denken Sie nach:

- ➔ Spüren Sie manchmal Wut?
- ➔ Gegen wen richtet sich Ihre Wut?
- ➔ Wobei haben Sie als Kind diese Wut gefühlt und wie alt waren Sie?
- ➔ Schauen Sie sich das Bild des Kindes in der Wut vor Ihrem inneren Auge an.
- ➔ Verstehen Sie die Wut, die das Kind fühlt, und lassen Sie das Kind die Wut ausdrücken oder austoben.
- ➔ Gehen Sie vor Ihrem inneren Auge zu dem Kind, das die Wut fühlt, und nehmen Sie es in den Arm.
- ➔ Spüren Sie, wie sich das Kind langsam beruhigt und in Ihren Armen entspannen kann.
- ➔ Kommen Sie mit Ihrem Bewusstsein wieder ins Hier und Jetzt zurück.

Genießen Sie nach dieser Übung die Entspannung und Ruhe in Ihnen. Sie fühlen sich wesentlich ausgeglichener und können sich selbst besser annehmen.

8] „Haptisch" bedeutet hier, dass die Übung aktiv mit den Händen ausgeführt wird.

Trauer

Trauer ist ein starkes Ohnmacht-Gefühl. In der Trauer gibt es keine Kraft, die die Ohnmacht-Blase zum Platzen bringen könnte, ganz im Gegenteil, die Kraft „implodiert". Trauer ist der emotionale Rückzug in den eigenen Schmerz, das gefühlte Leid und unter Umständen auch in die Autoaggression. Trauer kann im Alltag die unterschiedlichsten Auslöser haben. Sie kann sich als Gefühl gegen das Leben als solches richten, gegen die eigene Unfähigkeit und Unzulänglichkeit, gegen das Gefühl, nicht zur rechten Zeit am rechten Platz zu sein. Das Leben nicht zu meistern, immer den Kürzeren zu ziehen, nicht geliebt zu werden, all das und mehr kann der Hintergrund von Trauer sein.

Trauer ist uns ganz besonders bekannt beim Verlust einer nahestehenden Person. Wenn ein anderer Mensch oder ein vertrautes Tier stirbt, wird die Endlichkeit des eigenen Körpers und die Einsamkeit mit allen damit verbundenen eigenen Ängsten und Ohnmachten fühlbar.

In der Trauer ziehen wir uns in uns zurück, empfinden Ungerechtigkeit und großen seelischen Schmerz, der sich sogar auch körperlich ausdrücken mag. Der Energiespiegel sinkt innerhalb der Ohnmacht weiter ab, und wir versinken in unserer grauschwarzen Welt der Sinnlosigkeit. Häufig ist dieser Rückzug mit Tränen und einem körperlich leidvollen, schwachen Gefühl verbunden. In der Trauer sind wir in unserer Wahrnehmung reduziert auf unseren eigenen Körper. Der Gesichtsausdruck wird grau, die Mundwinkel hängen, wir sind für andere nicht mehr zu „erreichen". Das Leben steht mitunter ganz prinzipiell infrage.

Wenn wir trauern, fühlen wir die Endlichkeit unseres physischen Körpers und empfinden das eigene Leben als sinnlos.

Beispiel:

Ursula war Mutter dreier erwachsener Kinder und meldete sich auf Anraten ihrer besorgten Tochter telefonisch bei mir, weil sie seit über zwei Jahren total zurückgezogen lebte. Sie verließ ihr Haus nur selten, hatte alle Kontakte zu Freunden abgebrochen, und den Besuch ihrer Kinder und Enkel wehrte sie mit fadenscheinigen Begründungen ab.

Das Telefonat war mühsam. Ursula sprach langsam und ohne Schwung in ihrem Wortlaut. Sie wüsste gar nicht, was sie mir erzählen sollte. Sie wäre einfach traurig, seit ihr Mann gestorben war. Damit wäre ihr Leben auch zu Ende, aber sie lebte halt noch, leider! Seine Kleidung und sein Werkzeug hätten ihre Kinder gleich nach der Beerdigung entsorgt. Jetzt wäre sie einfach mit ihren 55 Jahren eine einsame, traurige alte Frau, die auf ihren Tod wartet. Wir begannen ein ausführliches Gespräch über den Tod, und ich fragte nach, ob sie ihren Mann manchmal noch wahrnehmen und mit ihm sprechen könnte. Nein, sagte sie verschämt, sie ginge aber manchmal zum Friedhof, und beim Pflegen der Blumen würde sie mit ihm reden. Aber das dürften ihre Kinder nicht wissen, weil sie wollten, dass die Mutter wieder anfange zu leben.

Ich empfahl ihr, ein altes Foto von ihrem Mann in der Wohnung aufzustellen, dazu eine Kerze und vielleicht einen frischen Blumenstrauß. Das würde ihr sicher helfen, ihre Trauer mehr zuzulassen und auch auszudrücken. Den tiefen Schmerz zu fühlen, wenn ein lieber und vertrauter Mensch geht, wäre ein wichtiger Schritt. Sie war überrascht, und jetzt wurde ihre Stimme plötzlich lebendiger. Ich erklärte weiter, wie sie die Ohnmacht-Blasen jeweils auflösen könnte, wenn die tiefe Trauer sie einhüllen würde. Sie konnte zunächst nicht verstehen, inwiefern das gut für sie sein sollte. Ich machte ihr klar, dass sie den Schmerz erst einmal richtig fühlen müsste, damit er sich auch verabschieden könnte. Denn sonst würde er die ganze Zeit in ihr schwelen und sie käme nie zur Ruhe.

Damit endete unser erstes Telefonat. Nach drei Monaten rief sie mich wieder an, um sich herzlichst zu bedanken. Das Blasen-Lösen wäre ein Zaubermittel, sagte sie freudig. Sie hätte gerade eine Reise mit einer Freundin geplant, ginge gerne auf den Friedhof, um ihren Mann besuchen und mit ihm zu sprechen, und ihre Kinder wären sehr froh, dass sie oft lange nichts von ihr hörten, weil sie nun ein vielseitiges Alltagsprogramm hätte.

Trauer ist ein wichtiger Lebensprozess, dem wir Zeit und Raum geben sollten. Jeder erlebt Trauer auf seine individuelle Art. Darf das Gefühl jedoch nicht zugelassen werden, kann es zu einem „Grundrauschen" werden, dass ständig im Alltag präsent ist. Viele meiner Klienten erzählen mir, dass sie oft und aus heiterem Himmel grundlos traurig seien und nicht wüssten, woher das Gefühl stamme! Ich habe viele Menschen begleitet, die in ihrer Kindheit ein Erlebnis hatten, beispielsweise den Tod der Oma, den Tod eines geliebten Tieres, den

Tod der Eltern, einen schlimmen Unfall eines Geschwisters usw. und aus irgendwelchen Gründen nicht hatten trauern können.

Trauer-Blockaden werden im Alltag oft aktiviert, dann fühlen wir uns scheinbar „grundlos" traurig.

Wenn Ihnen das häufiger passiert, sollten Sie diese Hinweise ernst nehmen und versuchen, die frühere Ursache dafür zu finden. Nur dann können Sie Ihr Trauergefühl wirklich nachhaltig lösen.

ÜBUNG 7: TRAUER LÖSEN

Trauer tut weh. Aber den Schmerz brauchen Sie, um sich entwickeln zu können. Sie können sich jetzt darin üben. Nehmen Sie sich dafür einige ruhige Minuten Zeit.

➔ Wenn Sie Trauer fühlen, nehmen Sie sie bewusst wahr. Lassen Sie die Gefühle der Trauer zu.

➔ Wo in Ihrem Körper spüren Sie die Trauer?

➔ Was bekommen Sie jetzt noch von Ihrer Umgebung mit?

➔ Wer oder was kann von außen Trauer in Ihnen auslösen?

➔ Lösen Sie das Ohnmacht-Gefühl „Trauer" auf, indem Sie, wie bereits beschrieben, die Blase aufschneiden und heraustreten.

➔ Atmen Sie kräftig aus, und lassen Sie die belastenden Gefühle ziehen.

Nach dieser Übung können Sie spürbar loslassen. Nur wer die Trauer gefühlt hat, kann sich auch von ihr verabschieden.

Scham

Die komplexe Gefühlswelt des Alltags bringt uns mit noch weiteren Emotionen in Kontakt, die wir gemäß ihrer Entstehung den Ohnmachten zurechnen. Scham ist eine Ohnmacht, die aus einer Kombination der Erfahrung des Nicht-ernst-genommen-Werdens und des Gefühles, mit den eigenen Wahrnehmungen komplett falsch zu sein, entsteht.
Wenn Sie eine Ohnmacht-Situation erleben, wirkt diese für Sie per se belastend. Zusätzlich werden Sie vielleicht von Familienmitgliedern oder Freunden verspottet, belächelt, oder man schüttelt den Kopf über Sie. Sie könnten buchstäblich in den Boden versinken, so niedrig ist auch Ihr Energieniveau. Sie schämen sich für sich selbst und für Ihre Empfindungen.
Die Peinlichkeit einer solchen Situation ist ein kollektives Phänomen, denn das Gefühl der Scham ist ein wichtiges gesellschaftliches Korrektiv. Wir versuchen immer Situationen zu meiden, die uns peinlich sein könnten, und wir sind stets bemüht, uns möglichst nie „unpassend" zu benehmen. Jeder kennt Schamgefühle und Peinlichkeit, sie führen zu Unsicherheit, nervösen Körperreaktionen – ein markantes Körpersymptom ist der „rote Kopf"!

Beispiel:

Vielleicht kennen Sie diese Situation aus Ihrer Kindheit: Sie sind im Schlafanzug ins Wohnzimmer gekommen, doch Ihre Eltern haben gerade Besuch. Diese Situation erleben Sie als Ohnmacht. Blitzartig schießt Ihnen durch den Kopf, dass Ihre Eltern Fremden gegenüber Wert auf halbwegs korrekte Kleidung legen, und in demselben Augenblick macht einer der Gäste eine Bemerkung über Ihr schlaftrunkenes Aussehen.

Diese peinliche Situation bleibt als Ohnmacht-Blockade in ihrer Aura erhalten. Vielleicht haben Sie noch heute, viele Jahre später, ein Schamgefühl, wenn Sie einen fremden Raum betreten und das Gelächter der Anwesenden nicht einschätzen können.
Oftmals erleben wir in unserer Schulzeit belastende Ereignisse, die mit Scham zu tun haben. An die Tafel zu müssen, ohne die Hausaufgaben erledigt zu haben, Vokabeltests, bei denen man kein Wort versteht, Klausuren, die als „schlechtes Beispiel" der Klasse vorgelesen werden usw. Bloßgestellt von Lehrern, Eltern oder Mitschülern, können uns solche Begebenheiten für das gesamte Leben prägen. Kommen wir später beruflich in eine Prüfungssituation

oder in ein Gespräch mit dem Chef, holt uns die alte Ohnmacht mit dem Schamgefühl schnell ein. Wir bekommen einen roten Kopf oder einen Schweißausbruch, und die Kollegen wissen gar nicht, was mit uns los ist.
Es ist wichtig zu erkennen, wie subjektiv die Entstehung und die Auslöser für Scham und Peinlichkeit sind. Sie werden als Emotionen früh in unserem Leben – verbal oder nonverbal – vermittelt und und als Blockade in der Aura manifestiert.

Scham ist ein individuelles und intim empfundenes Gefühl, das von mannigfaltigen Körperreaktionen begleitet wird.

Lösen Sie Scham-Ohnmachten bereits weit im Vorfeld auf. Wenn Sie wissen, dass ein belastender Termin bevorsteht, machen Sie sich gleich an die Arbeit – es lohnt sich!

ÜBUNG 8: SCHAM LÖSEN

Nehmen Sie sich einige Minuten Zeit und achten Sie darauf, die Übung an einem ruhigen Ort auszuführen. Denken Sie nach:

→ Was in Ihrem Leben ist Ihnen peinlich?

→ Wer hat das so bewertet?

→ Wofür schämen Sie sich?

→ Welche Situation aus Ihrer Kindheit steht damit in Verbindung?

→ Lösen Sie dieses Ohnmacht-Gefühl wie beschrieben auf, indem Sie die Blase aufschneiden und heraustreten.

→ Atmen Sie kräftig aus, und lassen Sie die belastenden Gefühle ziehen.

Genießen Sie nach dieser Übung das freie Gefühl. Schamgefühle haben ihre Berechtigung, aber sie dürfen auch gelöst werden.

Moral

Moral bezeichnet die faktischen Muster, Konventionen, Regeln oder Prinzipien bestimmter Individuen, Gruppen oder Kulturen in Bezug auf das Verhalten. Aufgrund der in einer Gesellschaft gelebten Moral werden zahlreiche Ohnmacht-Blockaden in der Aura der Menschen fixiert, denn sie übernehmen diese bereits als Kind aus ihrer Umgebung. Sie lernen, sich ein bestimmtes, in ihrer Familie übliches Verhalten anzugewöhnen. Sie lernen auch, sich im Verhalten und Handeln nach den Nachbarn, nach den älteren Leuten, nach dem Herrn Pfarrer, nach dem Herrn Lehrer usw. zu richten. Ihnen wird frühzeitig gedroht, sollten moralische Grundsätze nicht eingehalten werden. Die anderen wären entsetzt, würden mindestens schimpfen, lachen oder sich wundern über Sie.

Die Wirkung der Moral im familiären und sozialen Verband ist in unserer Kindheit wesentlich präsenter, als es schriftliche Gesetze und Verordnungen der staatlichen Stellen jemals sein können. Wir werden als Kind häufig aus moralischen Gründen in unserer Entfaltung gebremst, „weil man das nicht tut", was wir gerne tun wollen, und „weil sonst die Nachbarn reden".
Sätze, die mit dem Wort „man" beginnen, weisen auf eine übernommene Moralvorstellung hin und werden im Einzelnen so gut wie gar nicht hinterfragt – man tut bestimmte Dinge einfach, und andere Dinge tut man eben nicht! Moral ist dennoch wandelbar und – obwohl als allen Menschen der jeweiligen Kultur selbstverständlich bekannt vorausgesetzt – absolut individuell. Über Jahre hinweg ändern sich Moralvorstellungen allein über die Nachahmung. Sie gestalten die Gesellschaft immer wieder neu. Was „man" aber zu tun und zu lassen hat, setzt im Prinzip den engeren Rahmen unserer Handlungsentscheidungen, und jeder Neubürger muss moralische Ohnmachten erleben und daran lernen, sich in die Gesellschaft einzupassen.

Jede Form allgemeiner Absprachen, die auf individuelle Bedürfnisse keine Rücksicht nehmen, hat Ohnmachten des Einzelnen zur Folge. Sie sind, energetisch betrachtet, entwicklungshemmend. Die Ohnmacht besteht darin, sich gezwungen zu sehen, nach den Vorgaben der Moral zu leben, sich selbst und die eigenen Vorstellungen nicht leben zu dürfen, sich verbiegen zu sollen und das eigene Gerechtigkeitsempfinden der kollektiven Einschätzung unterwerfen zu müssen.

Jeder Mensch strebt danach, die bestehende Moral zu erfüllen,
um in der Gemeinschaft akzeptiert zu werden,
und erfährt darin viele Ohnmachten.

Für Autoritäten, Chefs, Politiker und sonstige mit Macht ausgestattete Personen ist die Moral von jeher ein willkommenes Mittel, um andere Mitmenschen klein zu halten. Die Mächtigen verändern sogar die Moral nach ihren persönlichen Wünschen und manifestieren damit erst recht ihre Stärke. Beispielsweise galt es vor Jahren noch als unmoralisch, wenn eine Frau einen Mann ansprach, um ein Rendezvous auszumachen. Heute ist dies keine Frage mehr. Vor Jahren war es noch undenkbar, öffentlich dazu zu stehen, mehrmals zu heiraten im Leben. Nachdem einige Politiker diese Moral gekippt hatten, galt es nicht mehr als unmoralisch.

Man nimmt niemandem den Parkplatz weg, man drängelt sich an der Kasse nicht vor, man bedankt sich für Geschenke, man flucht nicht in der Öffentlichkeit, man bohrt nicht in der Nase, man ist nett zu seinen Mitmenschen, man gratuliert zum Geburtstag, man gibt die Hand zur Begrüßung, man geht zur Wahl, man macht keine Schulden, man lügt nicht und man tut, was die Eltern sagen. Endlos viele kleine „mans", die Ihnen unter Umständen das Leben schwer machen. Steigen Sie mal aus aus Ihren „mans", und richten Sie Ihr Leben an Ihren eigenen Bedürfnissen aus. Lernen Sie Ihre eigenen Grenzen erst einmal kennen, ehe sie sich von den vielen „mans" unterkriegen lassen.

Lösen Sie die Ohnmacht-Blasen, wenn Sie merken, dass Ihnen die Gesellschaft durch ihre Moral die Luft zum Atmen nimmt, und fühlen Sie sich frei und selbstbestimmt.

Die Moral einer Gesellschaft, eines Dorfes, einer Familie usw.
besteht über Generationen aus ungeschriebenen wandelbaren Gesetzen.

ÜBUNG 9: MORAL LÖSEN

Moralischer Druck kann Ihnen im Alltag sehr zu schaffen machen. Befreien Sie sich davon in der folgenden Übung. Nehmen Sie sich dafür einige Minuten Zeit und Ruhe.

→ Denken Sie nach: Was bedeutet Moral für Sie?

→ Machen Sie sich Notizen: Von wem haben Sie Ihre Moralvorstellungen übernommen?

→ Gehen Sie in das Gefühl hinein, etwas Unmoralisches zu tun. Spüren Sie, wie die Ohnmacht wirkt? Wahrscheinlich kommt in Ihnen sofort der Satz hoch: So etwas tut man nicht!

→ Wer hat diesen Satz in Ihrem Leben vertreten? Welche Bewertung steht dahinter?

→ Lösen Sie dieses Ohnmacht-Gefühl auf, indem Sie in Gedanken die Blase aufschneiden und heraustreten.

→ Atmen Sie kräftig aus, und lassen Sie die belastenden Gefühle ziehen.

Da der moralische Druck in unserer Kultur sehr stark ist und moralische Grundsätze sehr tief verankert sind, hilft es, ganz deutlich zu machen, wo wir in unserem Leben davon betroffen sind. Es tut jedem spürbar gut, die Moral als Ohnmacht zu lösen.

Glaubenssätze

Glaubenssätze sind während der Kindheit und Jugend übernommene und nicht durch eigene Erfahrungen untermauerte Meinungen. Sie sind Ohnmacht-Strukturen, und die zuvor beschriebene Moral gehört ebenfalls in die Kategorie der Glaubenssätze. Glaubenssätze sind genau das, was ihr Name sagt: einzelne, prägnante Sätze, die geglaubt, aber nicht mehr hinterfragt werden. Glaube ist das Ende der Suche – und damit das Ende der Entwicklung. Immer, wenn Sie etwas glauben, haben Sie aufgehört, sich zu entwickeln und selbst nach Antworten zu suchen.
Die Auswirkungen vieler unserer Glaubenssätze haben wir bei unseren Eltern erlebt, andere Glaubenssätze haben wir von der Verwandtschaft und von den Lehrern oder Geschwistern übernommen. Unbemerkt für unser waches Alltagsbewusstsein haben Glaubenssätze auch in Form von Sinnsprüchen, Sprichwörtern und Poesiealbum-Einträgen unser Unterbewusstsein reich ausgestattet. Ihre blockierende Wirkung ist uns nicht bewusst, und wir geben sie dann selbst auch oft und gerne an die nächste Generation als „wohlmeinend" weiter. Sie wirken auf der unbewussten Ebene und prägen unseren Lebensalltag tief gehend.
Glaubenssätze als Ohnmachten in der Aura bilden sich auch dann, wenn bestimmte Meinungen immer wieder bestätigt werden. Sie entstehen überdies, indem wir wiederholt gleiche Erfahrungen im Leben machen und uns infolgedessen eine feste Meinung bilden.

Wissenschaften sind komplexe Konstruktionen, die wesentlich auf Glaubenssätzen gründen. Sie geben überhaupt unserer Weltsicht Form und Stabilität und bestimmen, wie wir die Welt wahrnehmen. Denken Sie allein an die physikalischen Gesetze: Seit mehr als 60 Jahren ist die Quantenmechanik bekannt und bewiesen. Einige der Hauptaussagen – die Materie folgt der Aufmerksamkeit, Materie ist Quantenschaum, der jeden Augenblick veränderbar sein lässt, wir erschaffen unsere Welt ständig neu mit unserem Bewusstsein – sind jedoch kaum ins Alltagsbewusstsein der meisten Menschen vorgedrungen. Wir halten an den alten physikalischen Theorien fest und nehmen die Welt als unveränderbare Realität an. Wir unterrichten noch heute längst überholte Erkenntnisse an unseren Schulen. Zeit und Raum sind die begrenzenden Dimensionen, und darüber hinaus etwas wahrzunehmen, lehnen wir sicherheitshalber ab.

Beispiele für Glaubenssätze, die unser Verhalten im Alltag betreffen:

Ihre Eltern waren zum Beispiel der Überzeugung, man sollte dort leben, wo man geboren wurde, Arbeiterkinder könnten nicht studieren, das Leben sei hart und entbehrungsreich, die Kinder müssten die Eltern im Alter pflegen usw. Sie sind zum Beispiel der Überzeugung, nur durch viel Arbeit zu Wohlstand zu kommen, für eine leitende Position nicht geeignet zu sein, vor vielen Menschen keine Rede halten zu können, wegen Höhenangst nicht auf eine Leiter steigen zu können usw. Außerdem glauben Sie, dass nur Frauen mit blonden Haaren bei Männern begehrt werden.

Glaubenssätze sind immer Überzeugungen, keine Fakten! Sie stellen eine starke Form der Abgrenzung und des Schutzes dar. Sie können sinnvoll sein, wenn es um den Erhalt des Körpers geht. Beziehen sie sich jedoch auf die emotionale Ebene und werden sie nicht erkannt, sind sie hinderlich für unsere persönliche individuelle Entwicklung.

Glaubenssätze wirken im Unterbewusstsein
und werden oft über Generationen hinweg weitergegeben.

In der Praxis begegnet mir häufig bei meinen Klienten der Glaubenssatz „Ich bin es nicht wert, dass ..." Er hat sich bei vielen Menschen so stark eingeprägt, dass die Betreffenden infolgedessen ihr Leben lang nicht wirklich erfolgreich werden können, ganz gleich in welchem Lebensbereich.
Glaubenssatz-Strukturen sind in allen möglichen Schattierungen, Ausprägungen und Varianten mehr oder weniger hartnäckig in der Aura zu finden.

Vielleicht finden Sie im Folgenden einige „Ich"-Aussagen, die auch zu Ihrem Repertoire an Glaubenssätzen gehören?

- Ich bin hässlich/unnütz/dumm.
- Ich habe das falsche Geschlecht.
- Ich bin zu groß/zu dick/zu dünn.
- Ich kann handwerklich nichts.
- Ich mache alles falsch.
- Ich kann nicht mehr Geld verdienen.
- Ich bin beziehungsunfähig.
- Ich kann nichts so gut wie meine Mutter/mein Vater.
- Bei dem Schmuddelwetter bekomme ich bestimmt eine Erkältung.

- Das ist genetisch bedingt. Ich erbe die Krankheit, die Generationen vor mir schon hatten.
- Durch eine Schwangerschaft wird mein Körper hässlich und unattraktiv.
- Kinder sind anstrengend.
- Männer wollen immer nur Sex.
- Frauen können schlecht einparken.
- Alle Beamten sind faul.
- Mit Kunst verdient man kein Geld.
- Geld ist schmutzig und verdirbt den Charakter / Geld stinkt.

Wir kennen Glaubenssätze auch unter dem Begriff „Affirmationen". Eine Affirmation ist ein individueller oder auch kollektiver Gedanke, mit dem man seine eigene Realität positiv zu beeinflussen versucht. Das Ziel einer Affirmation[9] ist beispielsweise häufig, Selbstheilung, Erkenntnis oder Erleuchtung zu erreichen.
Affirmationen sind aber in Wahrheit auch Ohnmachten! „Ich bin schön/glücklich/reich" können Sie zwar affirmativ sagen, aber Sie fühlen sich gar nicht schön, glücklich oder reich, sondern reden sich das nur über Ihren Verstand ein. Dies hat als Ergebnis die Blockade einer Ohnmacht zur Folge, weil Sie sich ja eigentlich hässlich, unglücklich und arm fühlen. Die Affirmation hilft Ihnen also in Ihrer Entwicklung nicht weiter. Solange Sie die genannten Affirmationen nicht in Ihrem Herzen als Tatsache spüren, haben Sie sie bestenfalls auswendig gelernt. Sie wirken aufgesetzt und laufen in kurzer Zeit ins Leere. Sinnvoller dagegen ist es, wenn Sie sich anschauen, welche Blockaden Ihrer wirklichen Schönheit und Ihrem echten Erfolg im Weg stehen, und wenn es Ihnen gelingt, diese nachhaltig zu lösen.
Wenn Sie sich dabei ertappen, sich etwas einzureden oder schönzureden, ohne es tief im Innern fühlen zu können, sind Sie in Wahrheit dabei, sich eine Ohnmacht aufzubauen.

Solange Sie einen Glaubenssatz brauchen für ihre Lebensdefinition, sind Sie nicht in Ihrer eigenen Kraft und stärken nicht Ihr Selbstbewusstsein.

9] „Haptisch" bedeutet hier, dass die Übung aktiv mit den Händen ausgeführt wird.

Sie verlassen sich vielmehr auf Vorgaben von außen. In der heutigen Zeit verbreiten Medien und Werbung Tag für Tag immer neue Glaubenssätze, die einen permanenten Konsumzwang und Erfolgsdruck erzeugen. Mit gewiefter Marktforschung und suggestiven, tiefenpsychologisch durchdachten Aussagen werden Kunden auf sehr subtile Art und Weise mit Glaubenssätzen geködert, indem vor allem Bedürfnisse erzeugt werden, die sie meistens gar nicht selbst empfinden. Das betrifft nicht nur die Erwachsenen, die für sich selbst zu immer mehr Konsum angehalten werden, sondern sogar Kinder, die beispielsweise ohne Markenkleidung kein gültiges Statussymbol vorweisen und in der Schule von Mitschülern ausgegrenzt werden. Dass es einen persönlichen Wert in jedem Menschen gibt, wird dabei völlig ignoriert oder jedenfalls für zu gering erachtet.

Keine Frau, die etwas auf sich hält, kann heutzutage „unter die Leute" gehen, ohne die Creme X für den Tag und die Creme Y für die Nacht benutzt zu haben. Shampoo, Haarspray, Lippenpflege und Epilier-Set trennen die Spreu vom Weizen. Hygienisch reine Wäsche ist ein Muss und lässt sich am besten durch das Waschmittel Z erreichen.

Wehren Sie sich gegen diese raffinierte Beeinflussung! Erleben Sie Ihr Leben jeden Tag bewusst neu. Leben Sie Ihr Wesen. Lassen Sie neue Erkenntnisse und Erfahrungen zu und werden Sie selbst lebendig – werden Sie Sie selbst, aus innerer Lebensfreude heraus, nicht aus eingeredetem „Dabei sein ist alles!".

ÜBUNG 10: GLAUBENSSÄTZE LÖSEN

Glaubenssätze haben einen großen Einfluss auf unseren Alltag, und doch sind sie uns nur selten bewusst. Es lohnt sich, sie in unser Bewusstsein zu holen, um sie lösen zu können.
Schreiben Sie eine Liste Ihrer Glaubenssätze – fügen Sie jeden Tag welche hinzu, sobald Sie darauf stoßen.
Erforschen Sie damit ungefähr solche Kriterien und notieren Sie dahinter jeweils, worin die Einschränkung jedes einzelnen Glaubenssatzes für Sie besteht.

➔ Wie lauten Ihre Glaubenssätze in Bezug auf Geld?

➔ Wie lauten Ihre Glaubenssätze in Bezug auf Ihren Körper?

➔ Wie lauten Ihre Glaubenssätze in Bezug auf Ihren Partner oder auf Ihre Kinder?

➔ Wie lauten Ihre Glaubenssätze in Bezug auf Religion und Kultur?

➔ Wenn Sie diese Übung als Selbstbeobachtung fortsetzen, können Sie zusätzlich herausfinden, wo Glaubenssätze in Ihrem Körper „sitzen", und tiefer in sie hineinfühlen.

➔ Lösen Sie die Ohnmachten der Glaubenssätze auf, indem Sie die Blase aufschneiden und heraustreten. (Machen Sie das für jeden einzelnen Glaubenssatz.)

➔ Wenn Sie über eine Woche Ihre Glaubenssätze gesammelt und Ohnmachten gelöst haben, verbrennen Sie den Zettel mit den notierten Glaubenssätzen. Geben Sie dem Auflösen der Ohnmacht durch das Verbrennen noch mehr Kraft.

➔ Atmen Sie kräftig aus und lassen Sie die belastenden Gefühle ziehen.

Es kann erschreckend sein zu spüren, wie stark Glaubenssätze Ihr Leben beeinflussen. Umso besser ist das befreiende Gefühl, das Sie nach der Übung haben.

9

Glaubenssätze

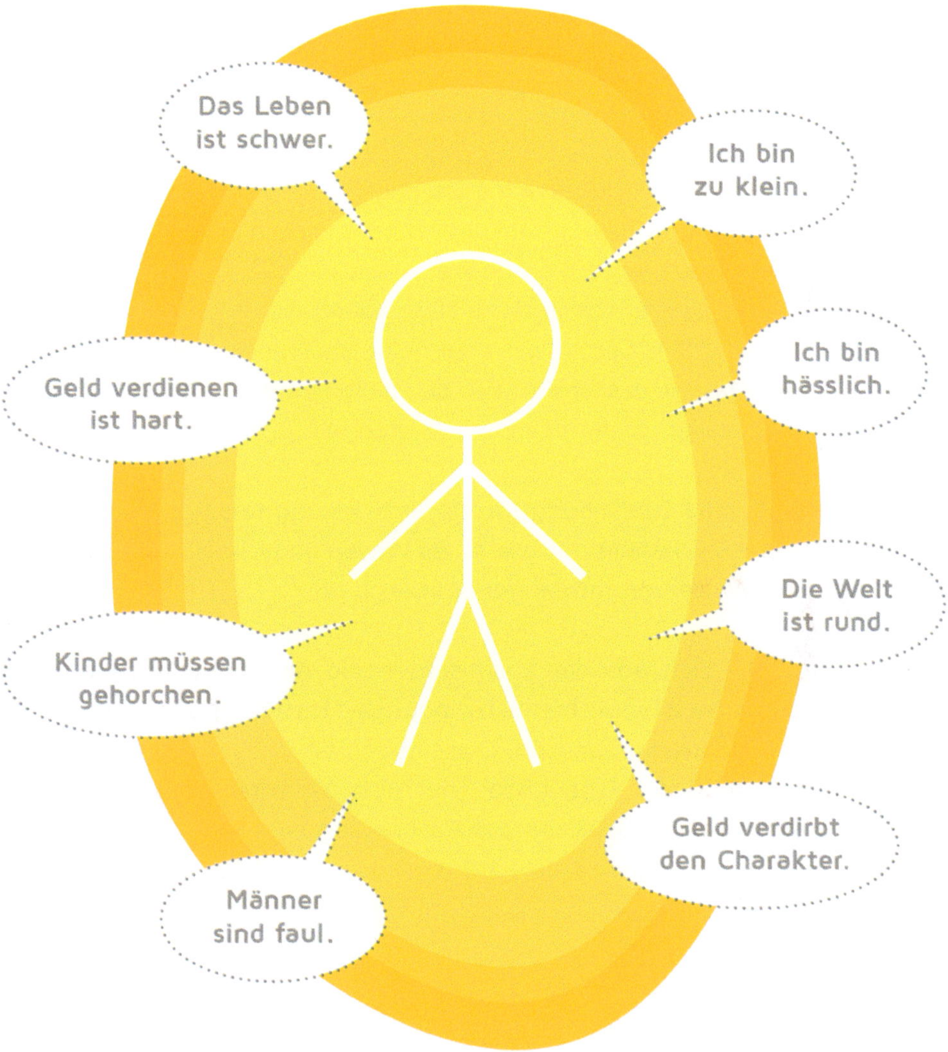
Das Leben ist schwer.
Ich bin zu klein.
Geld verdienen ist hart.
Ich bin hässlich.
Die Welt ist rund.
Kinder müssen gehorchen.
Geld verdirbt den Charakter.
Männer sind faul.

Glaubenssatz als Ohnmacht   Starke Aura wird durch Glaubenssätze schwach

Energielöcher und Beziehungskabel

Alle Ohnmachten, die ich hier beschreibe, entstehen in zwischenmenschlichen Begegnungen. Das Prinzip ist simpel: Einer bekommt Energie, der andere verliert sie. Besonders deutlich wird dieser Vorgang, wenn wir ihn anhand von sogenannten „Energielöchern" und „Beziehungskabeln" beschreiben. Diese Löcher und Kabel beeinflussen unser alltägliches Leben so stark, dass es sich überaus lohnt, sich damit zu beschäftigen und die damit verbundenen Blockaden zu lösen.
Der Erkenntnis- und Entwicklungsprozess fühlt sich im Falle dieser beiden Phänomene für viele Menschen wie ein harter Einschnitt an. Immer wieder werde ich deshalb gefragt: Wenn ich mich energetisch von anderen Menschen unabhängig mache und bewusster lebe, merken die anderen das, und wie können sie dann noch leben? Ich denke, wenn wir selbstbewusster werden und dafür sorgen, energetisch stabil zu sein, haben wir umso mehr Kapazität, zunächst uns selbst zu lieben, aber in der Folge auch andere Menschen wahrhaft zu lieben. Das ist das große Ziel der heilenergetischen Arbeit! Getreu dem bekannten Motto: Liebe deinen Nächsten wie dich selbst!

Diese Übung ist eine Basisübung für die Entwicklung tatsächlicher Liebe, in der einer den anderen annimmt, wie er als Wesen gedacht ist, und sich selbst auf die gleiche Weise von ihm angenommen fühlt.

Unsere Aura, die sich aus der kosmischen und der Erd-Energie aufbaut, verfügt über unterschiedliche Schwingungs-Muster und Schwingungs-Geschwindigkeiten, die Frequenzen. Diese geben der Aura den Aufbau ähnlich einer Zwiebel. Jede der Frequenzen hat eine Zuordnung zu bestimmten Themenbereichen des Lebens. An der Ausprägung einer Frequenz, das heißt an der Stärke der einzelnen Auraschicht, ist die Entwicklung und Kraft des jeweiligen Menschen in diesem Bereich zu erkennen.

Einige Frequenzen können sehr stark ausgeprägt sein, andere Frequenzen mögen von der Lebenskraft, den Frequenzen, anderer Menschen „überlagert" sein. Es liegt dann eine Schwäche vor, die der andere nicht selten ausnutzt, um die eigene Stärke zu sichern oder noch auszubauen.
In der Heilenergetik arbeite ich mit 18 verschiedenen Frequenzen.

ÜBUNG 11: ENERGIEBOGEN

Bevor ich näher auf Energielöcher und Beziehungskabel eingehen werde, zeige ich Ihnen eine Übung, die zunächst zur Entspannung beiträgt. Ich empfehle, sie immer wieder und mit vielen Menschen in Ihrer Umgebung zu machen. Gerade dann, wenn Sie einen Menschen nicht sonderlich gut leiden können, ist sie eine besonders sinnvolle Maßnahme.

→ Setzen Sie sich entspannt hin und atmen Sie tief durch.

→ Spüren Sie, wie Ihre Entspannung zunimmt.

→ Gehen Sie mit Ihrer Aufmerksamkeit zu Ihrem Herzen und nehmen Sie Ihren Herzschlag aufmerksam wahr.

→ Stellen Sie sich jetzt eine Person vor, mit der Sie gerne „herzlich" verbunden wären, und die Ihnen direkt gegenübersteht.

→ Gehen Sie mit Ihrer Aufmerksamkeit zum Zentrum Ihres Herzens und von dort aus über die Hauptachse der Aura nach oben bis zu Ihrem Scheitel. Wandern Sie nun in der Vorstellung von Ihrem Scheitel bis zum Scheitel Ihres Gegenübers. Von dort schwingen Sie mit Ihrer Aufmerksamkeit über die Hauptachse seiner Aura hinunter bis zu seinem Herzzentrum.

→ Ihr Gegenüber fühlt sich in diesem Augenblick angenommen und in seinem eigentlichen Wesen erkannt. Das gibt ihm Kraft und Vertrauen. Er sendet die Schwingung nun auf gleichem Weg an Sie zurück.

→ Auf diese Weise entsteht ein „Energiebogen" zwischen den Auras und zwischen den Herzen. Sie und Ihr Gegenüber fühlen sich beide voneinander erkannt und angenommen und können nun als Persönlichkeiten wachsen.

Ein Ziel der heilenergetischen Arbeit ist es, dass alle Frequenzen ausgewogen und kraftvoll in der eigenen Aura vertreten sind, ohne von anderen Energiefeldern überlagert zu sein.

Die „Alltags-Frequenzen" nutzen Sie, um bewusst Ihren Alltag meistern. Zu höheren geistigen Frequenzen haben Sie in Ihrem Alltag meist jedoch keinen Zugang. Sie wirken zwar auch auf die materielle Ebene ein, gehören aber zum Bereich des Unbewussten. Sie können sich mit diesen (schnelleren) Schwingungen Ihrer Aura nur in der energetischen Arbeit gezielt bewusst verbinden. Kommt es zu einer punktuellen Störung in der Aura, schwingen Erd-Energie und kosmische Energie nicht in ihrer üblichen Richtung, sondern drehen andersherum, und es entsteht auf diese Weise ein energetisches Loch. Dieses Energieloch dient wiederum als Ansatzpunkt für eine Kabelverbindung, das heißt eine Erwartung. Wir wollen uns zunächst ausschließlich mit den Energielöchern in den Frequenzen beschäftigen, und das betrifft unsere Gefühle, Gedanken und unseren Willen.

Alltägliche Frequenzen

Bezeichnung	Wahrnehmung zwischen den Handflächen bei ca. 10 cm Abstand	Bedeutung/ Zuordnung
Vitalität I	Warm/Kalt	Energetische Grundversorgung des Körpers
Vitalität II		Schutzmantel 1 / Knochen, Zähne
		Schutzmantel 2 / Muskeln, Nerven, Bindegewebe
		Schutzmantel 3 / Organe
		Schutzmantel 4 / Haut
Grundgefühle	Watte/Magnetismus	Einfache Gefühle
Ich-/Du-Gefühle		Einfache Gefühle in Verbindung mit Menschen
Komplexe Gefühle		Emotionen
Grundgedanken	Prickeln/Elektrizität	Begriffsfindung (Das ist ein Stuhl)
Ich-/Du-Gedanken		Beziehungen aller Art (Das ist Papas Stuhl)
Alltags-Gedanken		Alltagsgestaltung, soziale Aktivitäten (Ich sitze auf dem Stuhl am Tisch mit Papa)
Abstrakte Gedanken	Abstraktionsfähigkeit	(Der Stuhl ist aus dem Holz einer Eiche gemacht)
Meta-Gedanken		Philosophische Fragen, Sinnfragen (Ist der Stuhl real oder habe ich ihn geträumt?)
Wille I	teigig/kloßig	Durchsetzungskraft im Alltag

10

Frequenzen der Aura

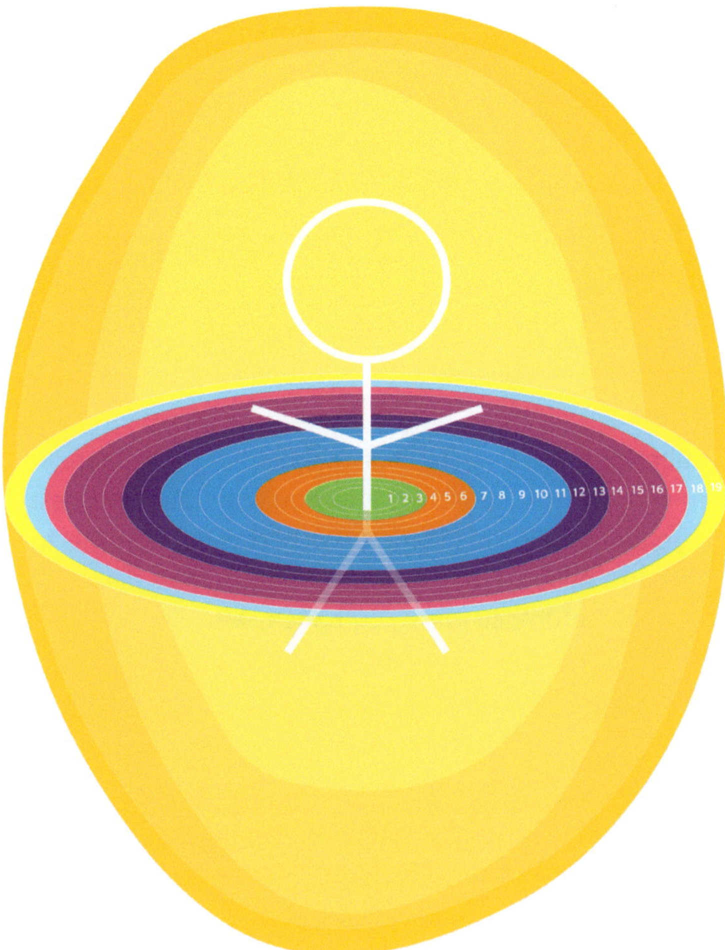

1 Körper
2 Vitalität 1
3 Vitalität 2
4 Grundgefühle
5 Ich-Du-Gefühle
6 Komplexe Gefühle
7 Grundgedanken
8 Ich-Du-Gedanken
9 Alltagsgedanken
10 Abstrakte Gedanken
11 Metagedanken
12 Wille 1
13 Wille 2
14 Intuition 1
15 Intuition 2
16 Intuition 3
17 Kreativität
18 Absicht
19 Wesen

Alltägliche Frequenzen

Bezeichnung	Wahrnehmung vor dem inneren Auge	Bedeutung/ Zuordnung
Wille II		Innerer Heiler Sämtliche Heilungsprozesse haben in dieser Schwingung des Feldes ihren Ursprung
Intuition I	(Struktur)	Sämtliche Hellsinne und Wahrnehmungen werden hier gesteuert
Intuition II	(Nebel)	
Intuition III	(Farben)	
Kreativität		Die Definition Ihres Körperbildes liegt hier vor
Absicht		Hier treffen Sie die Auswahl Ihrer Lebensmöglichkeiten
Wesen	(schnellste Frequenz) helles Licht, hohe Töne	Alle Ihre persönlichen Lebensmöglichkeiten sind hier energetisch angelegt

Sie stehen über Ihre Aura in ständiger Verbindung mit unendlich vielen anderen Energiefeldern. Sie tauschen Informationen aus und passen Ihr Energiefeld an, gehen also in Resonanz (Gleichschwingung). Sie geben Energie ab oder nehmen Energie auf. Einer der Hauptgründe dieses Austauschs ist das (unbewusste) Gefühl, zu wenig zu haben, also einen Mangel zu empfinden.

Eine Form des Austauschs von Energie stellt die Erwartung dar, ich sage „Kabel" dazu. Dieses Kabel sitzt mit dem einen Ende an einem energetischen Loch der eigenen Aura und mit dem anderen Ende an einem entsprechenden Loch der Aura einer anderen Person. Durch diese Erwartung, die zwei Auren energetisch wie mit einem Kabel verbindet, schwingt Energie von einer Aura zur anderen. Dies führt jedoch nicht zu einem Energieausgleich, wie „erwartet", sondern ganz im Gegenteil zu einem noch offensiveren Mangelgefühl bei einem der Beteiligten. Dieser spürt in der Folge die Tendenz, wiederum ein Kabel zu einer anderen Person zu legen, um dort selbst Energie zu ergattern und so das eigene Defizit ausgleichen zu können. Auf diese Weise sind wir mit unendlich vielen unserer Mitmenschen „verkabelt", ohne dass einer von uns je dadurch die Möglichkeit hätte, tatsächlich zu wachsen. Von dem einen nehmen wir Energie, an einem anderen geben wir Energie ab.

Sie kennen diese Beispiele[10]:

Eine schwache Frau hat die Erwartung, dass ein starker Mann ihr hilft. Ein Kranker ist in einem mitleiderregenden Zustand und hegt die Erwartung an die Krankenschwester, von ihr liebevoll gepflegt zu werden. Das Baby verfügt über Reize, die die Mutter veranlassen, sich voll auf seine Versorgung zu konzentrieren. Der Therapeut ist fürsorglich und erfüllt bei jedem Patienten gewissenhaft alle Erwartungen, sodass er sich vor Zulauf kaum retten kann. Der Lehrer will alle Erwartungen der Eltern erfüllen und telefoniert bei allen Fragen ausführlich mit jedem, selbst bis zu seiner totalen Erschöpfung.

Sowohl der „Erwartende" als auch der „Erfüllende" habt jeweils ein Loch in seiner Aura. Durch ein Loch kann die eigene Energie abfließen oder fremde Energie zufließen. Beim Ineinanderschwingen der Auren finden sich diese Löcher als die bereits erwähnten Resonanzen, das heißt Entsprechungen. Sobald eine Resonanz vorhanden ist, können die Kabelenden ansetzen, die Erwartung wird fühlbar, und die Energie schwingt.

Löcher in der Aura lösen verschiedene Gefühle aus – je nach ihrer Lage in den Frequenzen. Betrachten Sie einige davon und überlegen Sie, inwiefern Ihnen das bekannt vorkommt:

- Ein Loch in der Frequenz der Gefühle hat das Gefühl von Schuld zur Folge.
- Ein Loch in der Frequenz der Gedanken hat das Gefühl der Sorge zur Folge.
- Ein Loch in der Frequenz des Willens hat das Gefühl von Pflicht zur Folge.

10] Diese Szenen sollen lediglich die energetische Wirkung veranschaulichen, sind jedoch vollkommen wertfrei gewählt.

11

Löcher und Kabel

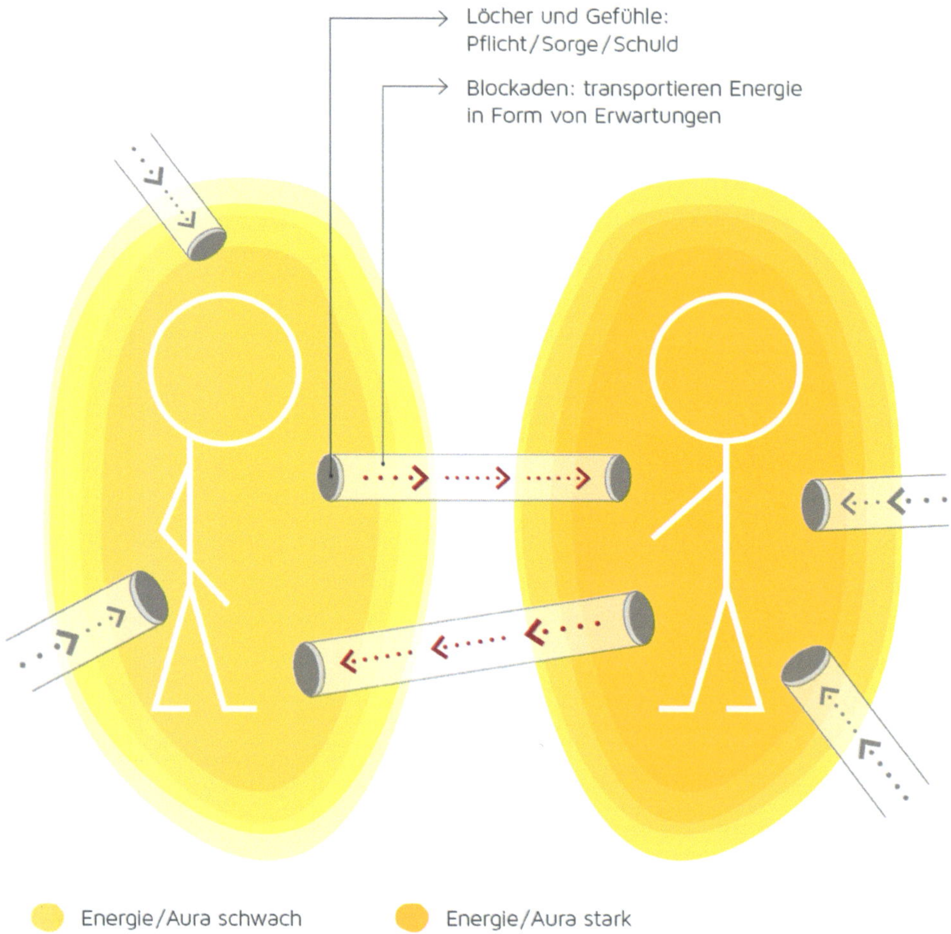

In dem Augenblick, in dem Sie eines der beschriebenen Gefühle wahrnehmen, spüren Sie einfach nur, wie Ihre Energie durch das Loch in einer entsprechenden Frequenz verschwindet. Das liest sich vielleicht etwas abstrakt, beschreibt aber sehr genau den Vorgang, der zwischen den Auren permanent abläuft. Erst ein tieferes Verständnis dessen und das persönliche

Hineinfühlen in diese Dynamik in Ihrem Alltag machen Ihnen die energetischen Zusammenhänge und Hintergründe deutlicher.

Weitere Beispiele:

Sie selbst fühlen gerade intuitiv, dass Sie die Küche noch hätten aufräumen sollen. Ihre Mutter kommt zu Besuch und ist sofort entsetzt, weil es bei Ihnen nun unordentlich aussieht. Aber die Kinder könnten auch ruhig mal beim Aufräumen helfen, denken Sie weiter. Zunächst gibt es also ein Kabel, eine Erwartung, die von Ihrer Mutter an Sie gerichtet ist. Im nächsten Augenblick legen Sie selbst ein Kabel zu Ihren Kindern, indem Sie von ihnen Unterstützung erwarten. Das funktioniert aber nur, wenn im ersten Moment Sie und im zweiten Moment Ihre Kinder **entsprechende** energetische Löcher im Energiefeld haben. Ihre Mutter zieht aus Ihrer Aura und Sie selbst ziehen aus der Aura Ihrer Kinder – per Erwartung – Energie ab.
Ihre Kinder fühlen das Loch in der eigenen Aura als Schuld oder Pflichtgefühl Ihnen gegenüber. Sie werden Ihnen mehr oder weniger mürrisch helfen, womit ihre Energie Ihnen zufließt. Aus ihrer Empfindung heraus tun die Kinder, was Ihrer Erwartung entspricht. Diese Erfüllung Ihrer Erwartung macht jedoch weder Sie noch Ihre Kinder glücklich, denn die Kinder spüren den Energieabfluss und haben schlechte Laune. Zum Ausgleich holen sie sich dann bei Freunden oder Geschwistern über den gleichen Kabel-Mechanismus Energie. Diese energetischen Prozesse sind oftmals der wahre Hintergrund für anstrengende, komplizierte und schwierige Familiensysteme.

Die entsprechenden Löcher in der Aura haben wir früh durch unsere Erziehung übernommen. Wir kennen in unserer Kultur im menschlichen Zusammenleben nur das Leben mit energetischen Löchern – also Erwartungen und deren Erfüllung. Familienfeste, wie Geburtstage oder Weihnachten, haben eine lange Tradition, und mit ihnen sind meist viele Erwartungen verknüpft. Eine dieser Erwartungen ist beispielsweise, dass alle kommen. Eine andere Erwartung ist, dass alle Besucher etwas mitbringen. Wieder eine andere Erwartung ist, dass alle gut gelaunt sind. Viele weitere Erwartungen schwingen noch mit, an die Gastgeberin hinsichtlich des Essens oder der Dekoration und der Platzzuweisung sowie an die anderen Gäste hinsichtlich deren Verhalten, Aufmerksamkeit, der Aufführung eines Sketches oder der Wertigkeit der von ihnen mitgebrachten Geschenke.

Beispiel:

Eine riesengroße Ansammlung von Gästen (mit Erwartungen) sitzt am Tisch, und alle Anwesenden sind energetisch durch ein Spinnennetz aus Kabeln miteinander verbunden. Mit dem einen versteht man sich besser, am anderen hat man etwas auszusetzen, den dritten konnte man noch nie leiden, und heute liefert er wieder einen zusätzlichen Grund dafür.
Manche Gäste amüsieren sich bestens und können ihre Energiefelder auffüllen, aber andere langweilen sich und wirken schlapp, weil sie Energie verlieren. Einige gehen sehr früh, weil es ihnen nicht gefällt. Energetisch betrachtet sind dies Gäste, denen Energie abgezogen wird. Andere bleiben sehr lange, weil sie sich sehr wohlfühlen. Dies sind Gäste, die von den Energieströmen profitieren. Weshalb sollten sie dieses Wohlgefühl frühzeitig aufgeben?
Die Gastgeberin erhält hinterher folgende Rückmeldungen: Kusine Michaela sei viel zu grell geschminkt gewesen. Schwager Gerd sähe total verlebt aus. Bruder Georg hätte sich wieder mal voll bei Mutter eingeschleimt. Die Verwandtschaft aus München hätte nicht auch noch extra anreisen müssen usw. Im Kreis der Verwandten haben sich Resonanzen gezeigt. Nach dem Fest sind wahrscheinlich viele Teilnehmer mehr oder weniger enttäuscht, weil ihre Erwartungen nicht erfüllt wurden, das Energielevel fällt in den Keller, und deshalb hinterlassen solche Feste oft das Gefühl einer großen Leere.

Energetisch betrachtet liegt eine Chance darin, solche Erwartungen und energetischen Löcher zu bearbeiten. Fragen Sie sich deshalb in Ihren eigenen Alltagssituationen: Was wird von mir erwartet? Was erwarte ich von anderen? Was kann ich daraus lernen?
Stellen Sie sich vor, von einer gewissen Anzahl Erwartungen selbst betroffen zu sein, im Folgenden sollen nur einige beispielhaft aufgeführt werden: Ihre Mutter hatte stets die Erwartung, Sie sollten ein braves Kind sein, ein guter Schüler sein, der Tante die Hand geben, auch wenn Sie es nicht wollten, usw. Und nun reflektieren Sie bitte, welche Anforderungen Sie selbst an sich und andere stellen: Erwarten Sie von sich selbst eine aufgeräumte Wohnung? Erwarten Sie von Ihrem Partner Anerkennung, Blumen, Geschenke? Erwarten Sie von Ihren Kindern gute Leistungen, ein anständiges Benehmen? Erwarten Sie von den Kollegen Höflichkeit, Lob und Respekt?
Schnell haben Sie als Kind die Erwartung der Eltern an Sie gespürt und natürlich deren Enttäuschung, wenn Sie diese nicht erfüllt haben. Sie haben im Laufe Ihres Lebens gelernt, auch unangenehme Erwartungen zu erfüllen, um selbst ein wenig Energie abzubekommen, sich damit aber gegen Ihre

Gefühle entschieden. So haben sich energetische Löcher in der Aura entwickelt, an denen jemand ein Kabel, eine Erwartung, an Sie ansetzen kann. Wenn Sie erleben, dass jemand etwas von Ihnen erwartet, Sie aber keine Anerkennung zurückbekommen, fühlen Sie sich ausgepowert. Dieses Auspowern betrifft derzeit viele Menschen und kann bis zum Burnout-Syndrom führen.
Im Alltags- und Berufsleben stehen Sie immer wieder in Beziehungs-Kabelverbindungen, in denen Sie sich als Verlierer empfinden. Sie haben einen Job, bei dem Sie sehr viel arbeiten müssen und nur einen spärlichen Lohn erhalten. Sie versorgen Ihre Familie, Ihren Ehemann und Ihre Kinder und fühlen sich nicht wertgeschätzt. Sie strengen sich noch mehr an, es wirkt jedoch nicht. Sie engagieren sich ehrenamtlich im sozialen Bereich und bekommen wenig Lob und Anerkennung. Kein Wunder, wenn Sie am Ende permanent schlechte Laune haben und sogar krank werden. Ihre Energie ist am Ende!
Machen Sie sich Ihre eigenen Erwartungen bewusst! Zielt Ihr Einsatz und Ihre Anstrengung nur darauf ab, Beachtung, Liebe, Lob und Anerkennung zu bekommen, dann legen Sie selbst an andere Menschen energetische Kabel an. Das bekannte Helfersyndrom ist ein solcher Aspekt des Kabellegens.

Ursprünglich waren wir, bevor wir den Weg als Mensch gewählt haben, geistige Wesen, die ausschließlich die Wahrnehmung grenzenloser energetischer Fülle kannten. Kaum werden wir als Mensch geboren, fühlen wir Mangel allein dadurch, dass wir einen auf wenige Dimensionen beschränkten Körper haben. Dieses für uns Menschen typische Gefühl des Mangels veranlasst uns, ständig dafür zu sorgen, dass wir genügend Energie für uns selbst zur Verfügung haben. Hierzu sind wir mit unserer Umgebung in ständigem Austausch, ohne je das Gefühl zu bekommen, richtig „satt" zu sein, also energiereich.
Dieses Phänomen findet sich im Zusammenleben in den verschiedensten Lebensbereichen: Die einen scheinen nie genug Geld zu haben und scheuen nicht vor unredlichen Machenschaften zurück, um noch mehr davon zu bekommen. Andere wollen ständig mehr Macht oder Einfluss oder Zuwendung haben. Immer, wenn jemand zu viel hat, muss es andere geben, die entsprechend weniger haben. All das ist letztlich Ausdruck der energetischen Zustände, die wir als Menschen hier auf der materiellen Erde gewählt haben, um zu lernen. Dieser ständige Lebenskampf um Energie ist aber letztlich ein Kampf gegen Windmühlen. Er führt niemals zu befriedigenden Ergebnissen für alle.

Unser Alltag ist bestimmt von Erwartungen und den Gefühlen:
Pflicht, Sorge und Schuld.

ÜBUNG 12: KABEL TRENNEN

Sie können sich die Dynamik „Mangel und Erwartung" und die damit zusammenhängenden Kabelverbindungen in der Aura bewusst machen und für sich selbst klären. Das bringt Sie mehr in Ihre eigene Kraft und in einen wachen, wachsenden Bewusstseinszustand. Zunächst werden in der folgenden Übung die Kabel abgetrennt und in der nächsten Übung die energetischen Löcher bearbeitet.

→ Stellen Sie sich vor, welche Erwartung Sie an jemanden haben. Bei dieser Vorstellung wird sofort das Kabel an Ihrer Aura sichtbar und fühlbar.

→ Nehmen Sie vor Ihrem inneren Auge das Kabel, das Sie mit diesem Menschen verbindet, in beide Hände, reißen Sie es mit einem festen Ruck auseinander, und zerkrümeln Sie in den Händen die Enden des Kabels. (Umgekehrt: Stellen Sie sich eine Person vor, die an Sie eine Erwartung richtet, und verfahren Sie ebenso.)

→ Alternativ dazu können Sie den folgenden Satz sagen: Ich nehme die Energie zurück, die von mir in der Person ... ist. Atmen Sie dabei kräftig durch die Nase ein.

→ Sagen Sie weiter: Ich gebe die Energie zurück, die von der Person ... in mir ist. Atmen Sie dabei kräftig durch den Mund aus.

Kabelverbindungen zu anderen Menschen können uns massiv belasten. Nach dieser Übung fühlen Sie sich dementsprechend frei und selbstbestimmt.
Ein energetisches Loch in der Aura entsteht, wenn die beiden Grundenergiearten Erd-Energie und kosmische Energie an einem Punkt der Aura in die falsche Richtung schwingen. Um das Loch zu schließen, müssen die Energiearten wieder in die richtige Richtung gewendet werden. Dies geschieht mit einer mentalen Übung. In der Aura schwingt die kosmische Energie – von oben im Feld betrachtet – rechts herum und ist in den Zeichnungen blau dargestellt. Die Erd-Energie, rot dargestellt, schwingt, ebenfalls von oben betrachtet, links herum. Tritt ein

energetisches Loch auf, schwingen die Energiearten entgegengesetzt, es bildet sich ein Loch, und durch dieses Loch kann Energie entweichen.

→ Stellen Sie sich vor Ihrem inneren Auge das Loch mit den falsch herum schwingenden Energien vor. Legen Sie mitten durch das Loch eine Achse und wenden Sie das Loch durch eine Achsdrehung. Die Energien schwingen in der Folge wieder richtig und das Loch schließt sich sofort.

Wiederholen Sie diese Übung jedes Mal, wenn Sie die Auswirkung der Löcher spüren – als Gefühle der Pflicht, Sorge oder Schuld. Sie werden merken, dass die Erwartungen weniger werden, die Gefühle von Mal zu Mal schwächer werden. Sie fühlen sich befreit.

Einfach sein zu dürfen, selbst sein zu können und andere sein zu lassen, wie sie sind – ganz ohne Pflicht, Sorge und Schuld – ist ein unbezahlbarer Zustand. Wiederholen Sie beide Übungen in Kombination, sobald Ihnen Situationen zu den Themen „Erwartungen", „Pflicht", „Sorge" oder „Schuld" einfallen beziehungsweise aktuell begegnen. Trennen Sie jeweils zuerst die Kabel (Erwartungen), und schließen Sie dann die Löcher (Pflicht, Sorge, Schuld).

ÜBUNG 13: LOCH SCHLIEẞEN

Sie wissen nun, wie ein Loch energetisch aussieht und haben das Handwerkszeug, es zu schließen. Nutzen Sie dieses Wissen.

→ Fühlen Sie, welches Gefühl die Erwartung eines Menschen bei Ihnen ausgelöst hat. Fühlen Sie sich schuldig? Machen Sie sich Sorgen? Fühlen Sie sich verpflichtet?

→ Nehmen Sie dieses Gefühl wahr und spüren Sie auch, wo es sich in Ihrem Körper befindet. (Es gibt immer eine Entsprechung im Körper.)

→ Stellen Sie sich nun vor, wie Sie das Loch um seine Mittelachse wenden. Spüren Sie den Energieanstieg?

→ Atmen Sie zehnmal bewusst durch die Nase ein und durch den Mund aus, damit lösen Sie sich von den Gefühlen der Pflicht, Sorge und Schuld.

12

Auflösen eines energetischen Lochs

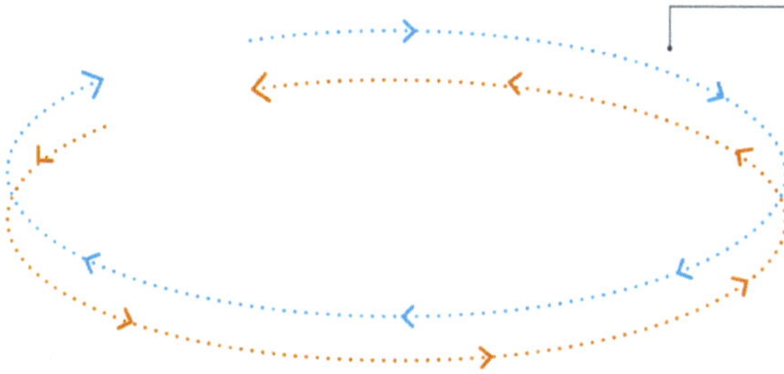

Energiefluss
Kosmische Energie (Yang) dreht rechts herum
Erd-Energie (Yin) dreht links herum

Bei rechtsdrehender Yangenergie und linksdrehender Yinenergie ist alles in Fluss. Drehen sich die Energiearten, entsteht ein Loch und die Gefühle Pflicht, Sorge und Schuld sind zu fühlen. An diesen Löchern setzen die Kabel/ Erwartungen an.

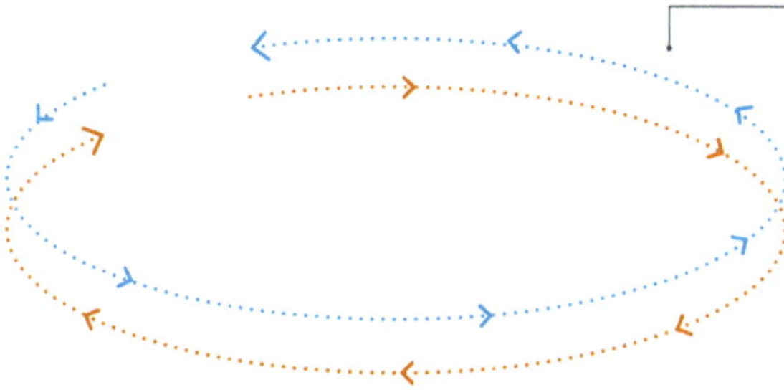

Energetisches Loch
Die Energien drehen falsch herum
(Yang links, Yin rechts)
Gefühle wie: Pflicht, Sorge, Schuld, etc.

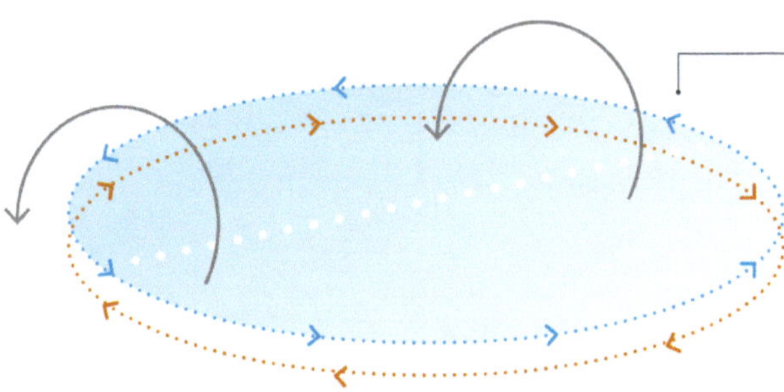

Auflösen
Lösen des Lochs durch einfaches Umdrehen der Energie-Arten

··> Kosmische Energie <·· Erd-Energie

Angst

Angst ist ein Basisgefühl, das jeder Mensch kennt. Soweit Angst der Erhaltung der materiellen Ebene, also der körperlichen Unversehrtheit dient, ist sie sinnvoll. Angst löst dann Fluchtverhalten aus oder führt im Alltag zur Vorsicht vor Tod, Verletzung oder Schmerz.
Angst entsteht, wenn Sie eine schmerzliche Erfahrung gemacht haben und Ihnen die Konsequenz Ihres Handelns in irgendeiner zunächst körperlichen Art geschadet hat. Sie reagieren darauf, indem Sie Ihr Verhalten ändern und bei der nächsten Gelegenheit zu vermeiden suchen, wieder eine solche schmerzliche Erfahrung zu machen. Wenn Sie wieder in eine ähnliche Situation kommen, ergreifen Sie die Flucht, rufen um Hilfe oder probieren und nutzen eine andere Vermeidungsstrategie.

Das Basisgefühl Angst bezieht sich immer auf den Körper.
Letztlich ist jede Angst eine Angst vor dem Tod.

Das Gefühl der Angst hat sich im Laufe der menschlichen Entwicklung verändert. Der zunächst reine Schutzmechanismus wurde zu einem alltags- und lebensbestimmenden Grundgefühl, das wir alle heutzutage mit uns herumtragen. Solange der Mensch vor wilden Tieren flüchten musste, um sein Leben zu retten, war Angst angebracht und führte zur sofortigen Reaktion. Wenn wir heute Angst vor dem Zahnarzt, vor dem cholerischen Chef oder vor dem Flug nach New York haben, malen wir uns dagegen in unseren Gedanken alle möglichen Szenarien aus. Innerlich stellt sich unser Körper hormonell und über Muskelanspannungen auf Flucht ein, aber wir zwingen uns gedanklich zur Ruhe und nehmen die unangenehme Situation scheinbar entspannt in Kauf. Es ist also kein Wunder, wenn unser Körper verspannt ist und unsere Hormone verrücktspielen.
Angst ist dann sinnvoll, wenn wir sie als hilfreiche Orientierung in unserem Alltag nutzen. Sie wird aber problematisch, wenn zwischen dem Auslöser und den folgenden Handlungen die Gedanken aktiv werden. Diese blockieren die direkte und sinnvolle Reaktion auf die Angst und erzeugen im Kopf Ablaufszenarien. Sie haben bereits im Kapitel über die Gefühle und Emotionen erfahren, wie sich aus dem einst sinnvollen Basisgefühl Angst in Kombination mit den Gedanken die verzerrten und langfristig belastenden Emotionen entwickeln.

Angstvolle Emotionen haben nur eine Bedeutung in Ihrer Vorstellungswelt und sind Fantasien. Sie haben ausschließlich für Sie persönlich Gültigkeit. Kein anderer Mensch kann auf dieselben Erfahrungen zurückgreifen und eine Angst so fühlen wie Sie selbst. Kein anderer Mensch fühlt dasselbe Gefühl wie Sie. Wenn Sie sagen, dass Sie vor etwas Angst haben, werden Sie deswegen von den anderen unter Umständen nicht verstanden. Ängste zeigen Ihnen das Bild Ihrer eigenen gemachten Erfahrungen in Kombination mit den dazu entwickelten Gedanken und – in der energetischen Arbeit ganz zentral wichtig – Ihrer eigenen schwachen Aura.

Was geschieht, wenn Sie sich Ihrer Angst hingeben?

- Sie können sich nicht auf die eigene Wahrnehmung verlassen.
- Sie trauen sich nicht zu, eine Situation realistisch einzuschätzen.
- Sie verlassen sich nicht auf Ihre Lebenskraft und Ihre Fähigkeiten.
- Sie trauen sich selbst nichts zu.

Beispiel:

Sie sehen einen neuartigen Parkautomaten im Parkhaus. Sie kennen die Technik nicht, scheuen sich zu experimentieren, auszuprobieren oder jemanden anzusprechen, der Ihnen helfen könnte. In Ihrem Kopf entsteht ein Horrorszenario. Was ist, wenn der Automat Ihr Geld nicht annimmt? Sie stehen dann vor der Schranke und blockieren womöglich andere Fahrer. Die hupen und schimpfen, und sicher ist ein Kollege dabei, der Sie sieht. Am nächsten Tag wird im Büro über Sie gelacht. Der Chef sieht Ihre Unsicherheit und lädt Sie zu einem Gespräch. Er stellt fest, dass Sie eigentlich unfähig sind und entlässt Sie. Sie können die Raten ihres Hauses nicht mehr bezahlen und müssen aus Ihrem Haus ausziehen. Ihre Frau trennt sich, weil Sie so ein Versager sind usw. Letztendlich trauen Sie sich die Benutzung des Automaten nicht zu und haben deshalb in Zukunft Angst, überhaupt jemals wieder ein Parkhaus zu benutzen.

Viele von uns haben bereits als Kind die Erfahrung gemacht, eben keine eigenen Erfahrungen machen zu dürfen – aufgrund der Angst der Eltern. Sie probieren dann auch als Erwachsene nichts mehr aus und trauen sich nichts mehr zu. Das größte Problem ist: Wir trauen uns selbst die Einschätzung nicht mehr zu, was wir uns zutrauen können und was nicht. Wir haben in einer angstvollen Familie keine Selbsteinschätzung für unsere Möglichkeiten gelernt, wir vertrauen in entscheidenden Situationen eher auf andere Menschen mit anscheinend mehr, meist aber angstorientierten Erfahrungen. Wir haben Angst vor den seltsamsten Dingen, und unsere Gedanken kombinieren die belastenden Emotionen aus der Vergangenheit zu einer vermeintlich bedrohlichen Realität. Wir sind Meister darin geworden, unsere Angstszenarien bis ins letzte Detail auszuschmücken, in der Illusion, irgendwie kontrollieren und vorbeugen zu können.

Was ist, wenn ...?
Diese Angst entwickelt sich gedanklich schnell zu einem Scheinriesen.

Die Angst bekommt immer neue Facetten und wird riesengroß. Es entsteht absurderweise eine Angst vor der Angst, und dann fühlt man sich mit seinem Problem allein. Nicht, weil man der einzige Mensch mit Angst ist, sondern weil alle Menschen so viel Angst haben und ungern daran erinnert werden wollen. So ist es fast unmöglich geworden, mit anderen über die eigene Angst zu reden.
Tun wir es trotzdem, stellen wir mit Sicherheit fest, dass jeder Mensch mehr oder weniger unter der Belastung durch seine individuellen Ängste leidet. Da unsere Umgebung grundsätzlich wenig Grund für Ängste liefert, heißen unsere „modernen“ und „zivilisierten“ Ängste heute Phobien, also Platzangst, Höhenangst, Angst vor Menschen, vor Räumen, vor Technik, vor Viren, vor Erkrankungen ... und letztlich vor dem Leben mit allen – eigentlich ganz natürlichen – Konsequenzen.
Archaisch betrachtet hält Angst uns berechtigt davon ab, Dinge zu tun, die unserem Körper schaden könnten. Das Bewertungsschema, das wir als Kind unsere Ängste betreffend gelernt haben, hält uns davon ab, uns emotional zu entwickeln. Die Angst könnte uns allerdings tatsächlich voranbringen, wenn wir uns konstruktiv mit ihr beschäftigen würden.

Kennen Sie den Scheinriesen aus der „Augsburger Puppenkiste“? Aus der Entfernung sieht er groß und beängstigend aus und hat Macht über uns, aber wenn man näher an ihn herankommt, wird er klein, ungefährlich und man kann mit ihm reden. Das beschreibt das Phänomen Angst sehr gut. Wenn die Angst mit vielen Gedanken gefüttert wird, entwickelt sie sich zu einem wahren Ungetüm, vor dem wir gebannt und zähneklappernd in die Knie gehen. Wir sind von ihr gelähmt und können aus dem angstvollen Gedankenstrudel kaum aussteigen. Wenn wir jetzt aber bewusst die Führung übernehmen und uns dem „Ungetüm" stellen, wenn wir nicht mehr weglaufen, sondern mit ihm sprechen und nachfragen, was genau es uns eigentlich sagen will, dann schrumpft es sofort in sich zusammen. Es wird zu einem freundlichen Gesellen und verliert seine Bedrohlichkeit, bis wir es zum Schluss sogar als Freund in den Arm nehmen können. Damit ist die Angst besiegt und wir gehen als Gewinner aus dem Prozess hervor.

ÜBUNG 14: ANGST AUFLÖSEN

Machen Sie die folgende Übung, wann immer eine Angst Sie übermannt und Ihr Leben beherrscht. Sie eignet sich auch bei Kindern in Verbindung mit einem Kuscheltier. Der „Scheinriese", das Kuscheltier, kann als Handpuppe dienen und dem Kind vorsichtig erzählen, warum es da ist und dass es eigentlich nur helfen und schützen will. Zum Schluss kann das Kind das Kuscheltier in den Arm nehmen und sich entspannen. Die Angst hat so für das Kind eine greifbare Form bekommen und kann sich auflösen. Aber auch Sie selbst können Ihre Angst verabschieden:

→ Setzen Sie sich entspannt hin und atmen Sie durch die Nase ein und durch den Mund aus.

→ Denken Sie an eine Situation, die Ihnen Angst macht.

→ Lassen Sie die Angst näher zu Ihnen kommen und geben Sie ihr in Ihrer Vorstellung eine Gestalt oder Form. Angst hat viele Gesichter. Können Sie das Gesicht Ihrer Angst erkennen?

→ Sie können nun mit Ihrer Angst reden und sie fragen, welche Botschaft sie für Sie hat. Was will sie Ihnen zeigen oder Sie lehren?

→ Können Sie der Angst eine Hand reichen?

- Können Sie Ihre Angst in den Arm nehmen und sich mit ihr verbinden?
- Die Angst hat viel Kraft. Können Sie die Kraft Ihrer Angst annehmen?
- Erschaffen Sie in Ihrer Vorstellung ein freundschaftliches Verhältnis zur Angst. Nehmen Sie die Angst als einen Teil von sich selbst an.

Machen Sie diese Übung immer wieder, und spüren Sie, wie Ihre Angst sich verändert, immer freundlicher und ruhiger wird. Nach einigem Training ist die Angst nicht mehr bedrohlich, sie wird Ihr Verbündeter und gibt Ihnen alle Kraft zurück, die in ihr gebunden war.

Angst aus energetischer Sicht

In der Aura hat Angst die Form einer Röhre. Sie entsteht ebenfalls aus kosmischer Energie und Erd-Energie, die in die falsche Richtung drehen. Ist die eigene Aura kraftvoll, nehmen wir die Blockaden nicht als belastend wahr. Erst wenn unsere Aura geschwächt ist, werden Angstblockaden fühlbar. Angst zu haben, ist also auch ein deutliches Zeichen dafür, dass es der Aura an Lebenskraft fehlt. Dann sollten wir unser Leben unter die Lupe nehmen, um festzustellen, was genau uns die Lebensenergie raubt. Wenn wir uns der energieraubenden Thematik widmen und die Angströhren auflösen, wie es in diesem Buch beschrieben wird, wirkt sich das schnell energiesteigernd aus.

Wie wir bereits im Kapitel über die Basisgefühle gesehen haben, übernehmen wir Angst-Ohnmachten von den Eltern bzw. anderen Bezugspersonen in früher Kindheit in unser eigenes Aura-Feld. Ein Kind, das in einer angstvollen Umgebung aufwächst, wird später als Erwachsener vermutlich schnell von Ängsten geplagt. Sie sind in seiner Aura als Blockaden-Strukturen angelegt und werden im Alltag durch jede noch so kleine Überforderung ausgelöst, einhergehend mit einer Schwächung der Aura. Die Auslöser haben nicht zwingend etwas mit den Ursprungsereignissen in der Kindheit zu tun, schließlich kann so gut wie jedes Ereignis Angst auslösen. All das geschieht jedoch unbewusst, nur die Auswirkungen werden im Alltag deutlich spürbar.

Angst ist ein sehr belastendes Gefühl und nicht durch rationale Erklärungen zu lösen.

Die persönlichen Themen, vor denen Sie Angst haben, sind rein subjektiver Natur. Wenn Sie eine Angströhre in Ihrer Aura haben, kann diese durch das Klingeln des Telefons, durch einen Brief ohne Absenderangabe, durch eine Gewitterwolke oder durch eine Katze in Ihrem Garten usw. aktiviert werden. Das auslösende Ereignis ist **nicht** die Ursache der Angst, sondern die Blockade ist die Ursache. Es ist deshalb keine Lösung, wenn Sie das angstmachende Ereignis bekämpfen, denn jedes beliebige andere Ereignis kann jederzeit Ihre Angströhre aktivieren. Aber Sie können die Ursache der Blockade, der Ohnmacht, finden und die Angströhre nachhaltig energetisch lösen.

Was genau geschieht in der Aura, wenn Sie Angst bekommen? Durch die energetische Blockade der Angströhre fließt Energie aus der Aura und lässt Ihren materiellen Körper deutlich spürbar schwach werden. In einem Anfall von Angst – oder noch stärker in einer sogenannten „Panikattacke" – wird Ihnen schlecht, und Sie fühlen sich nicht mehr handlungsfähig oder entscheidungsfähig. All Ihre Gedanken kreisen um das beängstigende Thema und schwächen Sie immer weiter.

Angst macht den Körper schwach.

Um aus diesem individuellen Szenario schnell und effektiv auszusteigen, ist es sinnvoll, zunächst einmal einen Moment der Ruhe zu schaffen, tief durchzuatmen und ein Glas Wasser zu trinken. Das entspannt und hilft dem Körper, die entstandene Enge durch Angst ein wenig zu weiten.

13

Angströhre Energieabfluss

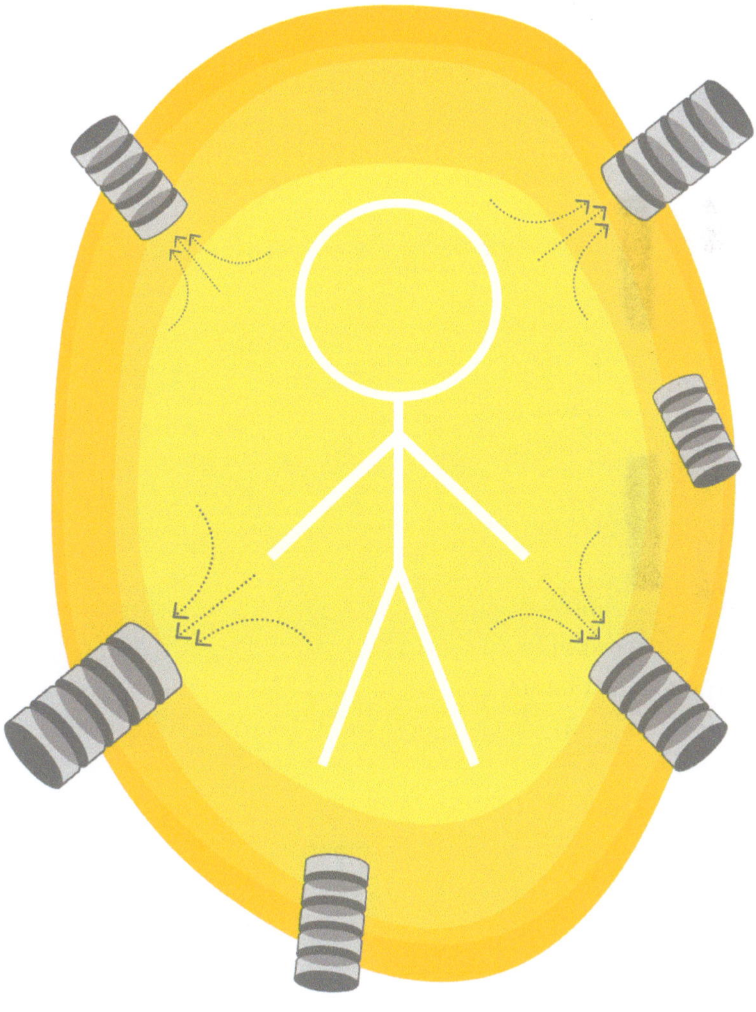

Angst   intakte Aura

ÜBUNG 15: ANGSTRÖHRE AUFSCHNEIDEN

Gehen Sie an einen ungestörten, ruhigen Ort und nehmen Sie sich etwas Zeit, um sich voll und ganz auf die Übung und damit auf Ihre Angst einzulassen.

→ Setzen Sie sich entspannt hin. Atmen Sie ruhig durch Ihre Nase ein und durch den Mund aus.

→ Spüren Sie in eine Situation hinein, die Ihnen Angst macht. Wo genau spüren Sie die Angst im Körper?

→ Was sind jetzt Ihre Gedanken? (Lassen Sie alle Gedanken zu!)

→ Stellen Sie sich die Angst vor Ihrem inneren Auge wie eine Röhre vor. Nehmen Sie jetzt in Ihrer Vorstellung einen scharfen Gegenstand und schneiden Sie die Röhre der Länge nach auf.

→ Nehmen Sie die beiden aufgeschnittenen Kanten und klappen Sie beide Kanten nach unten oder hinten weg. Die Röhre löst sich in Ihrer Vorstellung auf. Die Energie der Angströhre wird frei und kann wieder fließen. (Vielleicht kommt Ihnen spontan eine Erinnerung aus Ihrer Kindheit, die mit der ursächlichen Angst in Zusammenhang steht.)

Nach der Übung spüren Sie den Energieanstieg in Ihrer Aura. Atmen Sie entspannt weiter und genießen Sie das Gefühl der Fülle in Ihrer Aura.

14

Ängste auflösen/zerschneiden

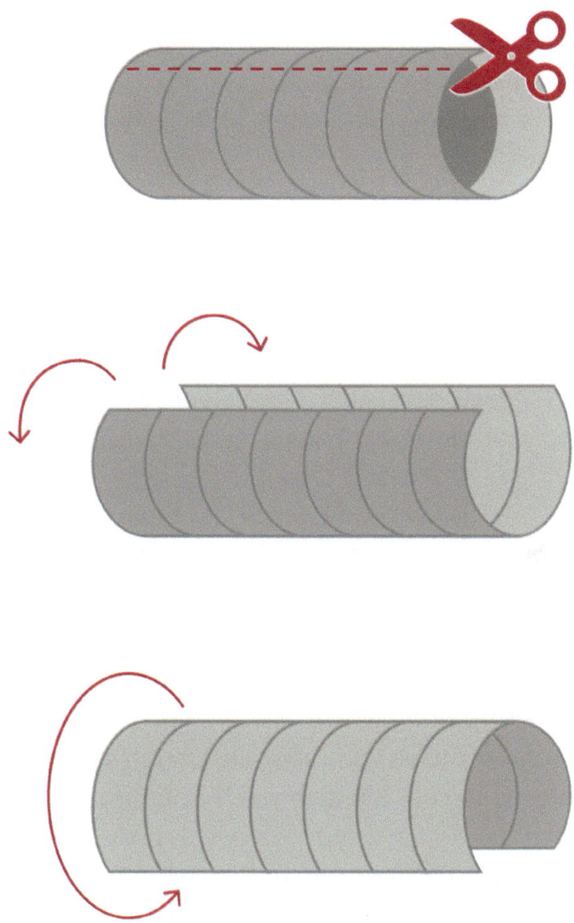

Die Angströhre wird an einer Seite / oben mit einer Schere mental aufgeschnittenund nach unten geklappt, dann drehen sich die Energiearten.

Angst Auflösung

Lüge

Bleiben wir zum Verständnis der Lüge noch kurz beim Beispiel des Parkautomaten. Sie haben Angst, in ein Parkhaus zu fahren, weil Gott weiß was passieren kann. Diese Ängste sind Ihnen peinlich, und Sie erfinden einen Grund, den Sie offiziell erzählen, um zu erklären, warum Parkhäuser für Sie nicht infrage kommen. Vielleicht passt Ihr Auto angeblich nicht in die vorgesehene Fläche? Das Parkhaus ist ständig besetzt? Die Lüge ist geboren!
Immer wenn wir uns selbst eine Angst nicht eingestehen wollen oder eine Konsequenz nicht tragen wollen oder von uns etwas als peinlich bewertet wird, erschaffen wir eine Lüge. Eine Lüge ist eine durch unsere Gedanken „verdrehte" Angströhre.

Welche der folgenden Situationen könnten auf Sie zutreffen?

- → Sie haben die Schokolade Ihrer Schwester aufgegessen. Als Sie gefragt werden, ob Sie es waren, leugnen Sie dies aus Angst vor den Folgen.
- → Sie waren mit einer hübschen Dame verabredet, sie kam aber nicht. Als Ihr Freund Sie nach dem Ablauf des Rendezvous fragt, erfinden Sie eine Geschichte, weil Sie Angst haben, von Ihrem Freund ausgelacht zu werden.
- → Sie haben einen mündlichen Kaufvertrag geschlossen. Als es zur Lieferung kommen soll, behaupten Sie, nie etwas gekauft zu haben, weil Sie Angst haben, die Rechnung nicht bezahlen zu können.
- → Sie besuchen Ihre Mutter an Weihnachten nicht, weil Sie lieber mit Freunden feiern wollen. Ihrer Mutter gegenüber erfinden Sie aber eine wichtige Ausrede, um die alte Dame nicht zu enttäuschen.
- → Sie fühlen sich schmerzlich allein, aber Sie trauen sich nicht, sich wieder auf einen Mann einzulassen. Sie legen sich einen Hund zu und reden sich ein, ohne Partner besser leben zu können. Auf diese Weise kämen Sie über die Phasen des Alleinseins besser hinweg.

Die Situation, die uns Angst macht, wird in unseren Gedanken verdreht. Wir stellen die Realität anders dar, als sie ist.

Es geht beim Lügen um die bewusste Verdrehung der eigenen Wirklichkeit – aus Angst vor den eigenen Gefühlen.

Im Alltag nutzen wir diese Verdrehungen der Gedanken laufend. Wir verdrehen gedanklich Abläufe, um bei anderen besser dazustehen, um einen finanziellen Vorteil zu haben, um einen Mitbewerber zu übertreffen, um einen Erfolg zu erzielen oder um uns vor Angriffen und Beurteilungen anderer „zu schützen". Am häufigsten belügen wir uns selbst, denn manche Sachverhalte verdrehen wir einfach, damit sie besser in das Bild unserer Selbsteinschätzung hineinpassen.
Alle Varianten von Lügen stellen immer energetische Verknüpfungen mit anderen Menschen her. Einer Selbstlüge liegt mindestens der Vergleich mit anderen oder das Urteil anderer zugrunde. Ansonsten wäre ja eine Lüge nicht nötig. Der Mensch, der an unserer Lüge teilhat oder über den wir Lügen erzählen, ist energetisch mit in sie verstrickt. Dies gilt selbst dann, wenn der andere von dieser Lüge gar nichts weiß!

Eine Lüge schafft Abhängigkeiten, involviert alle Beteiligten und blockiert Entwicklung.

Eine Lüge hat ungeahnte Auswirkungen, und wenn man einmal gelogen hat, folgen meist weitere Lügen, die die erste Lüge untermauern sollen. Haben Sie einmal gelogen, ist der Ausstieg aus den Verdrehungen nicht einfach. Immer wieder muss die erste Lüge von neuen Lügen getragen werden. In unserem Parkhausbeispiel kann es passieren, dass ein Freund vorbeikommt und erzählt, er habe in dem betreffenden Parkhaus geparkt. Es entspinnt sich eine Diskussion, wie groß die einzelnen Stellplätze sind, und Sie müssen lügen, dass sich die Balken biegen, um aus der Nummer halbwegs wieder rauszukommen, ohne das Gesicht zu verlieren. Aus einer simplen Angst vor einem Parkautomaten kann in kurzer Zeit ein recht großes Lügenkonstrukt werden.

Lügen ziehen immer weitere Lügen nach sich und kosten viel Kraft.

In unserer westlichen Welt ist Lügen sehr alltäglich und wird eher selten als Abhängigkeit erlebt. Sie werden es sich daher womöglich nicht vorstellen können, weshalb ein Mensch in ein Lügengefüge involviert sein soll, der gar nichts von dieser Lüge weiß. Energetisch gesehen ist diese Einbindung jedoch überaus wirksam. Durch die Art der energetischen Verknüpfungen werden die Betroffenen unfrei. Jeder, der wissend oder unwissend in eine Lüge

verwickelt ist, ist energetisch belastet. Der Lügende selbst macht sich damit zum Sklaven seiner eigenen erfundenen Realität.
Ich verwende übrigens lieber den Begriff „Lügender" anstatt „Lügner". Lügner ist ein moralisch belasteter Begriff, in dem all die gesellschaftlichen Bewertungen und Strukturen mitschwingen. Das ist in der heilenergetischen Arbeit so nicht gemeint. Eine Lüge im energetischen Sinne ist wertfrei und nicht mit den materiell gebundenen Definitionen aus Moral und Gesetz zu betrachten. Lügen gehören zu unserer menschlichen Entwicklungsgeschichte dazu. Eine Lüge bindet als Ohnmacht-Blockade in der Aura Energie. Wird dieser Vorgang bewusst gemacht, kann die Lüge sich entwirren und die darin gebundene Energie wieder frei schwingen. Das ist das alleinige Ziel der Heilenergetik in Bezug auf diese Ohnmacht-Form.

Häufig sieht sich aber ein Mensch durch einen anderen Menschen oder durch die Verhältnisse regelrecht „gezwungen" zu lügen. Das wird dann gerne „Notlüge" genannt.

Beispiele:

Ein Sohn erzählt der ängstlichen Mutter, er verbringe seinen Urlaub bei Freunden im Nachbarort. Er will vermeiden, dass sie Angst hat, denn in Wahrheit fliegt er nach Australien. Eine zu spät kommende Angestellte erzählt dem Chef, die Bundesbahn habe Verspätung gehabt, weil sie den Wutanfall ihres cholerischen Vorgesetzten fürchtet. Eine untreue Ehefrau erzählt ihrem Ehemann, sie sei mit einer Freundin im Kino gewesen, weil sie fürchtet, der Ehemann reiche die Scheidung ein, wenn er erfährt, dass sie mit einem Kollegen essen war. Ein Patient versichert dem Zahnarzt, täglich zweimal die Zähne geputzt zu haben, weil er Angst hat, ansonsten Vorhaltungen gemacht zu bekommen. Ein Schüler gibt vor, das Heft verloren zu haben, weil er Angst hat zuzugeben, dass er die Hausaufgaben nicht gemacht hat usw.

Wenn Sie Ihr Leben und Ihre Lebenszusammenhänge rückwirkend betrachten, können Sie sicher einige solcher Notlügen entdecken. Solche Notlügen setzt man dann ein, wenn man sich nicht mit den Konsequenzen und den eigenen Gefühlen beschäftigen möchte. In den Beispielen oben wurde dies sehr deutlich. Der junge Mann, der seiner Mutter den Urlaubsort verheimlicht, will nicht mit seinen eigenen Ängsten konfrontiert werden. Ebenso der verdrehte Umgang mit dem Chef. Hier ist es die Angst vor dem Wutausbruch,

den man vielleicht aus Kindertagen von den Eltern schon kennt und jetzt beim Chef befürchtet. Man schützt also nicht den anderen vor einer unangenehmen Nachricht, sondern immer nur sich selbst – vor alten Emotionen!
In vielen Familien gibt es schwerwiegende Lügen in Form von Verheimlichungen, dazu zählen beispielsweise Abtreibungen, Ex-Partner, Familienmitglieder, die Selbstmord begangen haben, Geschwister, die weggegeben wurden oder früh gestorben sind. Wird in der Familie über solche Vorfälle nicht gesprochen, hält die Verheimlichungs-Lüge die Familie wie ein dickes Band energetisch zusammen. Dies kann lange Zeiträume überdauern, Generationen übergreifen und zu eigenartigen Verhaltensweisen führen, die mit der Lüge nicht mehr direkt in Zusammenhang gebracht werden. So kann beispielsweise eine eigene Orientierungslosigkeit oder Lebensunfähigkeit eine Langzeitauswirkung von Lügen aus vorangegangenen Generationen sein. Im Prozess sinnanalytischer Aufstellungen[11] können solche Zusammenhänge schnell erkannt und effektiv bearbeitet werden.

Lüge aus energetischer Sicht

Die zu beobachtende Rückkehr des Täters an den Tatort ist beispielsweise eine markante Auswirkung von Lügenstrukturen, die uns zeigt, wie stark eine energetische Bindung auf der materiellen Ebene wirkt. Daher trägt es zum tieferen Verständnis bei, wenn wir einmal betrachten, wie eine Lüge energetisch aufgebaut ist.
Die Ausgangsblockade einer Lüge ist eine Angst. Durch Gedanken wird die Angströhre regelrecht verdreht und sieht dann als Blockade in der Aura aus wie ein zusammengedrehtes Handtuch.
Diese Verdrehung der Struktur ist Ausdruck der verdrehten Lügen-Gedanken des Menschen, der lügt. Jede beteiligte Person, die mit der Geschichte zu tun hat, ist hier sozusagen mit „eingedreht" beziehungsweise darin verwickelt und somit an die Lüge gebunden. Wird eine solche Lüge in der Aura gelöst, ist dies beim „Besitzer" körperlich als Schwindelgefühl, Übelkeit oder kurzfristige Orientierungslosigkeit zu fühlen.
Familienlügen können auf ein gesamtes energetisches Familiensystem blockierend wirken. Unabhängig davon, ob die daran Beteiligten noch leben oder bereits verstorben sind, ist die energetische Auswirkung der Lüge noch

11] Siehe: Kapitel „VII – Die Sinn-Analyse"

spürbar. Wer in solch eine Lügenstruktur eingebunden ist, tut sich meist schwer, eigenverantwortlich zu handeln und sein Leben in letzter Konsequenz zu gestalten und im besten Sinne erfolgreich zu sein.

ÜBUNG 16: LÜGE AUFLÖSEN

Es ist hilfreich, die Auswirkungen von Lügen zu kennen und im eigenen Leben zu betrachten. Die Lösung der Lüge ist dann oft kein großer Schritt mehr. Nehmen Sie sich für diese Übung etwas Zeit und achten Sie auf darauf, möglichst ungestört zu sein.

→ Setzen Sie sich entspannt hin. Atmen Sie durch die Nase ein und durch den Mund aus.

→ Denken Sie nach, wann Sie im Leben gelogen haben – früher oder heute.

→ Was würde passieren, wenn Sie die Wahrheit sagen?

→ Stellen Sie sich vor Ihrem inneren Auge die Lügenstruktur vor, und ziehen Sie sie an den beiden Enden auseinander. Jetzt nehmen Sie die Angst hinter der Lüge wahr und können sie, wie bereits beschrieben, aufschneiden, umklappen, heraustreten und sie somit auflösen.

→ Spüren Sie, wie sich jetzt die Lüge und die Angst auflösen. Ihre Energie steigt an, Sie fühlen eine deutliche Entspannung im ganzen Körper.

→ Atmen Sie kräftig durch die Nase ein und durch den Mund aus.

Genießen Sie das entspannende, kraftvolle Gefühl in Ihrer Aura, das nach dieser Übung spürbar wird.

15

Lügen lösen

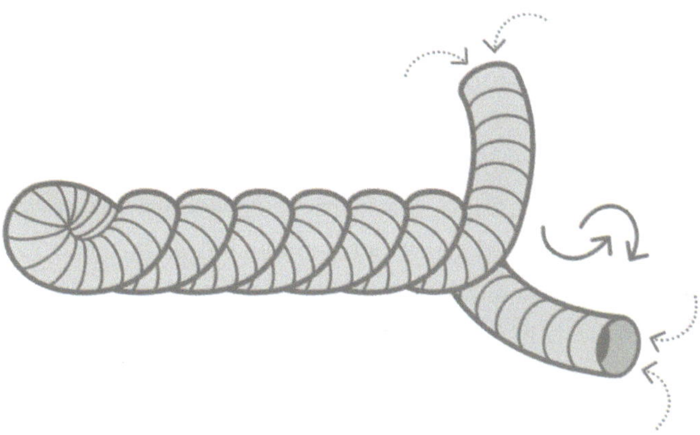

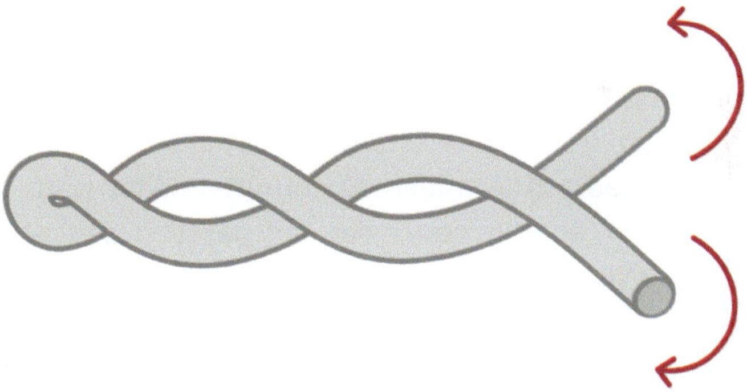

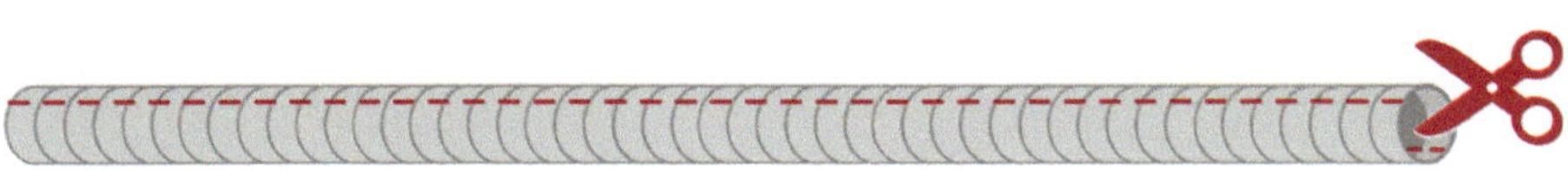

Sucht

Haben Sie das Empfinden, Ihr Leben nicht mehr aus eigener Kraft bewältigen zu können, weil Sie den Ansprüchen Ihrer Umgebung nicht gerecht werden können? Beschäftigen Sie sich im Alltag ausschließlich mit den täglichen Lebensinhalten und nie mit geistigen, spirituellen Themen? Sind Sie häufig Verlierer in dem immerwährenden Hin- und Herziehen der Energie aus Kabelverbindungen, den Erwartungen, die an Sie gestellt werden? Haben Sie einfach das Gefühl, im Strudel Ihres Alltags unterzugehen?
Wenn dem so ist, wird Ihre Energie früher oder später so weit reduziert sein, dass Sie unter Ihren Ängsten, Erwartungen, Ohnmachten und anderen Blockaden zusammenbrechen. Es kommt zu einem emotionalen Burnout. Dann sind Sie vielleicht auf der Suche nach Möglichkeiten und Mitteln, die Ihnen bei der Lebensbewältigung helfen, in einer Sucht gelandet?
Der Begriff Sucht kommt von Suchen. Wir suchen nach uns, nach unserem Sinn, nach unserer Bestimmung – und finden doch nicht die wirkliche Erfüllung, sondern Ersatzstoffe oder kompensierende Verhaltensweisen, mit denen wir uns im Meer unserer ungelebten Gefühlen über Wasser halten. Wir haben alles getan, um den Menschen in unserer Umgebung zu gefallen, und uns selbst aufgegeben, um Erwartungen zu erfüllen. Hinter diesem Bemühen sind wir selbst schon lange verloren gegangen und suchen nun nach Spuren und Hinweisen, die uns zu uns selbst führen!
Diese Suche tut weh, geht mit Selbsterkenntnis einher, und der tiefe Schmerz in einem Selbst ist kaum zu ertragen. Suchtmittel helfen nun – gefühlt – zunächst beim Ertragen, aber im Laufe der Zeit „läuft" unser Leben nicht mehr **ohne** sie. Wir sind in der Folge abhängig vom Suchtmittel, uns selbst gefunden haben wir aber immer noch nicht!
Alles, was wir an materiellen Dingen, Verhaltensweisen und zwischenmenschlichen Beziehungen kennen, kann sich zu einer Sucht entwickeln. Die Sucht definiert sich darüber, dass wir meinen, ohne dieses Verhalten oder diesen Stoff nicht mehr leben zu können. Wenn wir der Sucht nachgeben, geben wir, ohne es zu wollen, die Eigenverantwortung für unser Leben ab.

Energielöcher, Beziehungskabel, Ohnmachten, Ängste und Lügen in der Aura – und daraus folgend ein niedriges Energieniveau – können zur Ursache für eine Sucht werden.

Wir schlittern unbewusst in die Sucht hinein. Wir erfüllen ständig die Erwartungen anderer oder versagen. Oder wir haben selbst Erwartungen, die nicht erfüllt werden (Kabelverbindungen und Löcher). Man traut uns nichts zu, wir trauen uns selbst nichts zu (Ohnmacht). Wir können nicht auf unsere eigene Entscheidungsfähigkeit vertrauen und lassen deshalb andere entscheiden (niedriges Energieniveau unter 50 Prozent).
Wir spüren unsere eigenen Bedürfnisse nicht und orientieren uns an denen anderer (sinkender Energiepegel). Wir verlieren uns selbst wegen all der Anpassungen an unsere Umgebung. Wir werden den Ansprüchen, die an uns gestellt werden, nicht gerecht. (Auswirkungen einer Angströhre.) Wir verhalten uns nach außen hin stark und jeder Situation gewachsen (Lüge). Wir finden ein Suchtmittel, eine Kompensation, die uns die ganzen unangenehmen Gefühle vermeintlich nimmt oder uns nicht fühlen lässt (Sucht). Wir sind schließlich abhängig in der Sucht, weil die Gefühle immer wieder kommen.
Als Ausweg oder Flucht aus dem belastenden Alltag greifen viele zu „Hilfsmitteln", um die niederschlagenden, negativen Gefühle und den Mangel an Lebenskraft nicht mehr zu fühlen. Hier bieten sich Alkohol, Nikotin, Drogen oder Medikamente, wie Schlafmittel und Antidepressiva, geradezu an. Andere verlieren sich auch in Arbeit und Aktivität. Um sich selbst nicht mehr wahrzunehmen, suchen manche nach Möglichkeiten, anderen um jeden Preis zu helfen. Man hat ein Helfersyndrom oder wird zum Workaholic. Es fehlt einem das Grundvertrauen ins Leben und man ersetzt das Vertrauen durch die vermeintlichen Helfer „Kontrolle" und „Sicherheit" – ebenfalls sehr belastende Suchtmittel.
Wer kennt nicht das Phänomen, dass manche Menschen immer alles unter Kontrolle haben wollen und immer auf „Nummer sicher" gehen. Als Sucht ausgelebt sind diese Verhaltensweisen ausgesprochen einschränkend und schädlich. Man kann mit sich selbst nichts anfangen und weiß nicht, wer man wirklich ist. Dann macht man ständig auf sich aufmerksam und wird vielleicht zum Stalker oder verfällt der Geltungssucht. Oder man verharrt abhängig in einer längst gestorbenen Beziehung. Oder man wird zwanghaft ständig krank, um Zuwendung und Aufmerksamkeit zu bekommen.
Möglichkeiten der Sucht gibt es so viele, wie es Menschen gibt, und keine der Süchte ist besser oder schlechter als die andere. Immer geht es darum, mit der Sucht die eigenen Gefühle von Mangel, fehlendem Vertrauen, Unzulänglichkeit, Lieblosigkeit, innerer Leere, Sinnlosigkeit, Einsamkeit usw. nicht fühlen zu müssen.

Kinder werden oft schon von Beginn ihres Lebens an, ohne dass die Eltern es wollen, mit der Sucht bekannt gemacht. Da in unserer Welt oftmals kaum noch Raum und Zeit für persönliche Nähe, liebenswerte Beziehungen und Achtsamkeit gelebt wird, zieht es viele Kinder schon früh in die virtuelle Welt der Computerspiele. So verlieren sie unter Umständen den Zugang zu ihren Gefühlen und dem wichtigen zwischenmenschlichen Lernfeld. Das Ergebnis: Workaholic im Kleinformat.

Ein weiteres Feld früh angelegter Sucht im Kindesalter sind Medikamente, zu denen in der heutigen Zeit – meiner Erfahrung nach – sehr schnell gegriffen wird. Medizinische Hintergründe stehen hier nicht zur Debatte. Energetisch betrachtet wirken viele der Medikamente schwingungshemmend. Das Energiefeld wird durch sie verlangsamt, die Kinder bekommen sehr früh vermittelt, dass sie so, wie sie sind – lebendig, neugierig, aufgeweckt, interessiert, forschend –, nicht geeignet sind für die Gesellschaft, in diesem Fall die Schule. Die Grundlage für späteres Suchtverhalten mit allen entsprechenden Blockaden ist damit geschaffen.

Bei einer Sucht werden die als unangenehm empfundenen Emotionen weggedrückt.
Damit wird gleichzeitig die Chance vertan, Schmerz konstruktiv zu nutzen.

Sucht aus energetischer Sicht

Einer Sucht liegt immer eine Kombination der verschiedenen bisher beschriebenen Strukturen in der Aura zugrunde. Gemeinsam bilden sie die energetische Ursache. Die Kabel (große Erwartungen), die Ohnmachten, sich wertlos oder „falsch" zu fühlen, die Angst, überhaupt „alles falsch zu machen" und „nie genügen zu können", bilden, energetisch betrachtet, also die Voraussetzung zu einer Sucht. Als alles bestimmende Blockade folgt eine Selbstlüge, mit der man sich vielleicht vormacht, es irgendwie zu schaffen. Diese umschlingt die anderen Blockaden und hält sie zusammen. Die Emotionen, die zu der Sucht geführt haben, sind in den Strukturen eingebunden. Tritt ein bestimmter individueller Auslöser auf, wird die Sucht angeregt.

Eine Sucht „hilft" belastende Gefühle nicht mehr spüren zu müssen.

Ist die Umgebung, der Partner, die Kinder, die Eltern usw. mit eingebunden in diese Lüge, was meistens der Fall ist, kommt es zu Co-Abhängigkeiten.

Die Umgebung deckt und fördert damit das süchtige Verhalten und stellt sich selbst als Energielieferant zu Verfügung.
Fühlen wir uns verlassen und einsam und wollen wir dieses Gefühl nicht spüren, weil es so sehr wehtut, dann greifen wir schnell zu einem Suchtmittel. Die energetischen Blockaden werden jedes Mal „stabiler", wenn wir süchtig nach etwas greifen, was uns in diesem Moment zu helfen scheint. Es kommen neue Strukturen der Ohnmacht und Lüge hinzu und setzen eine Abwärtsspirale in Gang.

16

Sucht

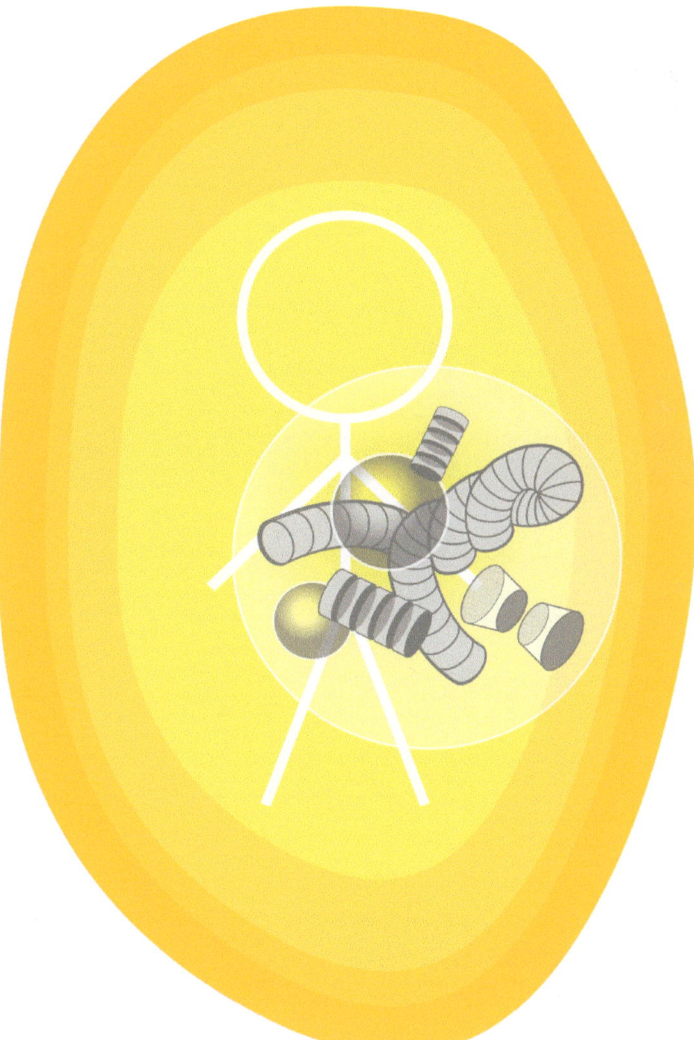

Das Thema „Sucht" kann auf zweierlei Arten nachhaltig gelöst werden. Irgendwann hat man sich in der Vergangenheit für eine Sucht entschieden – wahrscheinlich sogar unbewusst. Wann man begonnen hat zu rauchen, wissen die meisten Menschen noch. Wann man begonnen hat, alles im Leben zu kontrollieren, wissen die meisten nicht mehr.

Eine Lösungsvariante besteht darin (sofern der Beginn einer Sucht bewusst ist), bewusst zu diesem Zeitpunkt im Leben „zurückzukehren", um die damalige Entscheidung zu verändern.

Bei der zweiten Variante zerlegen Sie das Thema Ihrer Sucht energetisch und lösen die Blockaden wie beschrieben im Einzelnen.

ÜBUNG 17: SUCHT AUFLÖSEN Variante 1

→ Setzen Sie sich entspannt hin und atmen Sie tief durch die Nase ein und durch den Mund aus.

→ Spüren Sie Ihre Sucht? Wo in Ihrem Körper haben Sie ein Gefühl dazu?

→ Gehen Sie vor Ihrem inneren Auge in Ihrem Leben zurück zu dem Zeitpunkt, an dem Sie die Entscheidung getroffen haben, ohne diese Sucht nicht sein zu können.

→ Schauen Sie sich an, welches Gefühl Sie dazu gebracht hat, Ihre Eigenverantwortung zu diesem Zeitpunkt abzulegen.

→ Wie alt waren Sie?

→ Verstehen Sie, dass diese Entscheidung damals genau richtig war und Ihnen in Ihrem Leben geholfen hat? Aber jetzt können Sie sich neu entscheiden. Vertrauen Sie auf Ihre Kraft und Ihr Bewusstsein!

→ Sie können die Verantwortung für sich jetzt, hier, in diesem Moment für sich übernehmen! Nur Sie können das! Stellen Sie sich vor

Ihrem inneren Auge vor, wie Sie gestärkt und kraftvoll in Ihrem Leben ohne Sucht vorwärtsschreiten.

→ Kommen Sie wieder zurück ins Hier und Jetzt. Bleiben Sie in der Entspannung und erholen Sie sich.

→ Atmen Sie locker und ruhig weiter. Spüren Sie, wie die alten Gewohnheiten Sie langsam verlassen und sich in einem Zuwachs an Kraft auflösen.

Genießen Sie nach dieser Übung das Gefühl der Kraft in Ihrer Aura.

ÜBUNG 18: SUCHT AUFLÖSEN Variante 2

Diese Übung zum Lösen der Sucht bietet Ihnen die Möglichkeit, sehr praktisch und greifbar an das Thema heranzugehen. Legen Sie sich deshalb Papier und Stift bereit.

→ Stellen Sie sich Ihre Sucht vor, schreiben Sie eine Liste der Vorteile, die die Sucht Ihnen bringt. (Hätte Ihre Sucht keine Vorteile für Sie, dann hätten Sie sie nicht!)

→ Schreiben Sie auf, welche Art von Struktur hinter Ihrer Sucht steckt – welche Enttäuschungen, welche Ohnmachten und welche Ängste usw. Seien Sie sehr genau!

→ Lösen Sie nach und nach die einzelnen Strukturen auf und spüren Sie, wie Ihre Sucht immer schwächer wird, bis sie sich ganz auflöst.

→ Genießen Sie das befreiende Gefühl.

→ Übernehmen Sie jetzt bewusst die Verantwortung für Ihr Leben, indem Sie laut sagen:
Ich entscheide mich bewusst für mein Leben im Hier und Jetzt.
Ich bin ... (Ihr Name)!
Ich denke wie ... (Ihr Name)!
Ich fühle wie ... (Ihr Name)!
Ich bin im Körper von ... (Ihr Name)!
Ich bin ein Mensch wie jeder andere!

Nach der erfolgreichen Übung brauchen Sie die Sucht nicht mehr als Ersatzhandlung, die Blockaden lösen sich auf, Ihr Leben ist befreiter.

Das Thema Sucht betrifft jeden Menschen mehr oder weniger ausgeprägt. Da kaum jemand als Kind gelernt hat, sich im positiven Sinn selbst mit allen Gefühlen und Bedürfnissen wichtig zu nehmen, ist das Leben der meisten darauf ausgerichtet, nach Kompensationsmöglichkeiten zu suchen und sie landen unweigerlich in einer Sucht. Nur das Erkennen der Ohnmacht-Strukturen, das Annehmen der eigenen Lebens-Themen und das energetische „Wandeln" macht es uns möglich, nachhaltig aus dem belastenden und energieraubenden Zustand auszusteigen.

Dünkel und Selbstmitleid

Sie kennen die Gefühle, anderen Menschen überlegen oder oft auch unterlegen zu sein? Sich selbst besser oder schlechter als jemand anderer zu fühlen, dient der Orientierung und Selbsteinschätzung: Bin ich gut? Sehe ich attraktiv aus? Bin ich schlanker als die Tischnachbarin? Kann ich eine Aufgabe besser erledigen als mein Kollege oder Mitbewerber?
Sie streben als Mensch immer danach, sich so an die Umgebung anzupassen, dass es sich für Sie gut anfühlt. Diese Art, sich zu orientieren, kennen Sie seit Ihrer Kindheit. Sie haben gelernt, sich von klein auf so zu verhalten, dass die Mutter gelächelt hat. Dies war bereits als Baby Ihr Hauptziel. Ihr ganzes Leben richtete Sie danach aus, sich so zu verhalten, dass Sie anerkannt und geliebt wurden.

Es hat Ihrer Erfahrung nach jedoch nie ausgereicht, einfach nur so zu sein, wie Sie geschaffen wurden. Sie mussten sich anpassen, zurückstecken, sich umstellen, sich im Vergleich bewähren und lernen, gegenüber der Familie und Freunden unerwünschte Verhaltensweisen zu unterlassen. Dieses Verhalten zog sich durch Ihr gesamtes Leben und führte dazu, dass Sie Ihr eigenes Wesen immer mehr verleugneten.
Da Sie nie gelernt haben, sich selbst und Ihre Gefühle wahrzunehmen und ernst zu nehmen, haben Sie kein wirkliches Selbstwertgefühl entwickeln können. Ihr gefühlter Selbstwert beruht einzig auf dem Vergleich mit anderen Menschen. Er kommt nicht aus Ihrem tiefsten inneren Wesenskern!

Im Dünkel werten wir andere Menschen ab
und damit uns selbst – unsere Selbstmitleid-Position – auf.

Der Mensch fühlt sich gut genug, wenn er bei einem Vergleich gut abschneidet. Er fühlt sich entsprechend elend, wenn er schlecht abschneidet, verliert oder nicht beachtet wird. Dieses Wechselspiel der Gefühle bewegt sich zwischen Dünkel und Selbstmitleid und ist inhaltlich und zeitlich bedingt.
Stellen wir uns dünkelhaft über einen anderen Menschen und fühlen uns so besser, wirken wir auf den anderen arrogant oder herablassend. Der andere fühlt sich entsprechend unterlegen und empfindet Selbstmitleid aufgrund seines „Versagens". Die energetischen Verbindungen im Wechselspiel von Dünkel und Selbstmitleid sind sehr vielschichtig. Sie sind Triebfedern für die Entwicklung unseres Selbstbewusstseins. In dieses Spiel stecken wir sehr viel Lebensenergie und gehen dabei selbst wie auf einem Drahtseil, von dem wir jederzeit in eine ungewisse Tiefe stürzen können. Gerade noch hatten wir das Gefühl, besser als die anderen zu sein, schon kommt jemand, der unser labiles Selbstbewusstsein zum Einsturz bringt, und wir landen im bodenlosen Selbstmitleid.

Beispiele:

Gerade noch hat die Mutter gesagt, wie toll Sie sind, wie gut Sie sich in der Schule machen, und Sie bilden sich so richtig was auf Ihre Leistung ein, schon kommt Ihre Schwester, die in Mathe eine Eins geschrieben hat, und schon fühlen Sie sich hundeelend. Da Sie sich jedoch körperlich stärker fühlen, rempeln Sie sie gegen die Küchentür. Sie ruft die Mutter um Hilfe, die dann mit

Ihnen schimpft. Ihr Selbstmitleid bedrückt Sie dann eine Weile, bis Ihnen eine Situation zu Hilfe kommt, die Sie erneut zu Ihren Gunsten nutzen können.
Gerade noch hat Ihr Mann Ihnen Blumen geschenkt, und Sie denken: So gut hätte es meine Freundin auch mal gerne, da dreht er sich schon nach der Nachbarin um und flötet ihr ein Kompliment zu. Sie weisen sie dezent auf die Laufmasche an ihrem rechten Strumpf hin, worauf sie Sie keines Blickes würdigt, sondern Ihren Mann anlächelt.
Gerade noch fühlten Sie sich im Unterricht mit Ihrer Klasse richtig gut, und die Schüler waren aufmerksam und nett. Während Sie noch denken: Ich bin der einzige Lehrer hier an der Schule, der einen modernen Unterricht abhalten kann, kommt die Kollegin und macht eine giftige Bemerkung, wie schlecht sich Ihre Schüler in ihrem Unterricht benähmen. Das lassen Sie nicht auf sich sitzen und Sie zitieren das Sprichwort vom Echo, das so zurückkommt, wie man es in den Wald hineingerufen hat.

In diesem Hin und Her zwischen Dünkel und Selbstmitleid offenbart sich ein Grundproblem. Wir durften nie lernen, dass wir grundsätzlich „voll in Ordnung" sind. Wir werden von Beginn des Lebens an infrage gestellt – und stellen uns selbst auch infrage. Der Vorwand „Erziehung" trägt zu dem Gefühl,„nie richtig zu sein", seinen Teil bei. So wandern wir, immer auf der Suche nach unserem Wert, durch das Leben, leider weniger als mehr erfolgreich!
Ein wirklich gutes und stabiles Selbstbewusstsein stellt nicht infrage. Es suhlt sich weder im Selbstmitleid, noch muss es sich ständig überhöhen und andere Menschen durch Abwertung verletzen. Aber um dorthin zu gelangen, braucht es eine bewusste Auseinandersetzung mit dieser Dynamik und eine energetische Lösung der blockierenden Strukturen.

Dünkel und Selbstmitleid aus energetischer Sicht

Wie alle Strukturen der Aura entstehen auch Dünkel und Selbstmitleid im Kontakt – hier speziell durch Vergleich und Bewertung – mit anderen Menschen. Beide dienen uns, indem sie uns an unsere Grenzen bringen und damit unsere Entwicklung anregen. Beide sind aber auch Energielöcher, an die Kabelverbindungen zu anderen Menschen andocken, durch die Energie zufließt oder abfließt.
Fühlen Sie sich besser als ein anderer, haben Sie in Ihrer Aura ein Loch, an dem ein Kabel zu einem anderen Menschen hängt, über das Ihnen seine

17

Dünkel und Selbstmitleid

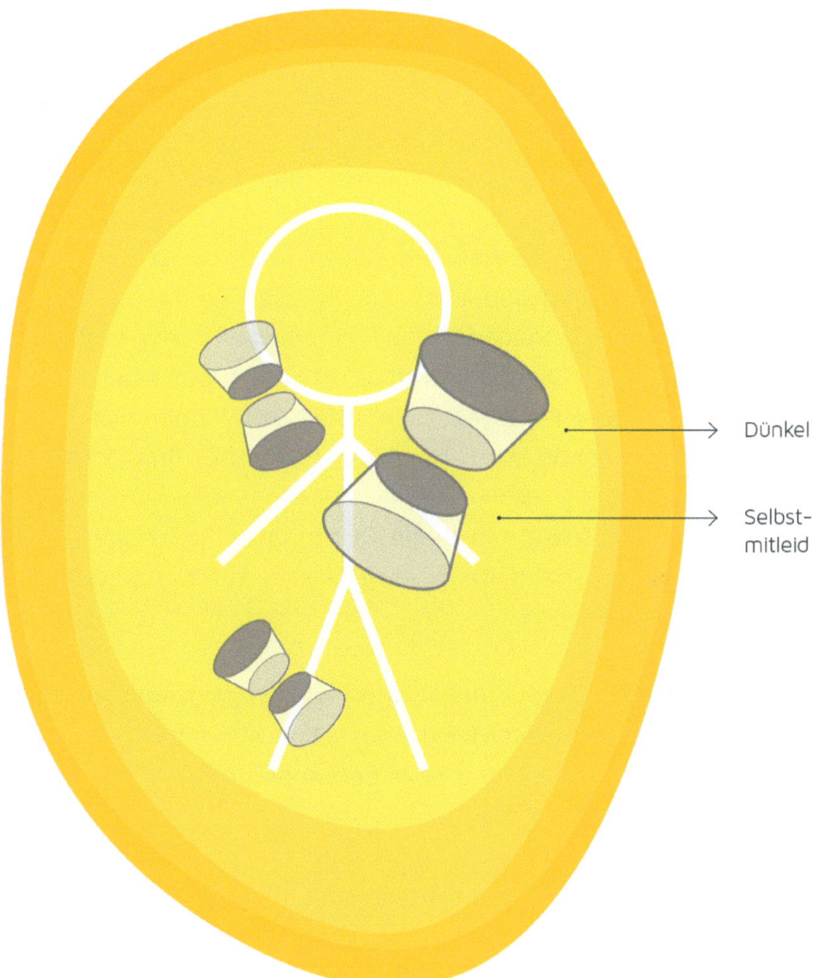

Dünkel / Selbstmitleid   Aura stark

Energie zufließt. Sich besser zu fühlen, bedeutet energetisch, Energie zu sich zu ziehen. Wäre dieses Loch nicht da, müssten Sie sich nicht besser fühlen als der andere, sondern Sie wären glücklich und zufrieden im Fluss Ihrer eigenen Energie. Dann gäbe es auch überhaupt kein Kabel zu dem anderen. Umgekehrt geschieht es genauso: Sie fühlen sich unterlegen, schwach, weniger wert als ein anderer und bemitleiden sich selbst. Sich schlechter zu fühlen bedeutet energetisch, Energie zu verlieren. Sie haben ein Loch in Ihrer Aura, an dem ein Kabel zu einem anderen Menschen anliegt. Durch dieses Kabel fließt Energie aus Ihrem Energiefeld zu diesem Menschen.

Unser Energiefeld ist sehr kreativ, wenn es darum geht, das Energieniveau auf einem akzeptablen Stand zu halten. Eine Schutzmaßnahme unseres Energiefeldes ist die Verlagerung eines Selbstmitleid-Aspektes hin zu einem Dünkel-Aspekt.
Sie fühlen Selbstmitleid, weil Ihre Schwester in der Schule eine bessere Note bekommen hat, denn dadurch verlieren Sie Energie. Ihre Aura schützt sich sofort, indem Sie entgegensetzen, Sie seien schöner und begehrenswerter als Ihre Schwester. Diese kommt sofort mit ihrem eigenen Selbstmitleid in Kontakt und schreit Sie an, Schönheit sei vergänglich, Klugheit jedoch beständig. Und schon wird Ihnen der Pickel auf Ihrer Wange überdeutlich bewusst usw.
Fühlen Sie, dass Energie in beide Richtungen fließt? Wer gewinnt und wer verliert? Wer sich nach dem Streit **besser** fühlt, hat offensichtlich **mehr** Energie gezogen.

Aus der Interaktion von Dünkel und Selbstmitleid entsteht in der Aura eine Struktur aus Löchern mit vier dynamischen Aspekten:
1. Sie stellen sich abwertend über den anderen.
2. Der andere lässt sich das „antun".
3. Der andere reagiert auf seine Weise.
4. Sie lassen sich seine Reaktion „antun".

ÜBUNG 19: VIERFACHES VERZEIHEN

Mit dieser Übung können Sie sich die Dynamik zwischen Dünkel und Selbstmitleid anhand einiger Beispiele und persönlicher Situationen bewusst machen. Nehmen Sie sich genügend Zeit für diese Reflexion, außerdem legen Sie sich bitte Papier und Stift zurecht.

→ Notieren Sie sich die vier dynamischen Aspekte einer konkreten Situation aus Ihrem Leben:

1. Ich fühle mich gut, weil ich ... besser als ...
2. Der andere hat ... über sich ergehen lassen.
3. Der andere hat mich deswegen ...
4. Ich habe die Folgen von ... ausgehalten.

Schreiben Sie nicht nur die vier Stufen auf, sondern lesen Sie sich auch die notierten Sätze laut vor. Den eigenen Anteil in dieser Dynamik zu erkennen, ist schon die „halbe Miete". Jetzt können Sie sich selbst verzeihen, daran Anteil zu haben.

→ Schreiben Sie die Situation, die Sie gerne bearbeiten wollen, in kompletten Sätzen auf das Verzeihen ausgerichtet auf:

1. Ich verzeihe mir, dass ich dem anderen ... angetan (oder gedacht) habe.
2. Ich verzeihe ihm, dass er sich ... hat antun lassen.
3. Ich verzeihe ihm, dass er daraufhin ... mir angetan hat.
4. Ich verzeihe mir, dass ich mir wiederum ... habe antun lassen.

Sie fühlen sich nach der Klärung des Dünkel-Selbstmitleid-Komplexes mithilfe dieser Übung deutlich erleichtert. Die Energie steigt an, die Pulsfrequenz nimmt zu, Sie fühlen sich wärmer und kribbelig. Vielleicht stellen Sie bei sich fest, dass Sie sich schwertun, die vier „Verzeihens"-Sätze rückhaltlos auszusprechen. Sie bringen die Sätze womöglich durcheinander oder vergessen

den Wortlaut. Nehmen Sie dies als Hinweis darauf, dass Sie das Thema noch nicht verinnerlicht haben. Oftmals ist es nicht einfach, den eigenen Anteil an einer Blockade anzunehmen. Machen Sie sich deutlich, dass auch Sie bei der anderen Person Gefühle verursachen, die diese als Verletzung empfindet. Wiederholen Sie die Übung, und ziehen Sie gegebenenfalls eine vertraute Person hinzu, die Ihnen mit einem distanzierten Blick auf die Situation hilfreich sein kann.
Nach dieser Übung ist es Ihnen möglich, mehr Verständnis für sich selbst aufzubringen und Ihren Mitmenschen mit mehr Gelassenheit zu begegnen.

Neid und Eifersucht

Bei Neid und Eifersucht handelt es sich im Ursprung um ein Gefühl der eigenen Wertlosigkeit. Das Gefühl Neid richtet sich oftmals auf materielle Dinge, kann aber auch emotionale Zustände betreffen. Wir sehen beim anderen etwas, das wir uns selbst nicht gönnen. Der andere leistet sich, was wir uns selbst nicht zugestehen wollen. Der andere bekommt Anerkennung, die wir niemals selbst haben zu können glauben.

Neid ist die Ohnmacht, nicht haben zu können, was wir haben möchten und was ein anderer Mensch bereits besitzt.

Anerkennung, Liebe, Kinder, Geld, Haus, Pferd, Freunde, Harmonie, Arbeit, Auto, Zuspruch, und, und, und. Diese Liste kann unendlich sein. In uns nagen Neid oder Eifersucht, und wir spüren den bohrenden Schmerz bis in den Körper. Eifersucht richtet sich oft auf die Zuwendung, Liebe und Bestätigung von anderen Personen. Ein wichtiges Gefühl in diesem Zusammenhang ist – neben der Ohnmacht des „Nichts-wert-Seins“ – die Angst, nicht genügen zu können und deshalb nicht geliebt und geachtet zu werden. Diese Ohnmacht gibt einem zudem das Empfinden, das Opfer anscheinend nicht beeinflussbarer Abläufe zu sein.

Die Themen „Neid“ und „Eifersucht“ spielen in meinen Beratungen eine große Rolle. Eine der vielen Effekte, die diese Blockaden haben können, ist zum Beispiel das sogenannte „Stalken“. Wie bei allen anderen Ohnmacht-Effekten auch handelt es sich hier um einen übertragenen Ausdruck von Verletztsein,

das der Stalker in der frühen Kindheit selbst erlebt und in der Aura gespeichert hat.
Neid und Eifersucht sind starke Gefühle der eigenen Wertlosigkeit gepaart mit Angstblockaden. Wir selbst bewerten uns als schlecht und fühlen uns von anderen Menschen als minderwertig gesehen. Wir erleben und provozieren in Gedanken den ständigen Vergleich mit anderen. Die anderen haben mehr Besitz oder bekommen mehr Zuwendung usw. als wir selbst. Wir selbst dagegen sind einfach „nicht richtig", sonst wären die anderen ja netter zu uns oder würden uns mehr lieben. Wir fühlen uns nicht wie Menschen, die ganz „genau richtig" sind, sondern stellen uns ständig infrage. Das wiederum ist nur der unmittelbare Ausdruck des starken Ohnmacht-Gefühls in uns.
Auch Eifersucht hat immer einen Ursprung in der Kindheit. Sie ist eine extrem starke Emotion, bei der der eigene Selbstwert, gefühlt, so weit reduziert ist, dass wir uns selbst ausschließlich durch die Opfer-Brille wahrnehmen. Wir meinen beispielsweise, eine bestimmte Person wolle uns hintergehen, belügen, verletzen, zurücksetzen, wehtun, gegen andere ausspielen usw. Diese Gedanken-Szenarien lassen unsere Energie immer weiter sinken. Diese Gefühle „fesseln" uns energetisch gesehen buchstäblich. Wir fokussieren all unsere Gedanken auf das Mangelgefühl in uns und schränken damit unserem gedanklich-optionalen Raum ein. Alles dreht sich nur um das Gefühl der Eifersucht, und der rationale Verstand tritt dahinter völlig zurück.

Eifersucht verzerrt die eigene Weltsicht, und die schmerzhaften Gefühle bohren sich bis in die körperliche Ebene hinein.

Neid und Eifersucht aus energetischer Sicht

Ich möchte hier jetzt einmal die energetische Entstehung von Neid und Eifersucht und deren Auswirkungen beschreiben. Stellen Sie sich vor, Sie haben es mit einem Menschen zu tun, der Ihnen auf einem Gebiet weit überlegen ist. Ihre Emotion der Wertlosigkeit als Ohnmacht aus der Kindheit wird getriggert, und Sie fühlen sich, wie auch schon damals als Kind, unterlegen. Jetzt kommt die Auswirkung einer Angströhre hinzu. Sie fühlen die Angst, der andere könnte besser dastehen, mehr bekommen, Applaus ernten oder einfach glänzen. Die andere Person hat einen Dünkel und fühlt sich Ihnen deutlich überlegen. Die Kombination aus den jetzt aktiven energetischen Blockaden führt zu einer sofort spürbaren körperlichen Auswirkung bei Ihrem „stärkeren" beziehungsweise energiereicheren Gegenüber. Er oder sie hat

vielleicht schlagartig einen Hexenschuss, knickt mit dem Fuß um oder spürt einen akuten stechenden Schmerz in einer Körperzone, die bei ihm empfänglich ist. Der Hexenschuss wird durch Ihre Angströhre an der Struktur seines Dünkels verursacht und sieht dabei aus wie ein Pfeil. Ich spreche in der Heilenergetik in diesem Zusammenhang von einem „Neid-Pfeil".
Wird der energetisch wirksame Zusammenhang bewusst und der Neidpfeil mental entfernt, ist der körperliche Schmerz oft sofort behoben.
Wie Sie bereits lesen konnten, werden energetische Abläufe erst dann körperlich spürbar, wenn Resonanzen auftreten. Dann erfolgt die Koppelung des Unbewussten an das Bewusstsein. Schmerz ist ein solcher Ausdruck von Resonanz. Je schneller dieser Schmerz bewusst angenommen werden kann, desto schneller kann er wieder gehen. Diese Tatsache ist immer der Hintergrund der energetischen Arbeit. Der Schmerz ist ein Klingelzeichen. Er klingelt, bis er gehört wird. Sobald die Tür geöffnet ist, wird das Klingeln sinnlos und verstummt.
Wie kann das im Alltag aussehen? Es ist nicht nur der Hexenschuss, der Sie befällt, weil Sie bei der Gartenarbeit Ihr Gemüsebeet für viel gepflegter halten als das der Nachbarin. Sie schneiden sich beim Kartoffelschälen in den Finger, weil Sie sich über Ihren Ehemann ärgern, der gemütlich im Wohnzimmer sitzt und keine Ahnung vom Kochen hat. Sie lassen eine Kaffeetasse fallen, weil Sie an Ihre Kollegin denken, die im Büro das große Wort führt, jedoch am Wochenende ohne Familie allein zu Hause sitzt. Sie stoßen sich den Kopf an der Kellertür, weil Sie sich über die Kinder ärgern, die nie das Leergut nach unten bringen. Wenn Sie nicht wären, würde hier nichts funktionieren ...
Wichtig für den Heilungsprozess ist das Verstehen der Botschaft, die hinter dem akuten Schmerz steht. Ein Hexenschuss etwa, dessen Ursache sofort verstanden wird, kann sehr schnell und rückstandslos verschwinden. Wird die Ursache des Hexenschusses erst nach Tagen erforscht, hat sich im gesamten Rückenbereich eine Verspannung ausgebreitet, die entsprechend Zeit braucht, bis sie sich löst.
Die Wunde am Finger hört schnell zu bluten auf und schließt sich ungewöhnlich rasch, wenn ihr Hinweis verstanden wurde. Der „normale" Heilungsvorgang hingegen würde Ihnen den verwundeten Finger und das Kartoffelschälen noch tagelang in Erinnerung rufen. Sie würden sich jedes Mal über Ihren Ehemann ärgern, der Ihnen „nie hilft" und Sie in Ihrer Überlastung „nicht sieht". Einen Zusammenhang zwischen Ehemann und verwundetem Finger würden Sie im normalen Denken aber nicht herstellen.

Die zerbrochene Kaffeetasse ist für sich betrachtet auch kein Problem und lässt sich leicht zusammenkehren. Bleiben Sie jedoch in der ursächlichen Thematik verstrickt, verstärkt sich Ihr Wertlosigkeitsgefühl gegenüber der Kollegin und Ihnen schießt es durch den Kopf, dass Sie soeben die Lieblingskaffeetasse Ihrer Schwiegermutter zerbrochen haben und dass überhaupt in den letzten Tagen alles schiefging. Sie fangen zu weinen an und ziehen sich in Ihr Schlafzimmer zurück. Ihre Familienangehörigen verstehen nicht, was mit Ihnen plötzlich los ist – wegen einer alten Kaffeetasse.

Eifersucht ist eine Ohnmacht,
in der die eigene Wertlosigkeit als Missgunstgefühl auf eine andere Person
projiziert wird.

Ihr Partner oder andere betroffene Personen in Ihrem Umfeld können niemals Ihre Wertlosigkeitsgefühle entkräften. Sie selbst sind von den Menschen enttäuscht, sodass sich Ihr Gefühl der Wertlosigkeit verstärkt. Sie suchen in äußeren Begebenheiten nach Anlässen und Gründen für das Verhalten des Partners oder der Personen, auf die Sie eifersüchtig sind. Nicht umsonst ist der Spruch zutreffend: „Eifersucht ist eine Leidenschaft, die mit Eifer sucht, was Leiden schafft."

ÜBUNG 20: NEID KLÄREN

Wie bei allen anderen Ohnmacht-Strukturen sehe ich Neid vollkommen wertfrei, er gehört zum Leben dazu. Die Klärung von Neid sollte aber ebenso selbstverständlich Teil Ihres Alltags sein, und diese Übung hilft Ihnen dabei.

→ Setzen Sie sich entspannt hin, und atmen Sie durch die Nase ein und durch den Mund aus.

→ Denken Sie nach: Inwiefern fühlen Sie Neid? Worauf sind Sie neidisch? Fühlen Sie das Neidgefühl in sich aufsteigen.

- Was ist die Angst hinter dem Neid? Was genau trauen Sie sich nicht zu?
- Woher in Ihrem Leben kennen Sie diese Emotion? Mit welcher Person in Ihrem Leben steht die Emotion in Verbindung?
- Schneiden Sie jetzt die Angströhre auf – wie beschrieben.
- Spüren Sie den Energieanstieg, und atmen Sie bewusst kraftvoll durch den Mund aus.
- Sagen Sie sich folgende Sätze, und spüren Sie den Sätzen nach:
  Ich bin so, wie ich bin, vollkommen.
  Ich bin genau so, wie ich es gewählt habe.
  Ich lasse jeden so sein, wie er ist.

Neid zu klären, bringt Ihnen im Alltag eine größere Gelassenheit und macht Sie wesentlich ausgeglichener – genießen Sie es!

ÜBUNG 21: EIFERSUCHT KLÄREN

Bei der Klärung von Eifersucht ist es wichtig, dass Sie sich selbst so annehmen, wie Sie sind. Dabei hilft Ihnen diese Übung.

- Setzen Sie sich entspannt hin, und atmen Sie durch die Nase ein und durch den Mund aus.
- Spüren Sie Ihre Eifersucht: Wie fühlt sich Wertlosigkeit für Sie an und wo im Körper spüren Sie das?
- Welche Person in Ihrem Leben steht mit dieser Emotion in Zusammenhang? Wie alt fühlen Sie sich in Ihrer Erinnerung daran?

→ Lösen Sie jetzt Ihre Ohnmacht auf. Trennen Sie das Kabel zu dem Menschen, auf den Sie eifersüchtig sind.

→ Spüren Sie den Energieanstieg, und atmen Sie kraftvoll durch den Mund aus.

→ Sagen Sie sich folgende Sätze, und spüren Sie den Sätzen nach:
Ich brauche mich nicht zu vergleichen.
Ich bin mir selbst wertvoll.

Wie schon bei der Klärung des Neids macht auch diese Übung Sie gelassener und ausgeglichener. Genießen Sie es!

Es ist eines der spannendsten Kapitel der Heilenergetik, sich mit der Entwicklung und Entstehung von Blockaden zu beschäftigen. Das gesamte Leben liegt wie ein offenes Buch vor uns, wir verstehen auf einmal die sonst im verborgenen wirkenden Lebenszusammenhänge. Wir wissen, warum und wann wir uns wie fühlen. Vor allen Dingen sind wir nicht mehr Opfer unseres eigenen Lebens und unserer Familiengeschichte, sondern können uns selbst sehr effektiv und nachhaltig helfen.

Die Beschreibung der Gefühle und Emotionen dient tatsächlich als Kompass, weil wir den Sinn begreifen und unserem Leben eine neue Richtung geben können.

Im Folgenden wird das Verständnis für die Lebenszusammenhänge weiter vertieft. Zunächst werden wir sensibel für die Rollen, die wir im Alltag erfolgreich spielen – um sie zu erkennen und zu verlassen/lösen, um Kraft zu gewinnen und nach und nach authentisch zu werden.

18

Gefühlskompass

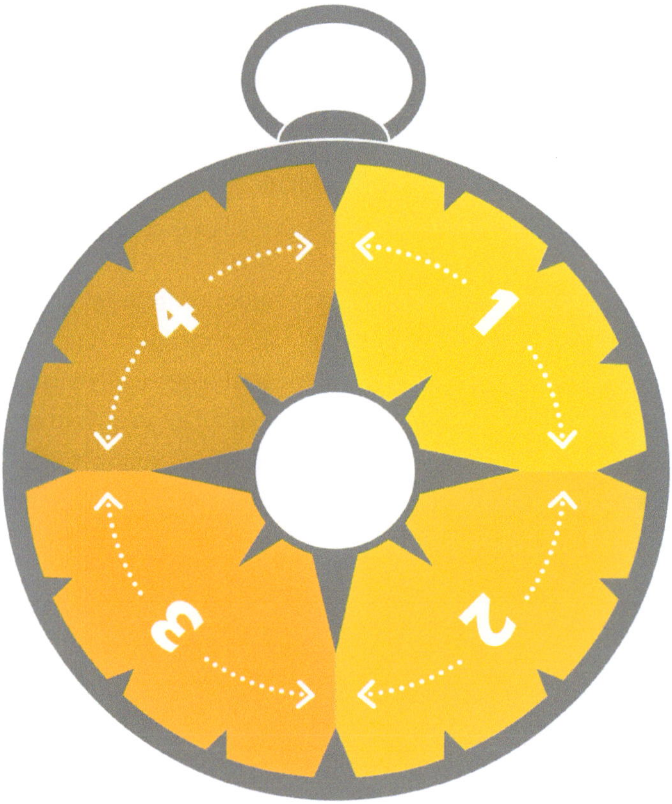

1 **Frei schwingende Energie:**
wird als positive Empfindung gefühlt

2 **Basisgefühle:**
sind keine Blockaden, dienen der Erhaltung und dem Schutz des Körpers

3 **Impulsgefühle:**
sind keine Blockaden und notwendig, um aktiv zu werden und Basisgefühle umzusetzen

4 **Emotionen:**
sind Blockaden und durch entsprechende Gedanken geprägte Gefühle,
hier wird unterschieden nach der Blockaden-Art

1 **Frei schwingende Energie** wird als positive Empfindung gefühlt:

Liebe	Harmonie	Zufriedenheit
Freude	Zuversicht	Authentizität
Wohlfühlen	Glück	Dankbarkeit
Verbundenheit	Im Fluss sein	

2 **Basisgefühle** sind keine Blockaden, dienen der Erhaltung und dem Schutz des Körpers:

Hunger	Müdigkeit	Wärme/Kälte
Durst	Angst	

3 **Impulsgefühle** sind keine Blockaden und notwendig, um aktiv zu werden und Basisgefühle umzusetzen

Wut	Lust

4 **Emotionen** sind Blockaden und durch entsprechende Gedanken geprägte Gefühle, hier wird unterschieden nach der Blockaden-Art:

1. Ohnmacht

Trauer	Enttäuschung	Wertlosigkeit
Wut	Kummer	Selbstboykott
Trotz	Verbitterung	Unfähigkeit
Scham	Hass	Ratlosigkeit
Resignation	Zorn	Rücksichtnahme
Schmerz	Zweifel	Autoaggression

In die Kategorie der Ohnmachten gehören auch die komplexeren Begriffe:

Tradition	Moral	Glaubenssätze

2. Angst

alle Ängste	Lügen (entwickeln sich	Panik
Lebensangst	aus Ängsten)	Fluchtgefühl
Todesangst	Süchte (Grundbaustein	Unfähigkeit
Furcht	ist immer eine Angst)	

3. Löcher und Kabel

Pflicht	Schlechtes Gewissen	Enttäuschung
Sorge	Jede Form von Erwartung	
Schuld	an mich und an andere	

4. Dünkel/Arroganz und Selbstmitleid

Überheblichkeit	Rechthaberei	Selbstboykott
Stolz	Macht	Unfähigkeit
Ekel	Aggression	Todessehnsucht
Abscheu	Neid/ Eifersucht	Beklemmung
Schadenfreude	Opfersein	Leid

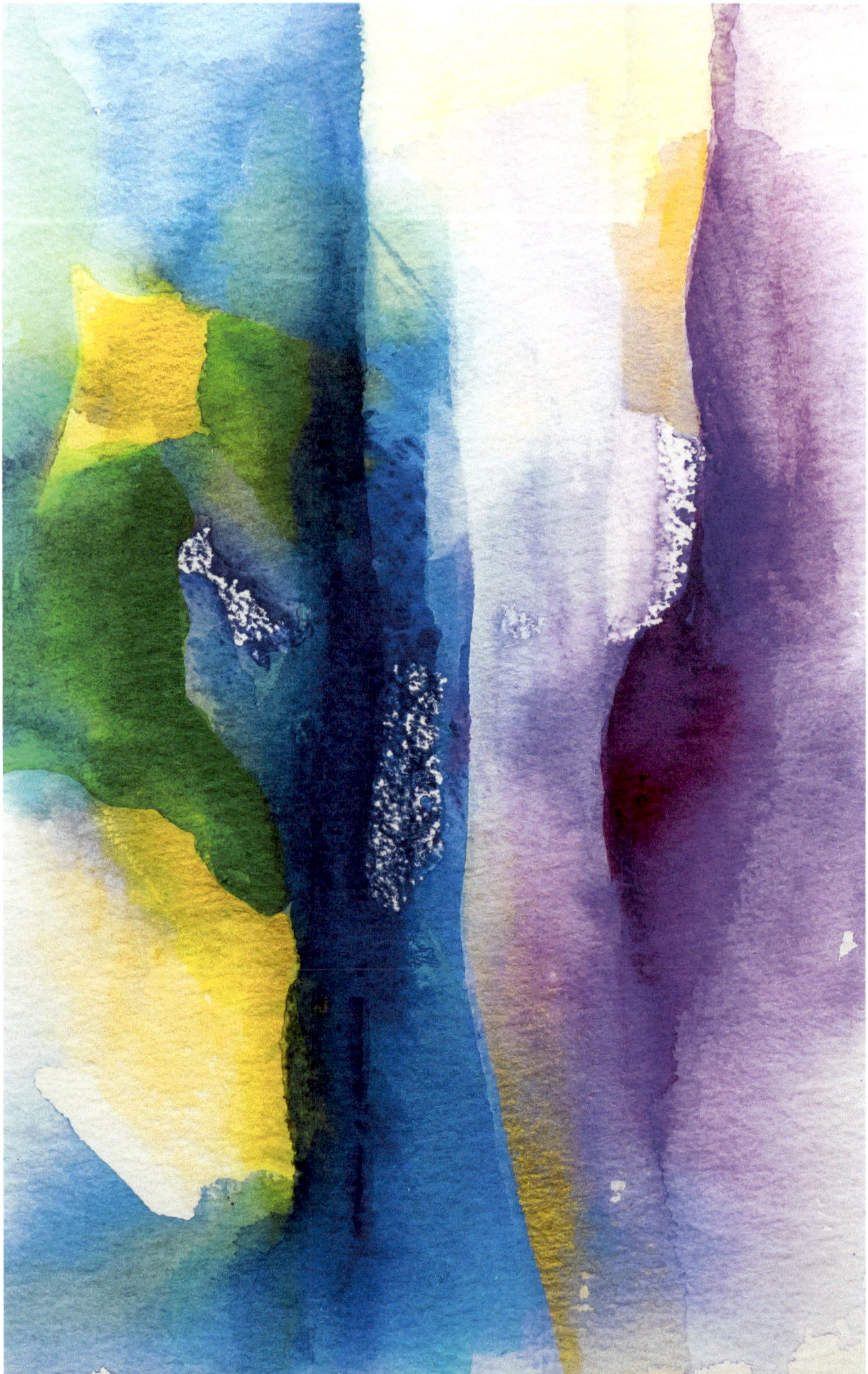

IV – DAS LEBEN IN ROLLEN

Unser Alltag läuft nach sich wiederholenden Schemen und Verhaltensmustern ab, die uns wenig bis gar nicht bewusst sind. Wir verhalten uns bestimmten Menschen gegenüber immer wieder gleich, weil wir beispielsweise wissen, mit wem wir uns gut unterhalten können und wer uns dagegen im Gespräch auf den Keks geht. Zu Besuch bei den Eltern schlüpfen wir gerne in ein kindliches Verhalten (zurück), und wenn uns der große Bruder besucht, rasten die altbekannten Mechanismen der Kindheit ebenfalls ungefragt ein.
Natürlich haben wir uns räumlich und förmlich irgendwann von den Eltern „abgenabelt". Aber unsere alten Emotionen bleiben in uns erhalten und in der Aura abgespeichert. Unsere jetzigen Partner und Freunde suchen wir uns nach genau denselben Mustern von früher aus wie beispielsweise den Chef oder die Skat-Truppe. Der Chef hat wegen seiner Allüren Ähnlichkeit mit dem Papa, die Kollegin regt in uns solche Gefühle an, wie wir sie der Schwester gegenüber hatten usw. In der Heilenergetik nennen wir das „Rollenspiel".

Sie wissen jetzt bereits, wie und wann sich Blockaden aus Ihrer Kindheit in Ihrem heutigen Leben bemerkbar machen. Befinden Sie sich nun in einer „Rolle" gegenüber jemandem – und das tun Sie andauernd – erleben Sie in Ihrer Gefühlswelt eine Zusammenballung von alten Emotionen, die Sie in Ihrer Kindheit jahrelang einstudiert haben – sozusagen Ihr „Rollen-Text". Dem Bruder gegenüber haben Sie sich vielleicht immer ohnmächtig gefühlt, weil er alles besser wusste. Dann wird Ihnen genau diese Thematik im Kontakt mit Männern, Kollegen, Freunden im heutigen Erwachsenenleben immer wieder begegnen.
Diese Emotionen setzen sich in Ihrem Energiefeld als komplexe Blockaden zusammen. Mehrere von ihnen bilden eine Einheit und werden durch eine Ohnmacht als äußerste Blockade fixiert (vgl. Abb. 19). Eine solche Zusammenballung von verschiedenen Blockaden nenne ich in der heilenergetischen Arbeit eine „Rolle". Man könnte auch sagen, dass sich das ganze tägliche Leben in Rollen abspielt. Denn man tritt **immer** aufgrund von vorhandenen und in Resonanz schwingenden Blockaden mit anderen Menschen in Beziehung und erlebt so in jedem Mitmenschen die Gefühls-Anteile aus der eigenen Kindheit.

19

Rollen die das Ego definieren

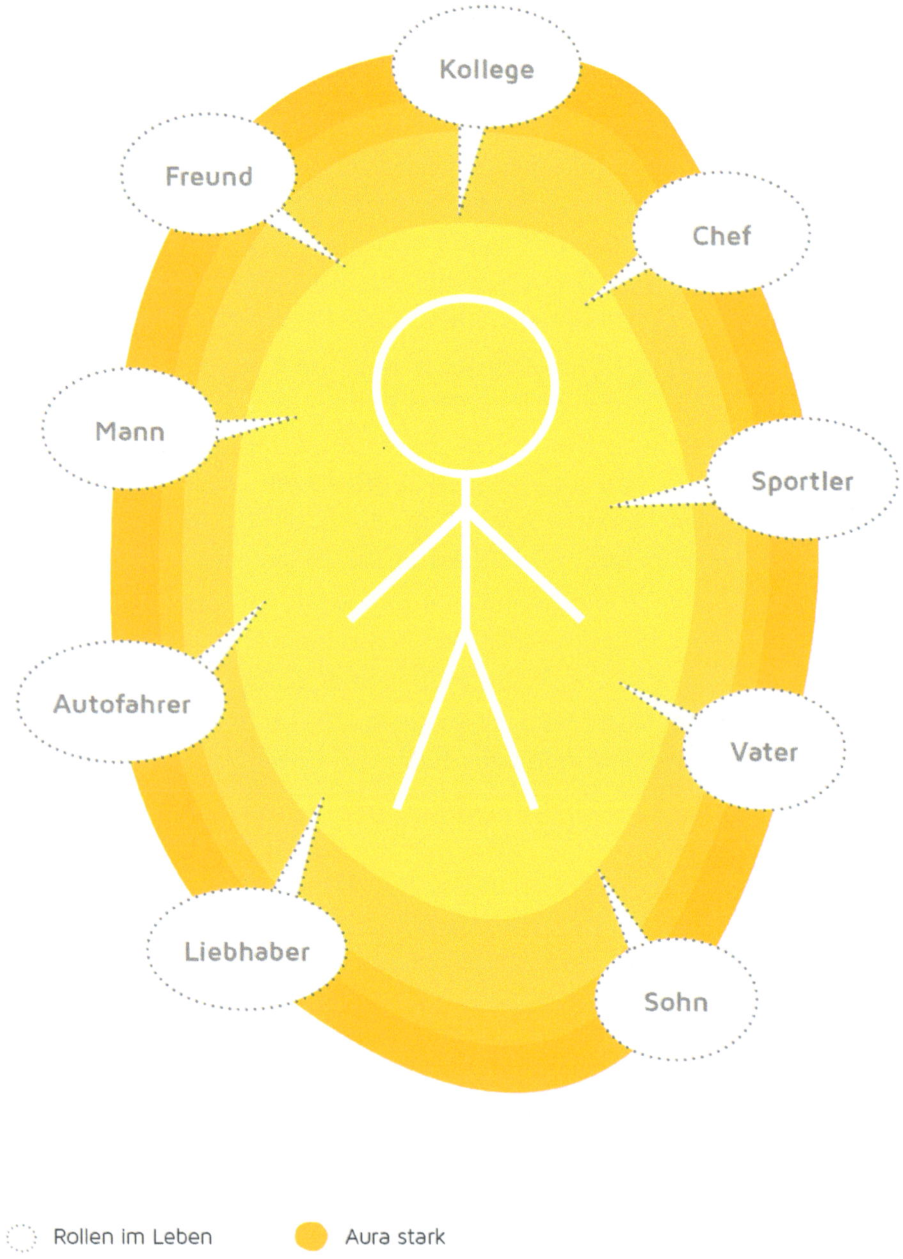

Rollen bieten eine Sicherheit, weil man auf Altbekanntes zurückgreifen kann, jedoch auf Kosten der eigenen authentischen Persönlichkeit.

Die Unterteilung des Energiefeldes in Rollen(-Felder) macht unseren Alltag berechenbar. Wir kennen uns sozusagen selbst gut, und wir wissen auch untereinander mehr oder weniger genau, wie wir auf was reagieren. Jemand, der sich in bestimmten Situationen berechenbar verhält, ist zwischenmenschlich gesehen leichter zu handhaben als jemand, der sein Verhalten ständig verändert oder dessen Stimmung ständig wechselt. Dass wir dadurch jedoch einen oft nicht unerheblich großen Teil unserer Persönlichkeit nicht leben können, nehmen wir meist unbewusst in Kauf, um jedermanns Liebling zu sein – also eine berechenbare Rolle zu spielen.

In einer Rolle zu stecken, bedeutet, die eigene Wahrnehmung zu beschränken. Vielleicht hat ja die Kollegin auch nette Seiten, aber da wir mit dem Anteil in ihr, der unserer Schwester entspricht, in Resonanz gehen, sehen und fühlen wir im Kontakt mit ihr beispielsweise nur die Verletzungen, die wir von der Schwester früher erfahren haben. Wir hindern uns durch diese Beschränkung an unserer eigenen Entwicklung, weil die Rollen uns blockieren. Sie funktionieren wie Scheuklappen, blenden alles aus, was wir nicht (als zu dieser Rolle gehörig) kennen. Wir leben in Rollen also nie unser volles Potenzial, sondern immer nur einen Ausschnitt davon. Das Erkennen der zahlreichen eigenen Rollen und das Lösen der damit verbundenen Blockaden ist eine große Chance für uns, einerseits mehr über uns selbst zu erfahren und zu verstehen und uns andererseits zu verändern – hin zu dem, was wir jenseits der Rollen wirklich sind, und damit zu mehr Authentizität.

Einige der üblichen Rollen, die wir in unserem Leben spielen, scheinen uns so vertraut und normal, dass wir sie nur schwer überhaupt als Rollen identifizieren würden: Deutscher/Ausländer, Kind/Mutter/Vater, Frau/Mann, Schüler/Lehrer, Arbeitgeber/Arbeitnehmer, Partner/Partnerin, Hausfrau, Geliebte, Tochter/Sohn, Enkel/Oma/Opa, Pfarrer, Kranker, Nachbar usw. Diese Reihe ist unendlich und von jedem Menschen individuell fortzusetzen.

Schauen Sie sich im Folgenden Ihre eigenen Lebensrollen liebevoll an. Überlegen Sie, wie Sie die einzelnen Positionen in Ihrem Leben nach und nach selbst aufgebaut haben. In unserer Gesellschaft ist es oft eine Auszeichnung wert, wenn Sie Ihre Rolle „gut spielen". In der Heilenergetik ist es eher schade, dass Sie sich so beschränken und Ihr Potenzial nicht voll auskosten – also nicht alle Ihre Persönlichkeitsaspekte voll entfalten.

Rolle des Kindes

Jeder kennt die Situation, als bereits erwachsener Mensch seine Eltern zu besuchen. Schon beim Betreten des Hauses der Eltern fällt man in die Kind-Rolle, manchmal sogar mit der entsprechenden Veränderung der Sprache. Nicht nur man selbst verhält sich wie ein Kind, sondern die Eltern verhalten sich wie Eltern. Sie nehmen einen nicht ernst, kochen das Leibgericht und versorgen einen mit Leckereien. Sie wissen besser, was für einen richtig ist und bemängeln vielleicht die Kleidung, die Figur oder den Haarschnitt. Das Alter der beteiligten Personen ist dabei nicht wichtig.
Die Blockaden der Kind-Rolle sind zäh, da man sie über all die Jahre seit der Kindheit täglich neu fixiert hat, und weil man sämtliche Verhaltensweisen der Angehörigen – einschließlich man selbst – nicht mehr hinterfragt.
Als Kind betrifft die Erziehung sämtliche Lebensbereiche ungefiltert. Sie haben Ihre Mama als ängstlich erlebt? Dann haben Sie deren Angst-Blockaden als Kind übernommen. Sie haben die Erwartungen des Papas in der Schule brav erfüllt? Dann hängen seine Erwartungs-Kabel an Ihnen. Sie sind sogar längst schon zu Ihren eigenen Ansprüchen an sich selbst geworden. Ihre Schwester war immer hübscher? Die Ohnmacht, selbst nicht schön (genug) zu sein, gehört nunmehr zu Ihrer Grundausstattung im Bereich Ihres Selbstwertgefühls. Der kleine Bruder durfte immer alles, während Ihnen vieles verboten wurde? Dünkel, Selbstmitleid und Neid gehören deshalb ebenfalls zu Ihrem gründlich einstudierten Blockaden-Sortiment.

Die Kind-Rolle ist individuell definiert
und geprägt durch verschiedene Ohnmacht-Strukturen.

Hier habe ich in kurzer Form einige ausgewählte Strukturen und die damit verbundenen Emotionen der Kind-Rolle zusammengefasst. Prüfen Sie, inwiefern diese auch auf Sie zutreffen, oder ergänzen Sie gegebenenfalls, wie Sie es erlebt haben und immer noch erleben.

Kabel/Löcher: Eltern erwarten, dass sich das Kind so verhält, wie es ihnen gefällt. Das Kind erwartet Unterkunft, Nahrung, Schutz, Kleidung und finanzielle Sicherheit. Die drei Emotionen „Pflicht", „Sorge" und „Schuld" binden das Kind lebenslänglich an die Eltern, darüber bekommt es Energie und gibt Energie.

Ohnmachten: Das Kind fühlt, dass es so, wie es ist, „nicht richtig" ist.
Trotz/Wut/Trauer/Scham: Das Kind soll nicht gefühlsbetont reagieren, sich nicht auf die eigene Wahrnehmung verlassen und sich nicht widersetzen. Seine Gefühle werden korrigiert: Sei artig!, schäm dich! usw.
Moral: Das macht man nicht! Das darfst du nicht! Du musst nett sein zu ...!
Glaubenssätze: Früher war alles besser! Man muss hart arbeiten! Aus dir wird nie etwas!
Ängste: Du schaffst das sowieso nicht, du bist zu schwach! Pass auf, die Welt ist gefährlich! Alles, wovor Eltern Angst haben, ist vermeintlich auch für das Kind schlecht. Das Kind erzieht später seine eigenen Kinder dementsprechend.
Lüge/Sucht: Eltern lügen lieber, anstatt Angst zu zeigen. Sie lassen das Kind fernsehen, um selbst Ruhe zu haben, nehmen eine Tablette oder trinken ein Bier, wenn sie sich schlecht fühlen. Botschaft: Lass mich mit deinen Gefühlen in Ruhe!
Dünkel/Selbstmitleid: Ich mache es besser als die Eltern!/Ich brauche Geld von ihnen, ich schaffe es nicht allein! Ich werde mit meinen Kindern mal besser umgehen!/Ich brauche Oma und Opa als Babysitter!

Rolle des Chefs

Beispiel:

Sie sind der knallharte, erfolgreiche Geschäftsmann, Dr. Müller. Sie verdienen viel Geld, haben ein schönes Büro, sind bei Ihren Geschäftspartnern geachtet und zugleich gefürchtet. Ihr Ruf eilt Ihnen voraus. Sie sind in Branchenkreisen eine bekannte Größe. Diese Rolle hat Sie voll im Griff.
Sie treten in Anzug und Krawatte auf, das gibt Ihnen Halt und Sicherheit. Sie kennen von Ihren Eltern den Ausdruck und Glaubenssatz: „Kleider machen Leute!", der Ihr eigenes Auftreten bis heute prägt. Viele weitere elterliche Glaubenssätze sind Grundlage für Ihre berufliche Rolle geworden. Im Büro herrscht eine strenge Arbeitsatmosphäre. „Der frühe Vogel fängt den Wurm!" und „Erst die Arbeit, dann das Vergnügen!" sind gleichzeitig zu Ansprüchen an all Ihre Mitarbeiter geworden, die beim Einstellungsgespräch als Firmenphilosophie prompt serviert werden. Ihre Gedanken bewegen sich auf den Gebieten Angebot und Nachfrage, Forderungen und Verbindlichkeiten, Geld anlegen und Steuern sparen.

Schwäche dürfen Sie nicht zeigen, „Den letzten beißen die Hunde!“, „Wer zu spät kommt, den bestraft das Leben!“. Gefühle sind fehl am Platz. Sie haben wenig herzliche, private Kontakte. „Es macht einen nur härter, wenn es im Leben schwer läuft!“ ist ihr Credo, und dementsprechend verhalten Sie sich auch. Freunde im Arbeitsumfeld haben Sie nicht, denn Ihre Mama hat Ihnen gezeigt: „Vertrauen ist gut, Kontrolle ist besser!“ Freunde ziehen einen über den Tisch oder wollen immer nur, dass man sie mitzieht.
Wenn sich eine Frau für Sie interessiert, steht Ihr Vermögen im Vordergrund. „Geld regiert die Welt!“ Ihre Arbeitswoche hat nicht selten 60 Stunden, uns von den Mitarbeitern erwarten Sie den gleichen Einsatz. Schließlich haben Sie schon immer die hohen Erwartungen des Opas erfüllt und tun es bis heute immer noch.
Gegenüber Ihren Mitarbeitern erfüllen Sie die Rolle des strengen, stets korrekt gekleideten, knallharten Chefs Dr. Müller. Ein Privatleben oder menschliche Züge scheint es bei Ihnen nicht zu geben. Ihre Mitarbeiter halten sich an die Regeln, denn sie wissen, dass Versäumnisse oder Schwächen nicht geduldet werden. Jedoch, sie sind Menschen, und wenn sie Ihre Erwartungen einmal nicht erfüllen können, müssen sie lügen, Ausreden erfinden oder ein Attest vorlegen.

Die Rolle der Arbeitnehmerin

Beispiel:

Sie sind in der Rolle der Arbeitnehmerin bei Herrn Dr. Müller. Alle Kolleginnen werden von Ihnen beäugt. Vorsicht ist geboten, denn Sie wissen genau, dass die Kolleginnen jede Chance nutzen, Sie bei Ihrem strengen Chef auszubooten. Immerhin kennen Sie dieses ohnmächtige Gefühl aus dem Verhältnis zu Ihrer Schwester. Die hat Sie immer verpetzt, und der Vater hat mit Ihnen geschimpft, ganz gleich ob Sie im Recht oder Unrecht waren. Sie sind möglichst unauffällig und erledigen Ihre Arbeit schnell und zuverlässig. Wenn Sie gelobt werden, ist es Ihnen peinlich. Früher hat Ihre Mutter Sie vor der gesamten Verwandtschaft ein Gedicht aufsagen lassen, und alle haben über Sie gelacht. Die dabei entstandene Ohnmacht-Struktur der Scham und der Überforderung prägt Ihr Leben durch die Schulzeit bis heute.
Ihr mächtiger Chef erlebt in Ihnen als Angestellte das kleine Mädchen. Er nimmt Sie nie so recht ernst und fördert Ihre Karriere nicht. Das Gefühl „aus

mir wird nie was!" hat Ihnen einst die Tante verpasst, die nicht an Sie glaubte. Außerdem erlernte eine Frau früher keinen Beruf, da sie sowieso Kinder bekommen und den Haushalt machen würde. Immer wieder hat der Onkel Ihnen das erzählt, und bis heute glauben Sie (unbewusst) fest daran.
Sie sind also froh über jeden unauffälligen und überstandenen Arbeitstag und freuen sich auf die abendlichen Stunden vor dem Bildschirm, in denen Sie ohnmächtig in die Welt der Soaps, das Leben der anderen, abtauchen können.

Die Rollen von Mann und Frau

Die Rolle „Mann" oder „Frau" stellt für die meisten von uns eine Herausforderung dar. Das gesamte Blockaden-Spektrum unserer Ohnmachten „Angst", „Sucht", „Pflicht", „Sorge" und „Schuld" prägt in dieser Rolle unsere Verhaltensweisen, die stark traditionell getragen sind. Wie sich Frauen Männern gegenüber verhalten und umgekehrt, ist oftmals über Jahrhunderte einstudiert und nicht zuletzt durch religiöse Vorgaben und Lebensumstände, wie Krieg oder Krankheit usw., definiert.
Wir geben unsere Blockaden, die wir selbst übernommen haben, ungefragt an die Folgegeneration weiter, und in jeder Generation machen diese dem Einzelnen unbewusst das Leben schwer. Da wir uns aber – persönlich und als Gesellschaft – ständig weiterentwickeln, verändern sich auch die Rollen. Es ist längst normal, dass ein Mann als Vater Erziehungsurlaub nimmt, dass die knallharte Mutter als Managerin arbeitet. Inzwischen hat sich der Mann im Haushalt bewährt, und die Frau ist beruflich erfolgreich geworden. Aber oftmals werden die Rollen einfach nur getauscht. In vielen Beziehungen, die ich kenne, macht dieser Zustand nicht glücklich und führt im Gegenteil sogar zu zahlreichen Konflikten und Überforderung auf allen Seiten.
Immer wieder zeigt sich, wie bestimmend die Blockaden „Dünkel" und „Selbstmitleid" in der Beziehung von Mann und Frau sein können. Im Dünkel stellt man sich z. B. als Frau über den Mann, vielleicht, weil man als Frau gefühlt „sowieso immer alles alleine machen muss". Im Hintergrund dieses Eindrucks stehen schon die alten Blockaden der Nachkriegsgeneration. Männer kamen nicht mehr aus dem Krieg zurück, und die Frauen mussten den gesamten Staat auf die Füße stellen und wiederaufbauen. Die männliche Blockade ist dementsprechend das Selbstmitleid, weil man sowieso nicht anerkannt, geschätzt und gesehen wird. Der Dünkel des Mannes geht in eine

andere Richtung. Er zieht sich zurück und vermeidet es, mit der Frau zu reden oder sie an seinem Leben teilhaben zu lassen. Die Frau, die sich selbst bemitleidet, beginnt zu kompensieren, indem sie fremdgeht oder shoppt, putzt oder sonstige Kontrolle ausübt. Verachtung, Lieblosigkeit und Überforderung bis hin zu Hass, Enttäuschung und tiefen Verletzungen können von beiden Seiten aus die Folge sein. Die Blockaden werden auf diese Weise verstärkt, von den eigenen Kindern wiederum übernommen und an die nächste Generation als Verhaltensmodell „überliefert".

Das Auflösen der Rollen würde bedeuten, authentischer zu werden. Zwar gilt es weiterhin das alltägliche Leben ausgewogen zu meistern, mit allen Erfordernissen, die zu erfüllen sind, aber dennoch würde jeweils die Weiblichkeit und die Männlichkeit mit allen ihren Vorzügen gelebt werden. So wäre es schön, wenn die beruflich erfolgreiche Frau in der Managerposition bleiben könnte, aber **mit** den sozialen Kompetenzen: Weichheit, Umsicht, Herzlichkeit, Verbindlichkeit. Diese weiblichen Qualitäten gehören, wenn sie frei von Blockaden sind, zur ursprünglichen Ausstattung einer Frau, würde ich sagen. Der Mann brächte dementsprechend auch als Hausmann seine ursprünglichen Qualitäten **mit** ein: Entscheidungsfähigkeit, Klarheit, Zuverlässigkeit und Stärke.

Gegenseitige Achtung und liebevoller Respekt in Beziehungen sind genau das, was wir als Vorbilder unseren Kindern zeigen sollten.

Die Rolle als Kranker

Die Rolle des Kranken kennt jeder von uns in der einen oder anderen Form. Als Kind haben wir sie kennengelernt und hatten in dieser Situation meistens Eltern, die uns in der Krankheit liebevoll zugetan waren. Diese Zuwendung war heilsam, wir wurden geliebt, gepflegt, und wir konnten vom sonst fordernden Schulalltag loslassen. Wir haben also auch gelernt, die Krankheit manchmal zu „nutzen", um überhaupt Zuneigung und Liebe zu ergattern oder in den Genuss einer Auszeit zu kommen.

Wir müssen jedoch unterscheiden, welche Blockaden zu einer Krankheit führen und welche Blockaden das Verhalten des Kranken definieren. Die Ursachen von Erkrankungen sind immer auf der energetischen Ebene zu finden. Je nachdem, welche Krankheit man hat, sind verschiedene Blockaden ursächlich. Oftmals sind es nicht zugelassene Wut-Blockaden, also

Ohnmachten, die sich im Laufe des Lebens gegen einen selbst richten und schließlich auf der körperlichen Ebene als autoaggressive Erkrankungen äußern. Sammeln sich viele Blockaden zu einem bestimmten emotionalen Thema, kehren Erkrankungen immer wieder und können sogar chronisch werden.
Unser Körper ist ein komplexes Gefüge biochemischer Abläufe, er wird aber auch „belagert" und „belebt" von Zigmillionen Helfern und Helfershelfern. Ist unser energetisches Gefüge stabil, sind wir gesund. Ist in der Aura eine Blockade, eine Angst, eine Ohnmacht, ein Dünkel usw. oder es fehlt ihr an Energie, machen uns diese kleinen Mitbewohner auf den Missstand aufmerksam, und wir haben einen Infekt und nennen das „Krankheit".
Wie beim Energiebarometer beschrieben, kann auch manchmal unser gesamtes Energieniveau abrutschen, dann dient beispielsweise eine fiebrige Erkrankung als Erholungsphase für den Körper nach einem anstrengenden Lebensabschnitt. Viele Kinderkrankheiten sind Veränderungsprozesse auf der materiellen Ebene, aus denen die Kinder stärker und gereifter hervorgehen. Grundsätzlich geben uns als Erstes die Symptome Auskunft über den Sinn und den Hintergrund einer Erkrankung. Dann stellen wir uns die Frage: Was kann ich durch meine Erkrankung nicht mehr tun? Genau das ist, was ein Körpersymptom will: aufmerksam machen auf energetische, emotionale Blockaden! Wir sollen ihn ernst nehmen und unser Verhalten entsprechend anpassen, um wieder heilen zu können.

Wenn wir krank sind, sind wir auf die Hilfe anderer Menschen angewiesen. Wir sind als Kranke energetisch gesehen immer in einer Ohnmacht. Wir wissen nicht genau, was mit unserem Körper los ist, und schleppen ihn vielleicht zu einem Fachmann, der uns genau sagen soll, was uns „fehlt". Wir haben Angst vor der Diagnose, nehmen bereitwillig Medikamente, wie uns befohlen, und wir freuen uns über die Energie, die wir von anderen in unserem leidvollen Zustand bekommen, wenn wir sie in die Pflicht oder Schuld nehmen, uns beizustehen. Sich eine Zeit lang fallen zu lassen, um Hilfe und Energie zu bekommen, ist heilsam. In dieser Situation zu verharren, andere ständig und über lange Zeit hinweg in die Verantwortung zu nehmen, ist jedoch für alle Beteiligten energiezehrend.

Jede Krankheit bringt den Nutzen,
Energie von anderen Menschen zu bekommen.

Gut wäre es deshalb, wenn Sie selbst den Sinn Ihrer Krankheit erkennen, die zugrunde liegenden Blockaden anschauen und lösen – und so eigenverantwortlich werden und bewusst aus dem alten Schmerz und damit auch aus der Krankheit aussteigen.

Ich möchte hier nur deutlich machen, wie wir in unserem Leben energetisch funktionieren und wie wir uns durch angelernte und übernommene Mechanismen, die dann als Blockaden unseren Alltag gestalten, selbst einschränken. Rollen sind nichts, das wir endgültig lösen könnten, und dies ist auch nicht das Ziel der Heilenergetik. Mein Anliegen besteht vielmehr darin zu zeigen, wie wir uns selbst immer besser kennenlernen können, und dass es sinnvoll ist, wenn wir einiges im eigenen Leben und in den eigenen Verhaltensweisen infrage stellen. Der heilenergetische Weg verfügt über das nötige Handwerkszeug, um aus den traditionellen, einengenden Prägungen selbst und ohne fremde Hilfe auszusteigen.
Rollen legen uns im Verhalten fest und beschränken unsere Lebenskraft. Sie sind eine verlässliche Größe, geben eine gewisse gefühlte Sicherheit, halten jedoch den Einzelnen davon ab, authentisch zu leben.

Nach Übung 22 können Sie das gewonnene Stück Freiheit und die neue Kraft in Ihrer Aura genießen. Sie spüren tief in sich den Kern Ihres Wesens.

Sie können Ihre Rollen nur lösen, wenn Sie innerlich wirklich bereit für einen solchen Schritt sind und alte traditionelle Gewohnheiten und Verhaltensweisen loslassen wollen. Es ist auch ein Glaubenssatz, dass Sie nur in Ihren Rollen „überleben" könnten. Wenn Ihr Energiefeld wieder in Fluss kommt und Sie die Freude und die Kraft des Lebens mehr und mehr spüren können, brauchen Sie das klapprige Gerüst Ihrer Rollen nicht länger. Lassen Sie sich Zeit und haben Sie Vertrauen in den Prozess der Entwicklung.

Die eigenen Rollen zu erkennen und zu lösen
steigert Lebenskraft und Lebensfreude.

ÜBUNG 22: ROLLEN AUFLÖSEN

Befreien Sie sich von den Rollen in Ihrem Leben, die Sie daran hindern, voll und ganz Sie selbst zu sein. Nehmen Sie sich für diese Übung ausreichend Zeit und ein Blatt Papier, und setzen Sie sich an einem möglichst ruhigen Ort entspannt hin.

→ Atmen Sie durch die Nase ein und durch den Mund aus.

→ Erstellen Sie nun eine Liste der Rollen, die Sie in Ihrem Leben spielen.

→ Zählen Sie zu jeder Rolle die Strukturen auf, die diese Rolle definieren.

→ Machen Sie sich Ihre eigene Beschränkung durch diese Strukturen bewusst.

→ Lösen Sie die Strukturen im Einzelnen – wie beschrieben – auf.

→ Atmen Sie jedes Mal, wenn Sie eine Struktur gelöst haben, kräftig durch den Mund aus.

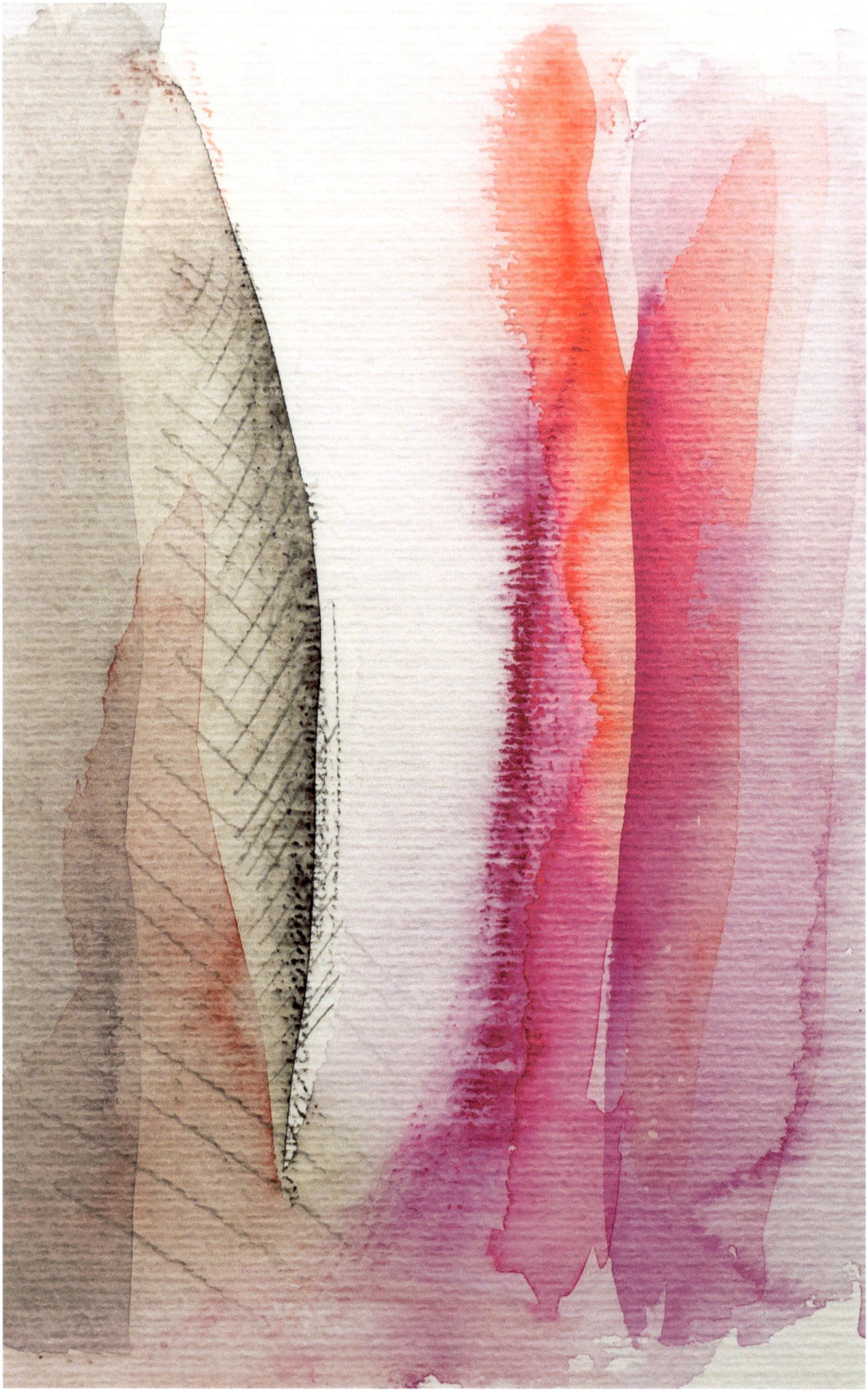

V - EGO WILL - WESEN IST

Unser Wesen ist energetisch gesehen der Teil von uns, der im wahrsten Sinn des Wortes **wesentlich** ist. In anderen Zusammenhängen wird es auch „Seele" oder göttliches „Bewusstsein" genannt. In der Heilenergetik habe ich den Begriff „Wesen" gewählt, weil er neutral ist und lediglich die Beschreibung einer grundlegenden Energie ist. Jeder Mensch, jedes Tier, jeder Stein, jede Zelle, alles, was ist, besitzt ein Wesen – einen Kern, der die Existenz als Körper möglich macht und der gleichzeitig den Sinn der Existenz definiert. Der Sinn ist dann zu erkennen, wenn man sich an sein Wesen erinnert und die Möglichkeiten erkennt beziehungsweise lebt, die einem das Ego eröffnet. Erst Bewertungen sind die Ursache dafür, dass wir uns immer weiter von unserem wirklichen Wesen entfernen. Sie greifen immer auf alte Erfahrungen, auf das Ego zurück, und setzen diese als Maßstab. Damit verhindern sie die eigene Entwicklung und die Entdeckung des eigenen Potenzials.
Das Ego ist all das, was Sie in Zeit und Raum erleben. Ihre gesamte Vergangenheit und Zukunft, alle Gedanken und Vorstellungen entspringen dem Ego und sind als Strukturen in Ihrer Aura vorhanden. Das, was den Augenblick ausmacht, ist das Wesen.

Das Wesen ist nur im Moment spürbar, nur in der Stille, in der Mitte, in Ihrem Herzen.

Das Wesen ist keine Struktur im Energiefeld, es ist die erschaffende Kraft des Energiefeldes, also reine, fließende, schöpferische Energie.
Die Frage, wie oft Sie sich selbst an einem einzigen Tag bewerten oder beurteilen, können Sie sicherlich mit einem eindeutigen „andauernd" beantworten. Wir alle sind Meister darin, etwas zu bewerten, zu verurteilen! Wie beginnt beispielsweise Ihr Tag? Am Morgen stehen Sie auf, und schon der erste Blick in den Spiegel ist kritisch. Sie betrachten Ihre Augenringe oder Falten und denken: Mein Gott, sehe ich alt aus! Sie haben schlechte Laune und machen gleich einen Termin bei der Kosmetikerin aus! Beim Frühstück sparen Sie an Genuss, weil Sie sich zu dick fühlen. Die neue Hose ist schon fast zu eng, der Hintern sieht total breit aus in der Größe 38. Ihre Haare führen ein Eigenleben, Haarspray oder Gel helfen nur mäßig. Dann sprinten Sie los, finden den Schlüssel nicht sofort und denken wieder: Ich bin ein Schussel! Ich vergesse aber auch alles, langsam werde ich wohl dement!

Bei unseren eigenen – in rasanter Geschwindigkeit getroffenen – Bewertungen schneiden wir immer schlecht ab. Oft läuft die innere Schimpftirade den ganzen Tag, und aus ein wenig Abstand betrachtet ist es kein Wunder, dass wir am Abend unglücklich und ausgepowert auf dem Sofa relaxen, Kraft tanken für einen nächsten Tag, der wieder voller verurteilender Bewertungen sein wird.
Viele berichten mir in den Beratungsstunden, dass sie einen „inneren Urteiler" haben, der ihnen Selbstverurteilungen ins Ohr flüstere und kein gutes Haar an ihnen lasse. Wie die Engelchen und Teufelchen auf der Schulter sitzen und streiten, gebe es heiße innere Diskussionen zwischen diesem Urteiler und dem Selbstbewusstsein, aber fast immer siege der Urteiler.
Um uns selbst schlecht zu machen, verbrauchen wir einen großen Teil unserer Lebensenergie. Wir sind zu langsam, zu dumm, zu ungeschickt, zu hässlich, wir haben zu wenig Freunde, erfüllen nicht die Norm, sind unbeliebt, nicht eingeladen, und vor allem sind wir scheinbar einfach nie richtig, so, wie wir sind. Die Welt bestätigt unsere eigene Unzufriedenheit, und aus der Werbung, den Medien und der Meinung der anderen suchen wir gezielt die Detailinformationen heraus, die das schon lange gefällte innere Urteil über uns selbst auch noch untermauern. Eigentlich ist das, was ich hier beschreibe, der klassische Kampf zwischen Ego und Wesen.

Alle Glaubenssätze, die uns vorgeben, wie wir auszusehen haben und welche Normen wir erfüllen müssen, um „dabei zu sein", sind uns schon früh in den Kopf gepflanzt worden und zu Anteilen unseres Egos geworden! Vielleicht erinnern Sie sich noch an das eine oder andere „man muss" oder „man sollte", vielleicht klingen Ihnen noch die Worte der Oma im Ohr: „Ein artiges Mädchen macht so etwas nicht!" Oder die wertenden Blicke der Mama: „Wie siehst du denn wieder aus?" Oder der Lehrer in der Schule: „Na, da hast du ja mal wieder vollkommen versagt!" Oder die stichelnden Bemerkungen des Bruders: „Boah, bist du fett geworden!" Diese Kommentare und Beurteilungen haben Sie sozusagen ungeschützt getroffen und emotional verletzt, und sie haben Ihr Bild von sich selbst für Ihr gesamtes Leben geprägt. Sie sind als Blockaden Teil Ihres Egos geworden, definieren Ihre Rollen bis heute, und selbst wenn Sie im weiteren Leben hier und da Bestätigungen einsammeln konnten, benehmen sich die frühen Verletzungen wie Schimmel am Brot. Man sieht ihn vielleicht nicht immer sofort, aber es gibt einen gammeligen Beigeschmack bei jedem Biss. Das Ego wirkt!

Selbst wenn Sie Ihr Leben ganz gut auf die Reihe bekommen haben, fühlen Sie innerlich den Stachel, den Ihnen die Oma, der Lehrer, die Mutter und der Bruder gesetzt haben. Die natürliche Anlage Ihres Wesens ist also früh in den Mühlen von Tradition und Erziehung zermahlen worden, mit dem Ziel Ihrer Anpassung. Und nach ein paar Lebensjahren Übung wurden Sie selbst immer „besser" darin, sich selbst streng zu bewerten, hart zu verurteilen und sich selbst nicht mehr ernst zu nehmen.

Aber das ist noch nicht alles: Sie urteilen nicht nur über sich selbst, gemäß den anerzogenen Verhaltensregeln und Werten, Sie legen sie irgendwann auch als Maßstab an andere an, beispielsweise wenn Sie Ihre Mitmenschen beobachten: Was hat die denn an? So was macht man aber nicht! Denken Sie auch an den simplen und altbekannten Befehl: Benimm dich jetzt, bitte! Jedes Mal, wenn man das eigene Wesen bewertet und urteilt, und auch dann, wenn man einen anderen Menschen beurteilt, spaltet man einen kleinen Anteil der eigenen Persönlichkeit in sich ab. Man distanziert sich emotional immer mehr von sich selbst. So werden Bewerten und Urteilen zum Lebensprogramm der Anpassung. Im Laufe der Jahre „zerfällt" man regelrecht in viele Fragmente und fühlt sich nicht mehr als eine starke Einheit aus Körper Geist und Seele. Man hat viel zu tun, um der Umwelt zu gefallen und Beifall zu bekommen. Man gibt viel Energie, um den Anforderungen der Umgebung zu genügen und „nicht weiter aufzufallen". Das tut weh! Denn man kann sich nur wirklich kraftvoll und gesund fühlen, wenn man **ganz** ist, das heißt, alles von sich selbst annimmt und liebt und in der eigenen Mitte – das Ego vereint mit dem Wesen – ruht.

In jedem lebt die Sehnsucht nach der eigenen Mitte,
man möchte einfach so sein können und angenommen werden,
wie man ist.

Das heißt auch, dass alle Macken, Unebenheiten und Problemchen sein dürfen, dass man sich auch damit selbst lieben kann und geliebt wird. Um wieder ganz zu werden und in diesem Sinne zu heilen, lernen wir unsere abgetrennten Einzelteile am besten zuerst einmal kennen und gestehen sie uns ein. Hierzu können wir die im Kapitel „Die ganze Welt ist unser Spiegel" beschriebene Resonanz-Methode effektiv nutzen. Denn der Spiegel, den uns unsere Umwelt vorhält, bietet immer die beste Möglichkeit zur eigenen

Entwicklung. Die anderen zeigen uns immer genau die Dinge, die wir an uns selbst überhaupt nicht leiden können. Deswegen lehnen wir diese Personen ab, bewerten oder verurteilen sie. Wenn wir es schaffen, uns in anderen Menschen selbst zu erkennen, haben wir auch den Schlüssel gefunden, mit dem wir uns selbst heilen können.

Bei der heilenergetischen Arbeit geht es zunächst nicht darum, etwas als gut oder schlecht zu bewerten, sondern darum, zu erkennen, nach welchen Gesetzmäßigkeiten das eigene Leben abläuft.

Ego und Wesen gestalten gemeinsam die Persönlichkeit
und auch das Umfeld, das wir täglich erleben.

Erinnern Sie sich: Ihr Wesen definiert, wer Sie von Ihrem Ursprung her sind. Es beinhaltet alle Möglichkeiten, die Ihnen gegeben sind, um Ihr Leben zu gestalten. Die Wesens-Schwingung ist im Energiefeld die schnellste Schwingung – im Gegensatz zur Schwingung Ihrer Vitalität. Ihr Ego trifft die Auswahl aus dem riesigen Angebot Ihrer wesensgemäßen Möglichkeiten. Es manifestiert seine Wahl im materiellen Leben und erschafft das Energiefeld mit allen Blockaden und Lernangeboten. Das Ego kreiert sozusagen Ihre Rolle im Leben. Sie leben im Alltag fast ausschließlich ego-gesteuert. Alles, was Ihnen begegnet, was Sie erleben, alle sogenannten Lebensinhalte sind Kreationen Ihres Egos.
Ihr Wesen meldet sich dagegen meist nur spontan und auch nur für eine sehr kurze Zeit. Einen Augenblick lang macht es auf sich aufmerksam und sucht nach einem Sinn. Dem Ego hingegen genügt es, Beachtung zu finden und im Mittelpunkt zu stehen. Es beschäftigt sich mit den täglichen Lebensinhalten und lenkt Sie dadurch von tieferen Gedanken ab.

Ihr Ego ist sehr erfinderisch darin,
Ihr Wesen gar nicht erst zu Wort kommen zu lassen.

Integration von Ego und Wesen

Sie können unabhängig davon aber jederzeit mit Ihrem Wesen Kontakt aufnehmen. Müssen Sie beispielsweise gerade eine Entscheidung treffen? Dann stellen Sie sich die entsprechende Frage und antworten Sie schnell und spontan darauf. Diese Antwort kommt meist unmittelbar von Ihrem Wesen. Antworten, die später kommen, nachdem Sie Argumente des Für und Wider betrachtet haben, basieren auf dem Ego. Das Wesen braucht keine Argumente, es weiß sofort genau, was richtig für Sie wäre. Das Ego dagegen bringt sämtliche alten Erfahrungen und Bedenken ins Spiel und versucht Sie so zu manipulieren. Vertrauen Sie öfter auf Ihr Wesen! Es ist eine reine Übungssache!
Das Ego wird Ihnen von Ihrem Umfeld gespiegelt, das Wesen nicht. Das Ego erschafft Zeit, Raum, Realität und die gesamte Spielwiese der Realität um Sie herum. Aber eigentlich geht es nur darum, dass Sie letztlich Ihr Wesen erkennen und damit den Sinn und das Ziel Ihres Lebens finden.

Zu Beginn Ihres Lebens ist Ihr Wesen umfassend und erfüllt Ihr gesamtes Bewusstsein. Als kleines Kind besaßen Sie vielleicht noch eine Ahnung oder eine Art inneres Wissen von Ihrem Ursprung. Sie fühlten sich noch verbunden mit dem höheren Bewusstsein oder standen mit der Umwelt in ungeteiltem Kontakt. Sie ersehnten und erlebten die Einheit. Sie zogen sich als Säugling oder Kleinkind oft in den Schlaf zurück, weil Sie sich hier unbewusst verbunden fühlten mit Ihrem Ursprung.
Viele Menschen in meinen Seminaren berichten davon, dass sie als kleines Kind noch Elfen oder Engel sehen konnten. Sie konnten mit Verstorbenen sprechen oder sahen Napoleon usw. Jeder von uns hatte als Kind noch diesen selbstverständlichen Zugang zu anderen Realitäten und energetischen Feldern. Aber je älter wir wurden, desto mehr wurde uns der Zugang zu anderen Welten aberkannt beziehungsweise ausgetrieben. Und damit ging auch die kindliche Verbundenheit mit dem eigenen Wesen im Laufe des Lebens nach und nach verloren. Das Ego – mit all seinen Strukturen und Beschränkungen – wuchs derweil auf Kosten des Wesens. Unser Wesen wurde immer unbedeutender und nach und nach von uns nicht mehr wahrgenommen und wertgeschätzt.
Als Erwachsener spielen wir nun tagaus und tagein Rollen, die unser eigentliches Wesen verbergen. Das Ego hat die dominante Führung übernommen.

Ab der zweiten Lebenshälfte können wir uns des Zusammenspiels von Ego und Wesen aber wieder bewusst werden. Das Ego ist wichtig, und diese Wichtigkeit gilt es zu erkennen. Jede einzelne Rolle und Beschränkung hat eine inhaltliche Bedeutung und auf einer höheren Ebene einen Sinn.

Wenn wir unser Ego bewusst erkennen, können wir die Erfahrungen des Lebens zur Erkenntnis nutzen und uns als Menschen entwickeln.

Diese Entwicklung ist schließlich der Grund, weshalb wir das Leben auf der Erde angetreten haben. Das Ego kann sich zurücknehmen und unserem Erkenntnis-, Reifungs- und Bewusstwerdungsprozess im Alter Platz einräumen. Das wäre dem Wesen allein, ohne die Erfahrungen und Emotionen des Egos, nicht möglich. Machen Sie sich noch einmal ein gemeinsames Bild von Wesen und Ego: Das Ego breitet sich in Raum und Zeit aus. Das Wesen ist ohne Zeit und Raum, es existiert nur im Augenblick. Die Verbindung zwischen Wesen und Ego bilden die Gefühle, und zwar die Gefühle des Augenblicks, die zunächst das Wesen fühlt, während das Ego auf die gemachten Erfahrungen der Vergangenheit zurückgreift, die Emotionen. Stellen Sie sich diese Frage: Wie fühle ich mich jetzt gerade – frei von Bewertungen, frei von Erinnerungen oder Erfahrungen?

Die Verbindung von aktuellen Gefühlen und alten Emotionen ist das Leben im Jetzt – authentisch und kraftvoll.

Ihr Wesen kann das Ego erlösen, es kann das Ego bewegen, alle Möglichkeiten zu leben, die es geben kann. Ihr Ego kann spüren, wie gut es sich anfühlt, mit dem Wesen in Einklang zu sein. Es braucht zwar die Bewertung und den Erfolg, aber gemeinsam mit dem Wesen ergibt sich eine starke und bewusste Lebenskraft.

Ihr Wesen braucht nichts, aber Ihr Ego braucht alles, weil ein materieller Mangel und Bedarf vorhanden ist, um gefühlte, energetische Löcher zu stopfen. Ihr Wesen **ist** jedoch ganz aus sich heraus. Ihr Ego braucht und sucht intellektuelle, logische Erklärungen und die Bestätigung und Anerkennung von außen. Ihr Wesen ist hier und jetzt, wertungsfrei. Ihr Ego ist die Summe Ihrer Emotionen und denkt und handelt ausschließlich in Vergangenheit und Zukunft. Ihr Wesen kennt jedoch keine Strukturen – nur Ihr Ego besteht aus Strukturen.

Wesen ist Sinn – Ego ist Inhalt.

Die Symbiose von Wesen und Ego führt Sie zu einem sinnerfüllten Leben. Es ist wichtig, die Erfahrungen und Planungen des Egos zu erkennen und die Begrenzung darin zu durchleben. Dahinter können Sie Ihren eigenen Ursprung, Ihr Wesen, erkennen und so bewusst beide Persönlichkeitsanteile zusammenführen. Das führt Sie in ein erfülltes, ganzheitliches Sein und in einen lichtvollen Reifezustand. Jeder von uns trägt diese Möglichkeit in sich. Jeder kann seinen Ursprung und sein Wesen entdecken, und jeder kann die Fähigkeiten seines Egos mit seinem eigenen ursprünglichen Wesen zusammenführen und so seine eigene lichtvolle und bewusste Existenz leben.

ÜBUNG 23: WESEN UND EGO IN EINKLANG BRINGEN

Wenn Sie Wesen und Ego in Einklang bringen, kommen Sie zur Ruhe und fühlen Ihre Lebenskraft. Nehmen Sie sich für diese Übung etwas Zeit und halten Sie ein Blatt Papier bereit.

→ Setzen Sie sich für diese Übung entspannt hin. Atmen Sie durch die Nase ein und durch den Mund aus.

→ Erstellen Sie nun eine Liste mit allen Eigenschaften Ihres Egos.

→ Erkennen Sie darin, welch großartige Möglichkeiten das Ego Ihnen im Leben bietet.

→ Atmen Sie tief durch und bleiben Sie ganz hier im Augenblick. Fühlen Sie sich in diesem Augenblick mit Ihrem Wesen. Fühlen Sie darin die grenzenlose Kraft und Freiheit.

→ Fühlen Sie jetzt die Verbindung von Ego und Wesen. Lassen Sie aus dieser Verbindung Ihre innere Kraft durch bewusstes Atmen weiter wachsen und fühlen Sie Ihr Potenzial.

Die aus dieser Übung gewonnene Kraft und Ruhe können Sie mit in Ihren Alltag nehmen.

Sie haben nunmehr erfahren, wie Sie Ihr Leben kreiert haben. Sie haben Übungen kennengelernt, die Ihre Energie in Ihrer Aura immer weiter steigen lässt, um in wirklicher Eigenverantwortung Ihr Leben bewusst gestalten zu können. Sie haben gelernt, sich von belastenden Strukturen zu befreien, um den Energiefluss weiter bewusst zu fördern.
Keine der bisherigen Übungen ist mehr oder weniger wert als eine andere. Sie bauen aufeinander auf und ergänzen sich wie Puzzleteile zum Gesamtkunstwerk Ihres Lebens. Um ein komplettes Bild zu erhalten, fehlen Ihnen nur noch wenige Puzzleteile. Machen Sie jetzt eine Verschnaufpause, ehe Sie zum Endspurt ansetzen. Betrachten und honorieren Sie, welche Fortschritte und Veränderungen es in Ihrem Leben durch die Anwendung und Umsetzung der Übungen bereits jetzt schon gegeben hat:

Jeder ist der Meister seines Lebens und weiß,
welcher Weg richtig für ihn ist.

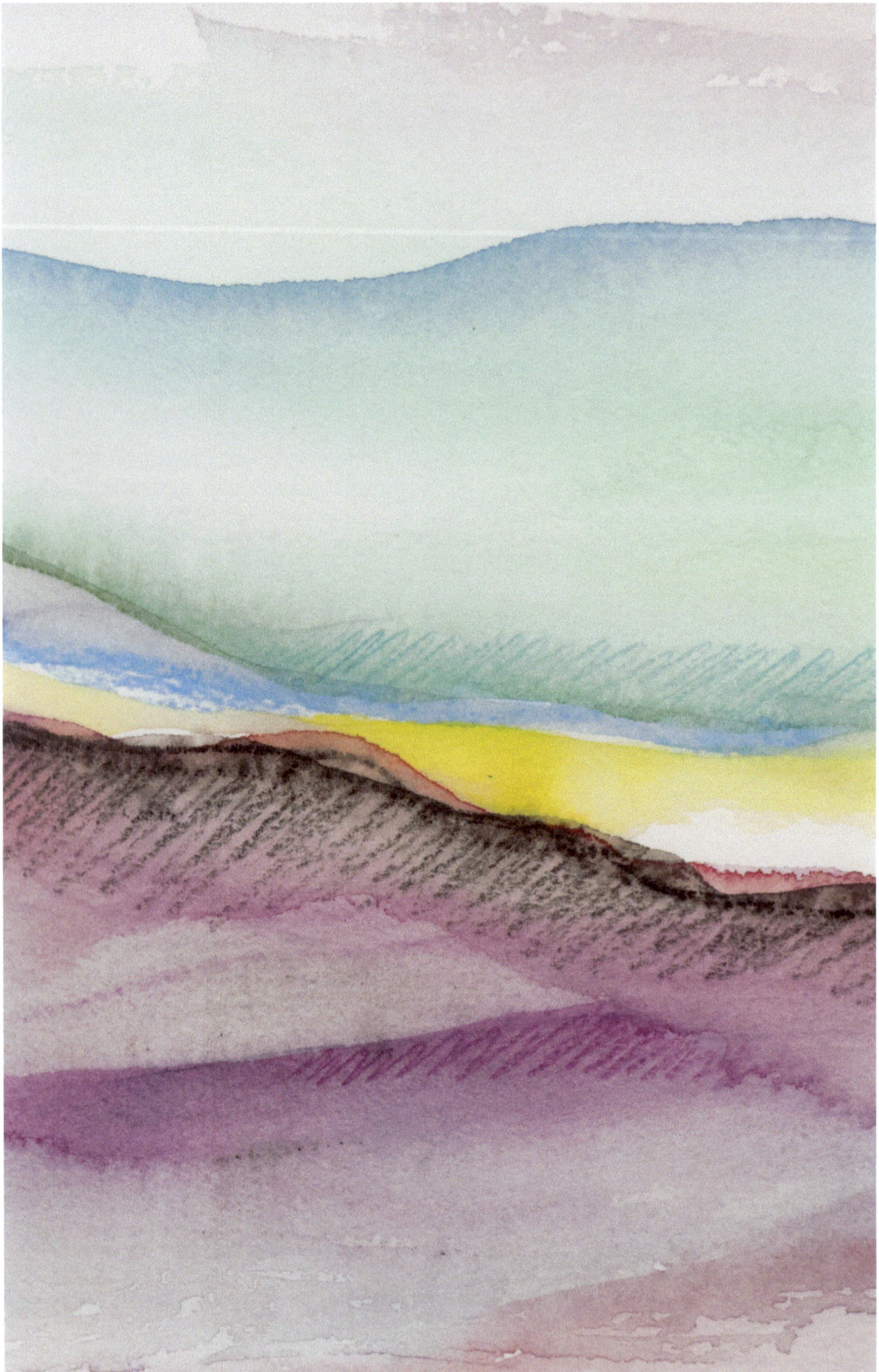

VI – BEWERTUNGEN DURCHSCHAUEN

Von der Bewertung zum Wahrheitsausschnitt

Wie kommt es dazu, dass wir so viel bewerten „müssen" und unser Alltag vom andauernden Bewerten geprägt ist? Als Mensch brauchen wir einen Bezugspunkt, um uns selbst entweder durch den Widerstand oder durch den Vergleich überhaupt wahrnehmen zu können.

Beispiel:

Stellen Sie sich vor, Sie seien ein kleiner schwarzer Punkt in einer unendlichen weißen Weite. Wie fühlen Sie sich? Sie haben keine Orientierung, Sie wissen nicht, wo oben und wo unten ist. Sie haben kein Gefühl für Ihre Größe. Sie haben kein Empfinden für Helligkeit und Dunkelheit. Sie haben keine Vorstellung von Zeit. Jetzt stellen Sie sich weiter vor, es käme ein anderer Punkt in Ihren endlosen weiten Raum hinzu. Wie fühlen Sie sich jetzt? Ist er über oder unter Ihnen? Ist er größer oder kleiner, dicker oder dünner? Ist er genauso schwarz wie Sie oder heller? Bewegt er sich schneller als Sie oder langsamer?

In dem Augenblick, in dem Sie einen Vergleich herstellen können, haben Sie die Möglichkeit, auch sich selbst einzuschätzen. Ihre eigene Existenz fängt erst jetzt an, für Sie interessant zu werden. So ergeht es unserem Wesen, bevor es sich entschieden hat, die dreidimensionale Form anzunehmen. Es schwang als Energie im Universum, bis es das Leben auf der Erde wählte, um in der Welt der Vergleiche und Möglichkeiten, also in der Welt der Materie, seine Erfahrungen zu machen. Als Mensch haben wir, um uns zu entwickeln, die Möglichkeit des Vergleichs mit anderen Menschen. Das Zusammenleben macht es möglich, Erlebnisse und Begegnungen zu bewerten, sich selbst im Spiegel zu sehen und sich dadurch selbst zu erkennen.

Sie haben in jedem Moment Ihres Lebens die Möglichkeit und die Freiheit, jede Ihrer Wahrnehmungen Ihrem Gefühl gemäß neu zu bewerten. Meistens bewerten Sie Situationen und andere Menschen aus den Emotionen heraus, die sich aus den Erfahrungen Ihres bisherigen Lebens ergeben haben. Sie betrachten jede heutige aktuelle Situation mit den Augen Ihrer Vergangenheit.

Es ist die logische Folge, dass Sie wiederkehrende Situationen immer aus dem gleichen Blickwinkel betrachten und dadurch oft in eingefahrenen Bahnen bleiben. Sie stoßen immer wieder die gleichen Blockaden in Ihrer Aura an, verhalten sich immer Ihren Erfahrungen entsprechend gleich und verstärken dadurch die in Ihrem Energiefeld gespeicherten Erfahrungen, Emotionen und Blockaden immer wieder.
Wenn Sie mehr und mehr den Sinn in Ihrem Leben erkennen, wird Ihnen die Bedeutung Ihrer Bewertungen bewusst. Bewertungen sind absolut individuell und entspringen ausschließlich der eingeschränkten eigenen Wahrheit.
In der Heilenergetik nenne ich dieses Phänomen den „Wahrheitsausschnitt“. Dieser ist ein individuell geprägter Teil des großen Ganzen – des gesamten Bewusstseins.

Niemand kann die gesamte Wahrheit erkennen,
jeder lebt immer nur in seiner selbst definierten Welt von Wahrheit.

Beispiele:

Journalisten geben ihre Sichtweise des Geschehens weiter, und zwar in ihrem Schreibstil und mit ihrer Wortwahl. Redakteure wählen aus den Millionen von Nachrichten diejenigen aus, die sie für wichtig halten. Therapeuten wenden diejenigen Methoden an, die sie für wirksam erachten. Monteure machen die Handgriffe, mit denen sie am besten zurechtkommen. Ladenbesitzer bestimmen das Sortiment und die Öffnungszeiten nach ihren Erfahrungen. Der eine schwört auf Jogging durch den Wald, der andere spielt lieber Fußball in einer Mannschaft usw.

Von diesen Realitäts- oder Wahrheitsausschnitten gibt es auf der Erde zurzeit ca. sieben Milliarden, und die Tendenz ist steigend. Die Richtigkeit aller dieser Wahrheitsausschnitte ist unbestreitbar gleich gültig. Jeder Mensch hat, von sich aus betrachtet, mit allem, was er sieht, denkt und fühlt, recht. Die Gesamtheit aller Wahrheitsausschnitte ergibt ein Gesamtbild, das allerdings kein Mensch überblicken kann. Die Betrachtung der Gesamtheit auf und aus der Ebene der Energiefelder hilft uns aber dabei, einen Überblick zu gewinnen, und macht zumindest die wesentlichen Zusammenhänge sichtbar und verständlich.
Alltag ist ein Ausschnitt des Lebens. Das Leben Ihrer Mitmenschen, mit all deren Erfahrungen, ist Ihnen nicht zugänglich. Sie können also nicht ab

morgen das Leben Ihrer Nachbarin leben, genauso wenig wie sie das Ihrige leben kann. Sie sind in Ihrem Leben als irdischer Körper beschränkt auf Ihre Wirklichkeit. Für Sie sind – aus Ihrer Wahrheit heraus – die Dinge, die Sie denken und tun, richtig und logisch. Sie gehen grundsätzlich davon aus, dass jeder so denkt wie Sie.

Sie kennen vielleicht das Sprichwort: „Sag nicht, dass du mich kennst, bevor du nicht sieben Tage in meinen Schuhen gelaufen bist." Sie müssten demnach exakt die Position eines Menschen in seinem Leben einnehmen, mit allen Emotionen, Bewertungen und Erfahrungen, um ein Gefühl für ihn und sein Leben zu bekommen. Alles, was Sie ihm ansonsten zuschreiben oder in ihn hineininterpretieren, sind Bewertungen, die Sie aus Ihrem eigenen Wahrheitsausschnitt heraus erstellen.

Wenn Sie das Verhalten oder die Aussage eines Mitmenschen manchmal nicht verstehen, können Sie zwar über ihn schimpfen, ihn angreifen und bekämpfen, damit verharren Sie aber in Ihrem eigenen Wahrheitsausschnitt. Sie können allerdings versuchen, seine Weltsicht zu verstehen und damit Ihren eigenen Wahrheitsausschnitt erweitern.

Es ist so, als ob Sie eine farbige Brille trügen, sagen wir eine Brille mit blauen Gläsern. Ihre Freundin trägt aus ihren Erfahrungen heraus eine Brille mit roten Gläsern. Wenn Sie jetzt beide dasselbe anschauen, sieht jeder von Ihnen etwas anderes. Aber wer hat jetzt recht? Natürlich, Sie beide haben recht. Sie sollten nun geschickterweise eine sinnvolle Schnittmenge an Übereinstimmungen finden, denn, wenn einer von Ihnen auf der Richtigkeit der eigenen Wahrnehmung besteht, gibt es Krach, und am Ende trennen Sie sich womöglich.

Dieses Phänomen erleben wir andauernd, Tag für Tag, im Großen wie im Kleinen. Der eine Mensch hat die eine Religion, der andere Mensch hat eine andere. Wer hat recht? Der eine Mensch hat die politische Überzeugung, der andere eine andere. Wer hat recht? Sie würden gerne den Garten so gestalten, Ihr Mitbewohner anders, wer hat recht? Sie möchten gerne das rote Auto kaufen, Ihr Mann das braune, wer hat recht? Oftmals finden wir durch Austausch und Diskussionen Kompromisse, beide Parteien müssen dann für ein friedliches Zusammenleben auf ihre Ideale verzichten. Auf Dauer fühlt sich diese Situation meistens nicht erfüllend an. Im letzten Beispiel würde im Fall eines Kompromisses vielleicht ein grünes Auto angeschafft, mit dem dann keiner der beiden Parteien wirklich gerne fährt!

Im Alltag sind wir ständig damit beschäftigt, unseren Wahrheitsausschnitt mit den Wahrheitsausschnitten der anderen zu vergleichen und im besten Fall abzustimmen. Was mir gefällt, muss der Freundin noch lange nicht gefallen. Was der eine für wertvoll hält, kann für den anderen belanglos sein. Was der eine schön findet, ist für den anderen womöglich hässlich. Was für den einen eine günstige Gelegenheit darstellt, ist dem anderen zu waghalsig. Was dem einen hilft, macht den anderen ratlos. Was der eine sagt, wird vom anderen nicht immer richtig verstanden.

Der Wahrheitsausschnitt ist die individuelle Sichtweise eines jeden Menschen auf das Leben.

Wichtig ist hierbei zu verstehen, dass **jeder** Mensch „recht" hat, aus seinem eigenen, individuellen Bewertungsmuster heraus. Das Muster und die Wahrheit eines anderen Menschen sind genauso viel wert wie der eigene Wahrheitsausschnitt.

Der persönliche Wahrheitsausschnitt

Unser Bewusstsein ist ein überaus kreatives, vielschichtiges und vieldimensionales Gefüge. Jeder von uns schafft sich mit seinem Bewusstsein eine ganz eigene Welt an Erfahrungen, in der er sich selbst erlebt. In seiner Welt kann er genau die Erfahrungen machen, die ihn weiterbringen auf seinem Entwicklungsweg.

Die Aura gestaltet energetisch das Erlebnisfeld des Menschen mit allen seinen individuellen Möglichkeiten und Eigenarten. Die gestaltende Kraft der Aura wird definiert

1. durch die aus der geistigen Welt mitgebrachten energetischen Voraussetzungen,
2. durch die von den Eltern genetisch weitergegebenen körperlichen Möglichkeiten und
3. durch die Strukturen, die der Mensch im Laufe seines Lebens aus seinen Erfahrungen, Erlebnissen und Begegnungen ansammelt.

Die Summe dieser Aspekte bildet das komplexe Leben des Menschen. Er kann die Einzelteile seines eigenen Lebens an seinem Umfeld ablesen, denn hier werden sie ihm gespiegelt

1. durch die Menschen, mit denen er zu tun hat,
2. durch die Erlebnisse, die ihm im Alltag widerfahren,

3. durch Erfolge oder Misserfolge, Anerkennung oder Ablehnung, Glück oder Unglück, Gemeinschaft oder Alleinsein, Reichtum oder Armut usw.

All dies macht die persönliche Realität des Menschen aus, stellt den Ausschnitt des Lebens dar, den man für allein gültig hält.

ÜBUNG 24: DIE AURA AUSDEHNEN

Um den eigenen Horizont ein wenig auszudehnen, ist es gut, immer wieder das Gefühl der Verbundenheit anzuregen und wahrzunehmen. Diese Übung hilft Ihnen dabei. Nehmen Sie sich hierfür ausreichend Zeit.

➔ Setzen Sie sich entspannt hin. Atmen Sie durch die Nase ein und durch den Mund aus.

➔ Gehen Sie mit Ihrer Aufmerksamkeit zu Ihrem Herzen. Lassen Sie Ihre Aufmerksamkeit dort wachsen, indem Sie entspannt weiteratmen. Sie wird jetzt so groß wie Ihr gesamter Körper. Sie wächst weiter und wird so groß wie Ihre Aura.

➔ Sie atmen entspannt, und Ihre Aufmerksamkeit wächst weiter. Sie wird jetzt so groß wie Ihr persönlicher Wahrheitsausschnitt und Ihre gesamte Realität.

➔ Lassen Sie Ihre Aufmerksamkeit jetzt über die Grenzen Ihres Wahrheitsausschnitts hinausfließen. Sie sind jetzt verbunden mit allen anderen Wahrheitsausschnitten, die es gibt.

➔ Spüren Sie die Größe und Kraft der Aufmerksamkeit. Lassen Sie sie langsam wieder kleiner werden.

➔ Lassen Sie die Aufmerksamkeit langsam wieder kleiner werden, bis sie die Größe Ihres Herzens erreicht hat.

➔ Kommen Sie mit Ihrem Bewusstsein wieder in den Raum zurück, in dem sich Ihr Körper befindet.

Genießen Sie nach dieser Übung noch einige Momente das Gefühl der Verbundenheit.

Auch wenn jeder von uns in seiner kleinen, von ihm selbst geschaffenen Realität lebt, so sind wir doch energetisch immer mit allen anderen Menschen und mit allen Ereignissen um uns herum verbunden. Wenn wir erkennen, dass die Beschränkungen, die wir im Leben erfahren, sinnvoll sind, um in einem Reifungsprozess davon zu lernen und daran zu wachsen, wird jeder Einzelne von uns als ein bewusster Teil die gesamte Menschheitsentwicklung voranbringen.

Bewertungen im persönlichen Leben

Wir sind in dieser Welt geboren, wurden erzogen und haben uns eine komplett individuelle Realität erschaffen. Es gibt keine allgemeingültige, objektive Welt. Jeder Mensch hat in Bezug auf Erfahrung, Moral, Glaubenssätze und Prägungen seine individuelle Geschichte und erlebt seinen Ausschnitt von Realität.
Um am Ende uns selbst und den Sinn unseres Lebens zu erkennen, machen wir von Beginn unseres Lebens an auch blockierende Erfahrungen. Jedes Mal, wenn Eltern ein Verhalten ihres Kindes nicht gutheißen, schimpfen oder das Kind als falsch bewerten, wird folgender Glaubenssatz im Kind veranlagt und bestärkt: Ich werde als Wesen nicht wahrgenommen und bin nicht so, wie ich sein soll.
Spätestens mit dem Beginn des Trotzalters, in dem das Kind sich selbst als von der restlichen Welt getrennte Person erlebt, (manchmal auch erst mit dem Eintritt in die Schulzeit), sind solche Prägungen fest angelegt.
Wir sehnen uns dann lebenslang danach, endlich als das, was wir sind, gesehen und wahrgenommen zu werden. Wir wollen Anerkennung und Lob – insbesondere einfach für unser Sein – bekommen. Ursprünglich richtete sich dieser Wunsch an unsere Eltern. Schließlich suchen wir unser Leben lang danach. Der Partner, der Kollege, die Kinder, die Freunde – alle sollen dafür zuständig sein, uns unsere Daseinsberechtigung zu geben. Aber diese innere Suche kann niemand im Außen befriedigen und sie hört auch nicht auf.
Bewertungen sind auf dem Weg durch das Leben unsere ständigen Begleiter. Wir suchen mit unseren Bewertungen uns selbst, wie auf einem Drahtseil,

über die Abgründe des Lebens zu hangeln, um unsere eigene Position und unseren eigenen Wert und unser Wesen wiederzufinden. Sind wir erst einmal in die Falle der Bewertungsmuster getappt, können wir ohne sie nicht mehr leben. Wir werden süchtig nach Bewertung, da wir unser eigentliches inneres Wesen nicht mehr spüren. Wir brauchen die Bewertung sozusagen und rennen ihr hinterher. Werden wir gut bewertet, geht es uns eine kurze Zeit lang gut. Werden wir schlecht bewertet, geht es uns schlecht, und wir bemühen uns, alles zu tun, um „wieder gut zu werden".
Als Erwachsene können wir sogar im Burn-out enden, weil wir uns ausschließlich nach den Bewertungen der anderen verhalten. Unsere eigene innere Maßeinheit für das Leben fehlt, und wir sind zu Marionetten geworden.

Die Bewertung von Emotionen und Erfahrungen aus der Vergangenheit schaffen die aktuelle Realität.

Beispiel:

Als kleines Mädchen haben Sie von den Eltern und Großeltern gelernt, dass nur Jungs im Leben eine Chance haben und etwas wert sind. Entweder haben Sie resigniert und sind emotional verkümmert, oder Sie haben gekämpft und immer mit den Jungs mithalten wollen. Sie waren sportlich, ehrgeizig, hatten Jungenfrisuren, waren hart im Nehmen, haben nie geweint und gezeigt, dass sie eigentlich ein Junge sind, also „doch richtig sind". Ihr Bedürfnis nach Gefühlen, Weichheit, nach der Erlaubnis, weinen zu dürfen, sich zu schminken und andere weibliche Attitüden zu entwickeln, haben Sie beiseitegeräumt und abgewertet. Jedes mädchenhafte Benehmen haben Sie abgekanzelt und sich darüber lustig gemacht. Aber eigentlich hatten Sie eine große Sehnsucht danach. Trotzdem fielen Ihre Bewertungen ständig so aus: Wie kann ich mich so verhalten, dass ich richtig bin auf dieser Welt? Sich selbst, Ihr Wesen, haben Sie dahinter vollkommen verloren. Sie sind einem Urteil gefolgt, wie die Welt richtig ist, und machten es zur Leitschnur Ihres Lebens. Sie suchen inzwischen immer noch nach einer Bestätigung als Frau, erfüllen aber irgendwie die „gewünschten" Verhaltensmuster nicht. „Richtige" Frauen, die ihre Weiblichkeit betonen und ausleben, lehnen Sie unterdessen selbst ab.

Durch unseren lebenslangen Reifungsprozess können Sie dazu kommen, hinter allen Bewertungen Ihr eigentliches Selbst zu finden – Ihr Wesen. Sie brauchen sich nicht mehr zu vergleichen und andere Menschen nicht mehr

zu bewerten, wenn Sie erkennen, dass alles, was ist, einfach nur ist – und zwar völlig wertfrei. Die Bewertung als vermeintliche Richtlinie findet nur in Ihrem Kopf statt.
Sie brauchen Ihr Ego nicht länger zu füttern und weitere Blockaden anzusammeln, um sich besser oder schlechter zu fühlen. Alles das können Sie lassen. Sie können verstehen und fühlen, dass Sie, so wie Sie sind, richtig sind. Wenn Sie in sich selbst ausgeglichen sind, wird dies in Ihrer Umgebung dementsprechend positiv gespiegelt werden.
Sie denken, das Leben müsse doch sicherlich langweilig sein, wenn Sie nichts mehr bewerten? Sie denken, Sie hätten keine eigene Meinung mehr, wenn Sie nicht bewerten? Sie befürchten, Sie hätten keine Gesprächsthemen mehr, wenn Sie nicht mehr bewerten? In Wahrheit ist es ganz anders: Das Leben wird wesentlich spannender, wenn Sie neue Sichtweisen zulassen und die Wahrheiten der anderen kennenlernen. Der eigene Horizont erweitert sich. Bisher betrachteten Sie das Leben immer auf dieselbe, althergebrachte Art und Weise. Was ist daran spannend?
Wenn Sie die immer gleichen Bewertungen aufstellen, die Sie sich schon in Ihrer Kindheit angeeignet haben, haben Sie keine tatsächliche eigene freie Meinung. Bewertungen schränken Sie ein, doch wenn Sie diese alten Einschränkungen loslassen, erhalten Sie mehr Weitblick! Wenn Sie mehr Weitblick und Verständnis für die Vielfalt der Lebensmöglichkeiten haben, sind die Gesprächsthemen wesentlich vielfältiger. Sie finden dann auch (neue) Gesprächspartner, die an Weitblick und Lebensverständnis interessiert sind und ihrerseits dazu beitragen, sich gemeinsam im Gespräch weiterzuentwickeln.

Beispiele einschränkender Bewertungen finden sich in allen Bereichen zwischenmenschlichen Zusammenlebens. Sie haben sicher schon selbst die schmerzliche Erfahrung gemacht, in der Bewertungs-Schublade eines anderen zu stecken und nicht wieder herauskommen zu können.

Beispiele:

Wenn ein Schüler einmal als „schlecht" eingestuft wurde, muss er sich richtig anstrengen, um aus dieser Bewertungs-Schublade wieder herauszukommen.
Wenn der Chef erst einmal ein Vorurteil gegen Sie hat, ist es schwer, das Vorurteil zu widerlegen.
Wenn die Schwiegermutter Sie nicht mag, haben Sie lebenslang einen schweren Stand in der Familie.

Wenn Sie immer die besten Kuchen backen, ist dies gut und schlecht zugleich. Sie müssen bei jedem Fest backen, bekommen aber wenigstens Lob dafür zurück.

Unser Grundbestreben ist es, dazugehören zu wollen. Deshalb sind wir darauf aus, uns so zu verhalten, dass wir bei unseren Mitmenschen Gefallen finden. Dies führt dazu, dass wir uns anpassen und unsere eigenen Bedürfnisse zurückstellen. Die Anpassung, um geliebt oder auch nur gesehen zu werden, geht nicht selten so weit, dass das eigene Wesen bis zur Unkenntlichkeit „entstellt" ist.

Bewertungen sind nur dann sinnvoll, wenn es darum geht, das eigene Leben zu schützen. Sie sollten beispielsweise wissen, wann eine Situation bedrohlich für den Körper ist. Sie sollten einschätzen können, was Ihnen körperlich oder energetisch guttut und was nicht.

Im Lebensalltag läuft jedoch vieles darauf hinaus, andere Personen im Vergleich mit sich selbst abzuwerten – oftmals in Bezug auf moralische Aspekte des Zusammenlebens. Wir bewerten uns selbst und unsere Umgebung ohne Unterlass, aber das hat nichts mehr mit unserem körperlichen oder seelischen Wohl zu tun.

Medien und Werbebranche nutzen den Hang der Menschen zur Bewertung geschickt aus. Berichte über Unfälle, Unglücke, Krieg, Verbrechen, Armut oder Arbeitslosigkeit geben den Lesern, Sehern und Hörern das Gefühl, besser zu sein als die Menschen, über die berichtet wird. In der Werbung wird den Adressaten geschickt vermittelt, was sie haben müssen, um schön, erfolgreich, angesehen und vital – einfach besser zu sein. Das lebenslang ersehnte Glück wird in greifbare Nähe gerückt. Wer kann sich diesen Argumenten entziehen?

Außerdem bewerten wir bei anderen genau die Eigenschaften, die wir an uns selbst nicht mögen. Wir bewerten so unseren eigenen Spiegel, und in jeder Bewertung lehnen wir uns selbst ab. Mithilfe des Spiegel-Prinzips können wir jedoch lernen, die im anderen als unangenehm erlebten Seiten bei uns selbst anzunehmen. Gelingt uns das, haben wir einen Teil mehr von uns selbst erkannt. Dies ist ein wichtiger Schritt auf dem Entwicklungsweg zur ganzheitlichen Heilung.

Fassen wir die Auswirkung von Bewertungen noch einmal zusammen. Prüfen Sie, inwiefern Sie diese bei sich selbst beobachten und wahrnehmen können.

Bewertungen „machen eng", legen uns fest und lassen keine Veränderungen zu. Bewertungen schaffen Schubladen, in die wir uns und andere einsortieren. Bewertungen führen uns aus dem Wesen des Augenblicks, hin zum Ego. Wenn Sie Bewertungen vermeiden, können Sie sich neu auf jeden Moment und jede Begegnung einlassen. Wenn Sie Bewertungen unterlassen, können Sie mehr Raum schaffen und Ihre alten Erfahrungen loslassen. Sie können die Welt um sich herum neu kreieren. Bewertungen loszulassen ist wichtig, wenn es Ihnen darum geht, im Augenblick zu leben.

Bewertungen sind manifestierte Vergangenheit, die Ihre Zukunft beschränkt.
Nur der Augenblick ist offen für Neues!

ÜBUNG 25: AUS MUSTERN AUSSTEIGEN

Um aus den üblicherweise ablaufenden Bewertungsmustern auszusteigen, hat sich folgende Übung sehr bewährt. Stellen Sie sich folgende Fragen und beantworten Sie sie eventuell schriftlich, um sicher und effektiv im Umgang mit der Übung zu werden.

→ Was stört mich an der anderen Person? ... (Bsp.: Mich stört, dass er unordentlich/unpünktlich ist, nicht zurückruft usw.)

→ Welche Beschränkung gibt es in mir, sodass es mich überhaupt stört? ... (Bsp.: Ich glaube, jeder sollte ein bestimmtes Maß an Ordnung halten/Verabredungen ernst nehmen usw.)

→ Welche Vorteile hat der andere durch sein Verhalten? ... (Bsp.: Er ist entspannter als ich und nicht so hektisch, er findet trotzdem alles und kann auch mal alle Fünfe gerade sein lassen.)

→ Was kann ich für mich daraus lernen? ... (bspw.: Ich kann selbst auch entspannter sein. Ich gehe anderen nicht so auf den Wecker, wenn ich nicht so pedantisch auf alles achte. Ich gewinne Zeit für schönere Dinge, als Ordnung zu halten.)

Um an eigenen Bewertungen und abwertenden Gedankenmustern zu arbeiten, und um das eigene Denken bewusster zu lenken, bietet sich diese Übung an. Machen Sie sie, sooft es nur geht. Immer, wenn Sie bemerken, dass Sie jemanden bewerten, stellen Sie sich die vier Fragen und beantworten Sie sie kurz und bündig.

Wenn Sie diese Übung regelmäßig in Ihren Alltag einflechten und liebevoll und präsent ausführen, werden Sie schnell eine Veränderung in Ihrer Umgebung spüren. Sie selbst werden freier, Sie verstehen andere Menschen besser und brauchen keine Bewertung und Abwertung der anderen, um sich selbst besser zu fühlen und Energie zu gewinnen.

Sie können jeden Menschen so lassen, wie er ist, denn jeder hat für sein Verhalten einen Grund, den Sie jetzt vielleicht sogar verstehen können und gutheißen.

Sie werden toleranter und entspannter, denn Sie erkennen Ihren eigenen bisher abgespaltenen Anteil und integrieren ihn. Das Wichtigste: Sie kennen und lieben sich selbst wieder ein Stückchen mehr.

Unsere Verbindung zum höheren Bewusstsein

Die übergeordneten Energiefelder

Der Mensch ist mit seiner Aura in ein riesiges, unendliches Geflecht von Energiefeldern eingebunden. Dieses gesamte Energiegefüge ist das höhere Bewusstsein, das – ähnlich wie die persönliche Aura für den Einzelnen – das universelle Wissen der gesamten Existenz enthält. Auf dieses Wissen hat jeder Mensch jederzeit Zugriff.

Dieses Wissen steht und stand dem Menschen schon immer wie ein allgemeiner Wissensspeicher zur Verfügung. In unserer heutigen Zeit, in der nur Wissenschaft Gültigkeit hat, haben sich die Menschen von den Kenntnissen über die Energien weit entfernt, und sie sind sich der energetischen Zusammenhänge nicht bewusst. Der moderne Mensch ist ausschließlich auf das intellektuelle Verständnis der Welt orientiert, was jedoch nur einen minimalen Teil der Lebensmöglichkeiten umfasst. Alles, was intellektuell nicht erklärbar ist, wird heute dem Zufall zugeschrieben.

Der universelle Wissensspeicher wird aber auch von jenen, die seine Existenz verleugnen, ständig genutzt. Jeder spontane Einfall, jede Idee, jede Erfindung entspringt dieser universellen Quelle. Jeder Wissenschaftler und Forscher greift auf das universelle Wissen zu. Derjenige, der für dieses Wissen „durchlässig" (empfänglich) ist, transferiert es als Erfindung oder Idee. Es ist deshalb häufig zu beobachten, dass dieselben Ideen und Erfindungen zur selben Zeit an unterschiedlichen Orten der Welt gemacht werden.

Wenn Sie Zugang zum allgemeinen Wissensspeicher erlangen, können Sie alle Fragen, die Sie je hatten und je haben werden, selbst beantworten.

In früherer Zeit war das einzelne, persönliche Bewusstsein nicht in der Lage, sich auf diese Weise zu öffnen. Die Menschen brauchten Erleuchtete oder eingeweihte Meister, die sie mit speziellen Riten oder durch Initiationen auf einem solchen Weg begleiten konnten, um ihnen Türen zu dem verschlossenen Wissen zu öffnen. Sie lehrten die Menschen, die eigene Energie zu erhöhen und ermöglichten ihnen so einen von Menschen kontrollierten Zugang zum höheren Bewusstsein.
Die Menschheit befindet sich jetzt an einem Zeitpunkt, an dem die Energie – und damit das Bewusstsein des Einzelnen – so weit ausgebildet ist, dass jeder Einzelne einen solchen (spirituellen) Weg beschreiten kann. Niemand ist darin begrenzt, niemand braucht heute noch einen Ritualmeister oder Priester und auch keinerlei Erlaubnis mehr, um sich dem höheren Bewusstsein zu öffnen. Es geht dabei übrigens nicht um das intellektuelle Wissen, das nur der Bestätigung des Egos dient. Sondern es geht um die Selbsterkenntnis und um den Sinn des eigenen Lebens, dem sich nun jeder auf seine Weise annähern kann. Im Allgemeinen wird diese Suche nach dem „Mehr" im Leben auch „Spiritualität" genannt.

Die eigene Suche nach dem Lebenssinn ist ein sehr persönlicher Vorgang, und die Antwort auf die Sinnfrage ist immer individuell.

Spiritualität, wie sie hier als Verbindung zum höheren Bewusstsein gemeint ist, benötigt keinen Kampf und keine Erklärung. Sie ist einfach da. Sie spüren in ihr den inneren Frieden und die Wahrheit. Spiritualität ist zeitlos, immer gültig und von Kulturprägungen unabhängig. Wenn Sie die Verbindung zur Spiritualität und zu Ihrem Ursprung als Wesen wieder spüren, bekommt Ihr Leben neue Kraft. Erst wenn Sie die energetischen Zusammenhänge Ihrer

Existenz erkennen, können Sie wirklich eigenverantwortlich leben. Die Erkenntnis, besonders das tiefe Gefühl des Eingebunden-Seins in die großen energetischen Zusammenhänge, bringt dem individuellen Bewusstsein einen großen Entwicklungsfortschritt und stärkt das Gefühl von Vertrauen und Liebe. Der Körper und sein Verstand, der aus dem Ego lebt, fühlen sich oft allein, einsam und nicht gesehen. Alle wirtschaftlichen, sozialen, politischen und religiösen Bewegungen haben ihre Ursachen in einem nicht mit dem Sinn verbundenen Ego. Unser Lebensgefühl ist in die Dualität eingewoben. Unser Ego tut alles, um gesehen zu werden. Aber dieser Aktivismus ist eben – wie wir gesehen haben – nicht im Interesse unseres Wesens.

Die meisten Menschen bewegen sich gedanklich im wissenschaftlichen Anspruch – allerdings immer gepaart mit einer leisen, inneren Suche nach dem Sinn. Sie freuen sich über jede Erkenntnis der Wissenschaft, über jede messbare und wiegbare Erkenntnis, die sie in eine bekannte Schublade stecken können. Dies gibt ihnen das Gefühl von Sicherheit.
Die Menschheit steht jedoch an der Schwelle neuer Erfordernisse. Klimaveränderung, Globalisierung, Weltfinanzkrise, schrumpfende Energiereserven, Nahrungsmittelverteilung, Weltbevölkerungswachstum und gentechnische Möglichkeiten werden mit den herkömmlichen Denkweisen nicht wirklich zu verstehen und mit alten Reaktionsmustern schon gar nicht zu lösen sein. Der Mensch fühlt sich als „Herr der Schöpfung", dabei hat er nicht annähernd verstanden, was Schöpfung eigentlich ist. Er kann sich selbst in vielen Fragen keine wissenschaftliche Antwort geben, und das bewirkt, dass er sich zunehmend sinnlos und leer fühlt. Wissenschaft ist zwar wichtig und unentbehrlich, aber es wäre schön, wenn sie durch „verbindende" grenzwissenschaftliche und energetische Erkenntnisse ergänzt würde. Erstaunlich viele Wissenschaftler, die als „Neudenker" gelten, bewegen sich allerdings bereits vermittelnd zwischen diesen Disziplinen.

Bisher liegt allgemein das Hauptaugenmerk auf der Erforschung des Vorhandenen, des Materiellen. Aber weshalb ist das Vorhandene überhaupt da? Wie stehen die Menschen untereinander in Verbindung? Welchen Sinn verfolgen Lebensabläufe? Diese Fragen lassen sich weniger wissenschaftlich als energetisch beantworten.
Das Eingebunden-Sein in die alles verbindenden Energiefelder hat den gleichen Sinn, den wir schon beim individuellen Energiefeld kennengelernt

haben. Die verbindenden Energiefelder beziehen sich jeweils auf größere Systeme, in die sie wiederum eingebunden sind. Sobald Sie selbst mit einem Menschen zusammentreffen (oder auch nur an ihn denken), ergibt sich sofort ein übergeordnetes, gemeinsames Energiefeld. Dieses gemeinsame Feld schwingt und ist dynamisch veränderbar, es definiert sich durch freie Schwingung und blockierende Strukturen.
Kommt nun eine Gruppe von Menschen zusammen, ergibt sich ein (größeres) Gruppen-Energiefeld mit entsprechenden Schwingungen und Interaktionen auf der energetischen Ebene. Vereine, Organisationen, Firmen, Staaten usw. sind ja ebenfalls energetische Felder, nur eben größer und komplexer. Auch diese bilden Resonanzgefüge und schwingen – wie die persönliche Aura – in einem Drei-Sekunden-Intervall, wobei auch hier alles, was geschieht, im Energiefeld gespeichert wird. Jetzt bekommen Sie eine Vorstellung von der Komplexität der energetischen Ebenen.

Alles, was ist, schwingt energetisch in einem komplexen Gefüge harmonisch zusammen.

Es gibt energiebindende Strukturen in jedem dieser Energiefelder, die die Schwingung der Energie reduzieren. Durch die Strukturen ergeben sich – wie in der persönlichen Aura – Hindernisse, Aufgaben oder Probleme, durch deren Lösung bzw. Erkenntnisgewinn die Entwicklung der Gruppe vorangetrieben wird.
Das Gruppen-Energiefeld „Deutsche" hat zum Beispiel als Struktur das Thema „Schuld". Diese Struktur „Schuld" ist ein energetisches Loch im Gruppen-Energiefeld, das an zahlreichen Beispielen, wie z. B. dem Holocaust-Thema oder in dem Konflikt um die aktuellen Asylfragen offensichtlich wird. Wir als Deutsche übernehmen sozusagen „kollektiv" sehr schnell Verantwortung für soziale Zusammenhänge, weil wir uns grundsätzlich sowieso schon schuldig fühlen. Wir zahlen schnell und gerne Geld, um uns gefühlt von der Schuld freizukaufen. Auch andere Kulturen begehen natürlich schlimme Verbrechen, doch keine scheint das Thema „Schuld" so stark zu tragen, wie wir es als Deutsche tun. Andere Länder haben andere blockierende Strukturen in ihrem kulturellen Gruppen-Energiefeld und damit entsprechend andere Themen.

Den ungehinderten Energiefluss bemerken Sie nicht. Sie spüren nach dem Gesetz der Resonanz Ihre Umgebung nur dann, wenn die Energie nicht frei schwingt. Dort, wo Sie die Strukturen spüren, setzen Sie zur Veränderung an, dort besteht Handlungsbedarf. Im Fall der Gruppe „Deutsche" besteht Handlungsbedarf, das Thema der Schuld zu bearbeiten.

Eine energetische Struktur bewirkt ein Symptom und wird dadurch überhaupt sichtbar. Dieses Symptom ist ein Vorgang auf der materiellen oder inhaltlichen Ebene, beispielsweise der Nationalsozialismus oder die hohe Staatsverschuldung usw. Es dient der Gruppe dazu, den Sinn, im Beispiel die Schuld, zu erkennen und zu bearbeiten, um die Entwicklung der Gruppe und ihrer Mitglieder zu fördern. In diesem Fall aber nicht auf der Ebene der persönlichen Aura, sondern auf der energetischen Ebene des Staates.

Die jeweiligen Themen, wie hier die Schuld, betreffen alle Angehörigen der Gruppe. Sie fühlen sich mit den anderen Menschen der gleichen Gruppe solidarisch verbunden und verfolgen ähnliche Ziele. Auf der inhaltlichen Ebene werden die Ereignisse als positiv oder negativ bewertet. Auf der energetischen Ebene sind die Vorgänge dagegen wertfrei und zeigen nichts anderes als das freie Schwingen oder eben das Nicht-Schwingen von Energie.

Jedes Energiefeld, zu dem wir als Mensch gehören,
erfüllt – energetisch gesehen – einen Sinn, den wir gemeinsam lösen.

Wie Sie als einzelnes Wesen an Ihrem Energiefeld arbeiten können, haben Sie in den ersten Kapiteln dieses Buches gelernt. Sie können dieses Wissen nun auch auf Gruppen übertragen. Sie können die energetischen Blockaden des Gruppenfeldes, dem Sie angehören, erkennen und bearbeiten. Ist es Ihre Firma, die sich nicht so fließend entwickelt, wie es sein sollte? Ist es Ihre Fußballmannschaft, die eine Phase der Erfolglosigkeit erlebt? Ist es Ihre Partei, die in sich zerstritten ist?

Immer, wenn Sie an der persönlichen Aura arbeiten, verändern Sie auch etwas an den Energiestrukturen, die Sie mit anderen Menschen verbinden. Sie entwickeln sich dann nicht nur persönlich, sondern auch in der Gemeinschaft, und die Entwicklung der Gemeinschaft wirkt wiederum auf Sie als einzelnes Mitglied zurück.

„Jeder sollte vor seiner eigenen Tür kehren, dann ist es überall sauber." Diese Redensart bedeutet deshalb eigene Entwicklung und gleichzeitig gemeinschaftliche Entwicklung. Beschäftigen Sie sich mit Ihren eigenen Themen, und klären Sie diese energetisch, dann tragen Sie mit dieser Klärung zur Entwicklung der übergeordneten Energiefelder bei.

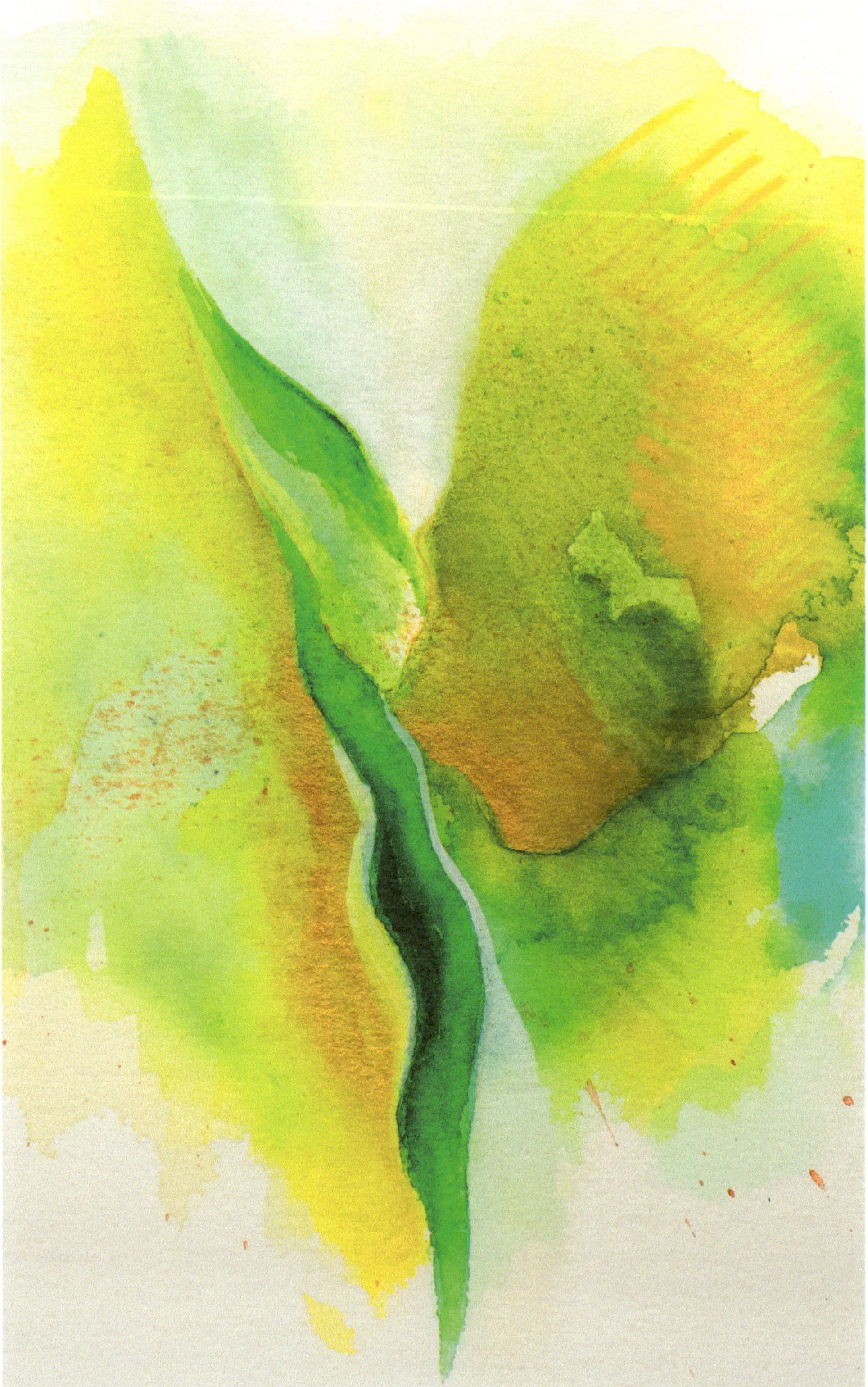

VII – SPIEGEL UND RESONANZ

Verständnis im Alltag entwickeln

Einen grundlegenden Baustein zum Verständnis des eigenen Lebens und der eigenen Problematiken und bei Fragen zu allen Lebensbereichen stellt das Resonanz-Prinzip beziehungsweise Spiegel-Prinzip dar. Es ist gleichzeitig in aller Konsequenz die Basis der heilenergetischen Arbeit und der daraus resultierenden Sinnanalytischen Aufstellungsarbeit. Wir können unterschiedliche Fragestellungen nach den Resonanzen verfolgen. Wir unterscheiden die **Wie**-Resonanz und die **Warum**-Resonanz, den **direkten** und den **verdeckten** Spiegel.

Die Wie-Resonanz

Sicherlich haben Sie einen schönen großen Spiegel zu Hause. Stellen Sie sich vor Ihren Spiegel und schauen Sie Ihr Spiegelbild an, ohne zu bewerten. Es geht nicht um Schönheit. Pickel oder zerzauste Haare sind momentan uninteressant. Schauen Sie einfach in den Spiegel: Das sind Sie! Das ist Ihre materielle Verwirklichung auf der Erde – jetzt, hier und heute. In Ihrem Spiegelbild können Sie sich genau betrachten. Sie sehen, wer Sie in diesem Augenblick sind und was Sie ausstrahlen.

Sie können das Spiegelbild anlachen, Sie können grimmig blicken, Sie können weinen – das Spiegelbild gibt all das wieder. Das Spiegelbild fügt nichts hinzu und lässt nichts weg, es gibt das wieder, was ist. Deshalb ist das Spiegelbild für Sie sehr wertvoll. Sie können daran einfach erkennen, wie Sie jetzt gerade aussehen.

Es gibt auch wieder, was Sie unter der Kleidung haben. Sie sehen hier zwar nur Ihre Körperformen, Sie wissen jedoch ganz genau, was dort andeutungsweise sichtbar ist. Es gibt wieder, was Sie fühlen. Sie sehen zwar nur traurige Augen und hängende Mundwinkel, Sie wissen jedoch ganz genau, was sich darin zeigt. An den Händen sehen Sie die Haut, und Sie wissen ganz genau, dass darunter Muskeln, Knochen, Sehnen und Blutbahnen sind. Die auf den ersten Blick sichtbare Oberfläche wird gestützt durch das Nicht-Sichtbare, das darunter liegt. So, wie die Spitze des Eisberges nur sichtbar sein kann, weil ein riesiges Volumen unterhalb der Wasseroberfläche schwimmt, können

Sie im Spiegel die äußere Erscheinung nur deshalb sehen, weil Milliarden von Körperzellen im Verborgenen dafür sorgen, dass die kleine Oberfläche sichtbar wird.

Sie können in Ihrem Spiegelbild Ihren derzeitigen Lebenszustand betrachten. Wie fühlen Sie sich? Machen Sie das einfach mal aus Neugier, ohne zu bewerten. Nehmen Sie nur wahr und betrachten Sie damit Ihre Wie-Resonanz. Mit etwas Übung schaffen Sie es, sich neutral zu betrachten, ohne an den Wimpern zupfen, den Lippenstift nachziehen oder die Haare ordnen zu müssen. Sie schaffen es, sich zu betrachten, ohne sich abzuwerten, ohne sich für hässlich oder unfähig zu halten und ohne sich mit anderen zu vergleichen.
Vielleicht fühlen Sie sich heute wertlos, möchten sich zurückziehen oder weglaufen. Oder Sie haben Schmerzen im linken Knie, eine starke Übelkeit usw. Sie hatten eine Autopanne? Sie haben den Zug verpasst? Sie wurden nicht zum Silvesterball eingeladen? Ihr Ehemann hat den 20. Hochzeitstag vergessen? Solche banalen alltäglichen Begebenheiten sollen eine Aussagekraft haben? In der Tat ist es so, dass viele solche Vorgänge nicht weiter beachten oder sie als Zufall, Missgeschick oder Missachtung betrachten. Sie bringen solche Vorgänge nicht mit sich in Verbindung, sondern suchen die Schuld im Außen. Es findet sich immer ein Grund, dem man die Schuld geben kann: Die Migräne, eine Überlastung, ein Virus, ein alter Autoreifen, eine leere Batterie in der Armbanduhr, mangelnde Wertschätzung eines anderen usw.
Solange Sie den Zusammenhang zu der Gestaltungskraft Ihres Energiefeldes nicht kennen, sind Sie Opfer solcher Zufälle und äußeren Ereignisse. Deshalb stellt die bewusste Beschäftigung mit der Wie-Resonanz den Einstieg in das tiefere Verstehen der Zusammenhänge und in die aktive Lebensgestaltung dar. Fragen wir nach dem „Wie" in der Resonanz, geht es darum, sich lediglich bewusst zu machen, wie die aktuellen Verhältnisse in unserem Leben sind und wie sie sich anfühlen: Wie ist mein Umfeld? Wie verhalten sich meine Mitmenschen? Wie sind meine Erfahrungen? Wie fühlen sich meine Begegnungen mit anderen Menschen an? Wie fühle ich mich in meiner Umgebung?
Die Wie-Resonanz beschäftigt sich nicht mit den Fragen nach den Gründen und Ursachen von bestimmten Umständen, sondern interpretiert und versteht nur das reine Ergebnis.

Das Verständnis der Wie-Resonanz erklärt den aktuellen Zustand.

Die Warum-Resonanz

Sie sehen im Spiegel Ihre materielle Verwirklichung, Ihren Körper – so, wie er hier auf der Erde herumläuft. Ohne den Körper, den Sie hier sehen, wären Sie als Energiewesen im Universum vorhanden, jedoch nicht als Mensch auf der Erde. Das individuelle Aussehen Ihres Körpers hängt mit Ihrer seelischen Lebensplanung zusammen. Sind Sie kräftig, robust, durchsetzungsfähig, kämpferisch? Oder sind Sie eher zart, sensibel und zurückhaltend? Im Alltag hören Sie von allen Menschen aus Ihrer Umgebung, wie unzufrieden diese über manche Besonderheit ihres Körpers sind: Die Nase, die Ohren, das schüttere Haar, die Neigung zu Pickeln, die im Vergleich zum Oberkörper zu kurzen Beine – all dies hat einen Grund und wurde bereits vor dem irdischen Leben schon so „geplant". Anstatt über die eigene Planung zu jammern und sie durch Schönheitsoperationen zu korrigieren, sollte die Frage gestellt werden, warum das Aussehen so ist, wie es ist. Die Frage nach dem „Warum" führt ein Stück weit hin zum Erkennen des eigenen Wesens oder des Wirkens der Seele – der Quelle der eigenen Lebenskraft.
Die Warum-Frage richtet sich auf die blockierte Energie in unserer Aura. Sie gibt sich nicht mit einer „Wie"-Antwort zufrieden, sondern will darüber hinaus wissen, warum wir erleben, was wir erleben, und warum wir uns fühlen, wie wir uns fühlen. Die Strukturen in der Aura gestalten die Ereignisse, die wir erleben, und führen uns mit den Menschen zusammen, die uns auf unsere Emotionen aufmerksam machen – durch Resonanz. Wenn wir die durch sie „angesprochenen" Blockaden erkennen und lösen, müssen wir nicht immer wieder die gleichen Ereignisse in unser Leben rufen und manifestieren. Wir lernen dann aus den Resonanzen und können den Hintergrund unserer Gefühle und Verhaltensweisen verstehen. Wir lernen, daran zu reifen und unsere Zukunft entsprechend neu zu gestalten.

Die Warum-Fragen würden also lauten: Warum fühle ich mich heute wertlos? Warum habe ich das Bedürfnis, wegzulaufen? Usw. Kennen Sie das Gefühl vielleicht aus der Kindheit, als Sie Angst vor dem Großvater hatten und weglaufen wollten? Warum schmerzt mein Knie? Hängt das mit dem Besuch der Verwandtschaft zusammen. Kommen Menschen, mit denen Sie noch etwas zu klären haben? Warum ist mir übel? Hängt das mit dem Freund Ihres Ehemannes zusammen, der Sie geringschätzig behandelt hat? Kennen Sie dieses

Verhalten von Ihrem Vater? Haben Sie als Kind eine demütigende Erfahrung gemacht?
Warum habe ich ausgerechnet heute eine Autopanne, wo es doch so wichtig wäre, meine Tochter zur Springreiter-Prüfung zu fahren? Warum bin ich eifersüchtig auf meine Tochter? Weil Sie früher nie reiten durften und es ihren Eltern zu teuer war?
Ihr gesamtes Leben ist in Ihrem Energiefeld gespeichert. Jedes Ereignis in Ihrem Leben hat eine Struktur in Ihrer Aura hinterlassen. Jede Struktur steht mit einer (alten) Emotion in Zusammenhang.

Mit der komplexen und nicht sichtbaren Aura stehen wir vor der Welt – wie vor einem Spiegel.

Sie sehen in Ihrer Umwelt jede einzelne Struktur Ihres Energiefeldes in materieller Form gespiegelt. Jede Begegnung mit einem Menschen und jede Situation stößt in Ihrem Energiefeld an eine Struktur, die eine Emotion auslöst. Emotionen sind immer Erfahrungen aus der Vergangenheit. Alle Emotionen werden zu Ihrer Realität, solange sie als Struktur in Ihrem Energiefeld vorhanden sind.
Die bewusste Betrachtung dieser Resonanzen mit der Wie-Frage und ihre tiefere Ergründung mit der Warum-Frage ist Ihre Möglichkeit, Ihre Realität zu erkennen und zu verändern.

Das Verständnis der Warum-Resonanz erklärt die Ursache für Ihre Realität in der Vergangenheit.

Falls Sie sich nun Ihre Fragen nicht sofort selbst beantworten können oder Hilfe beim Finden der Antworten benötigen, lesen Sie bitte die Ausführungen zu den Sinnanalytischen Aufstellungen am Ende dieses Buches.

Direkte Resonanz

Alles in Ihrer Umgebung – Menschen, Dinge und Ereignisse – sind Schwingungen in Ihrem eigenen Energiefeld. Alles, was Sie in Ihrem Umfeld und an Ihren Mitmenschen negativ emotional berührt, zeigt Ihnen Verhaltensweisen oder Charakterzüge, die Sie an sich selbst nicht mögen. Sie lehnen diese Verhaltensweisen an sich selbst ab, und aus diesem Grund kritisieren Sie das Verhalten bei einem anderen Menschen. Diese Ablehnung hilft Ihnen in Ihrer persönlichen Entwicklung allerdings nicht weiter. Es kommt immer wieder eine neue Situation mit demselben Verhalten anderer Menschen auf Sie zu, und Ihre Ablehnung wird immer stärker. Alles, was Sie ablehnen, tritt immer stärker in Ihr Leben, damit Sie es sich anschauen und es verändern können. Zur direkten Resonanz gehören alle Lebenszusammenhänge in Ihrem Alltag, die Sie in irgendeiner Weise gefühlsmäßig berühren und bei denen Sie sofort erkennen, dass es ein Verhalten ist, dass Sie sehr wohl an sich selbst kennen, aber an sich selbst nicht mögen und nicht leiden können. Das ist ein sogenannter „blinder Fleck". Diese Tatsache ist vielleicht überraschend, birgt jedoch eine riesige Chance zur persönlichen Entwicklung.

Ihr Partner ist furchtbar bequem und hängt lieber vor dem Fernseher ab, als Ihnen im Haushalt zu helfen. Sie ärgern sich furchtbar und stoßen den Staubsauger beim Saugen an die Wand, räumen gehetzt die Spülmaschine aus, eine Tasse fällt herunter, und Sie ärgern sich so lange, bis Sie Trennungsgedanken hegen. Ist Ihnen schon einmal die Idee gekommen, dass Sie selbst vielleicht jetzt auch gerne vor dem Fernseher entspannen würden? Woher kommt dann der Drang, jetzt aufzuräumen? Wer will es so aufgeräumt haben? Kann es sein, dass es Relikte aus Ihrer Kindheit sind, die Sie hier jetzt an Ihrem Partner ausleben?

Wenn Sie das Gefühl bekommen, für sich selbst aufzuräumen, weil Sie selbst es gerne aufgeräumt haben, um sich wohlzufühlen, dann tun Sie es mit Liebe. Das Aufräumen macht dann Spaß, und es geht einfach von der Hand. Sie empfinden keinen Vorwurf gegenüber Ihrem Partner. Ist dies aber nicht der Fall, überprüfen Sie besser den Grund Ihrer Putzwut und lassen die Projektion auf Ihren Partner los. Er ist nicht der Grund, sondern nur der Auslöser, der Sie auf sich selbst hinweist.

In Ehen und Beziehungen drehen sich die meisten Streitpunkte, Ablehnungen und Trennungen um solche Themen – Projektion von morgens bis abends. Die direkten Resonanzen sind sehr leicht zu erkennen. Alles, was Sie über andere Menschen negativ berichten, erzählen Sie über sich selbst. So einfach ist das.

Der direkte Spiegel zeigt uns unsere eigenen ungeliebten Verhaltensweisen und Eigenarten.

Verdeckte Resonanz

Sie werden nun sicher zu bedenken geben, dass das bisher vorgestellte Spiegeln ja wohl nicht wahr sein kann. So arrogant wie Ihre Nachbarin sind Sie selbst ganz sicher nicht. Dies ist ein Beispiel für verdeckte Resonanz. Bestimmte Verhaltensweisen und Eigenschaften an sich selbst lehnen Sie so sehr ab, weil Sie sie als nicht gut ansehen oder sie Ihnen aberzogen worden sind, dass Sie sie weit und tief in Ihr Unterbewusstsein geschoben haben. Nur durch den Spiegel können Sie erkennen, dass Sie hier eine Blockade haben.
Im Beispiel der arroganten Nachbarin bewerten Sie die Arroganz als sehr negativ. Sie selbst sind dagegen der netteste Mensch der Welt und jedermanns Liebling, vor allen Dingen sind Sie niemals arrogant! Aber innerlich wären Sie auch gerne selbstbewusster oder ständen gerne mal im Mittelpunkt. Sie gestehen es sich nicht zu, weil es Ihnen schon früh durch Ihre Erziehung abgewöhnt worden ist. Deswegen ärgern Sie sich sehr über arrogante Menschen, und Sie verurteilen deren Verhalten und bekommen von Ihrer gesamten Umgebung Zustimmung. Zustimmen können dabei immer nur die Menschen, die selbst ebenfalls ein Problem mit ihrem Selbstbewusstsein haben.

Was ist aber nun mit arroganten Menschen selbst? Sie halten sich zunächst einmal gar nicht für arrogant, denn sie sind, wie sie sind. Sie beneiden oder hassen jedoch vielleicht solche netten Leute wie Sie, die überall Freunde haben, während sie selbst oft Ablehnung und Ärger begegnen. Sie haben die Arroganz – einen Teil der Selbstmitleid-Dünkel-Struktur – als Modell für ihr Leben entwickelt, weil sie sich eigentlich sehr wertlos fühlen und sich hinter der Arroganz im Dünkel wie hinter einem Schutzschild verstecken können.
Es ist zwar nicht verwerflich, an anderen etwas auszusetzen, was Sie selbst nicht mögen. Das bringt Sie allerdings nicht weiter, sondern bestätigt Sie in dem Zustand, in dem Sie heute leben. Sie können die Beobachtung im Spiegel des Lebens jedoch als Chance nutzen, sich selbst besser kennenzulernen. Erleben Sie das Leben von nun an nicht in Verurteilung und Abgrenzung, sondern nutzen Sie es zu Ihrer Entwicklung!

In der verdeckten Resonanz begegnen wir Eigenschaften oder Verhaltensweisen bei anderen Menschen, die uns bei uns selbst vollkommen unbekannt sind. Das heilenergetische Anliegen beim Erkennen der Resonanzen und der

persönlichen Spiegel ist es, sich selbst ein wenig mehr Freiraum zu erarbeiten und die aberzogenen Potenziale zu entdecken und zu befreien. Unsere Erziehung hat immerhin dazu gedient, die wertvollsten Fähigkeiten und Kräfte in uns zu leugnen und möglichst angepasst durch das Leben zu gehen. Im Spiegel erkennen wir, was darüber hinaus noch in uns steckt, wenn wir uns trauen, es anzuschauen und zuzulassen.
Ein weiteres Ziel ist, durch die Erkenntnis der Resonanzen entspannter, toleranter und offener zu werden, weil man entdecken kann, dass jeder so, wie er ist, sein individuelles Thema mit dem Leben hat. Das macht uns alle am Ende gleich und gleichberechtigt.

Der verdeckte Spiegel zeigt uns, was für Potenziale in uns stecken.

Beispiele:

Der unordentliche Kollege regt mich auf.

Direkter Spiegel: Ich bin selbst unordentlich?

Verdeckter Spiegel: Ich wäre gerne unordentlich, gestehe es mir aber nicht zu. Ich bin äußerst pedantisch und vertrage es nicht, wenn andere unordentlich sind.

Meine Kinder sind so laut und gehen mir auf den Wecker.

Direkter Spiegel: Ich bin selbst oft laut.

Verdeckter Spiegel: Ich durfte als Kind nie laut sein und unterdrücke meine Lautstärke heute krampfhaft und schimpfe, wenn jemand laut ist.

Mein Partner kauft mir immer billige Geschenke, um möglichst wenig Geld auszugeben.

Direkter Spiegel: Ich bin auch oft geizig bei anderen.

Verdeckter Spiegel: Ich bin mir selber nichts wert und gönne mir selber nichts, ärgere mich aber, dass andere so geizig sind.

Mir geht der unordentliche Haushalt der Freundin auf die Nerven.

Direkter Spiegel: Mich stört der Dreck bei mir selbst auch.

Verdeckter Spiegel: Ich könnte auch mal Fünfe gerade sein lassen, gestehe es mir aber nicht zu. Ich bin besonders ordentlich und rege mich lieber auf, wenn die Freundin unordentlich ist.

ÜBUNG 26: SPIEGEL ANNEHMEN

Es ist nicht immer leicht zu akzeptieren, dass unsere gesamte Umwelt ein Spiegel für uns selbst ist. Diese Übung hilft Ihnen dabei, die Spiegel anzunehmen. Nehmen Sie sich dafür eine halbe Stunde Zeit und halten Sie Stift und Papier bereit.

→ Machen Sie eine Liste von allen Menschen in Ihrer direkten Umgebung.

→ Ergänzen Sie anschließend die Eigenarten oder Verhaltensweisen dieser Menschen, die Sie als störend oder provokativ empfinden. (Schreiben Sie sie stichwortartig auf.)

→ Was spiegeln Ihnen diese Eigenschaften bei sich selbst? Erkennen Sie Ihr eigenes Muster im anderen?

→ Handelt es sich um direkte oder verdeckte Spiegel?

→ Was können Sie an sich selbst oder an Ihrem Verhalten sofort ändern?

Gehen Sie liebevoll mit sich selbst um! Beobachten Sie, wie sich schon bald nach der Übung Ihre Umgebung verändert und der Spiegel sich wandelt.

Die ganze Welt ist unser Spiegel

Es kann keine objektive Welt geben, die für alle Menschen gleich ist. Wir haben individuelle Prägungen aufgenommen und übernommen, die zu unserer Wahrnehmungswelt geworden sind. Jeder von uns hat sich so seine ganz persönliche Welt geschaffen und erschafft sie noch, allein dadurch, dass wir uns in jedem Moment des Lebens auf die bereits gefühlten und gemachten Erfahrungen beziehen – jeden Augenblick aufs Neue. Diese Welt entspricht zu 100 Prozent den eigenen Vorstellungen und Beschränkungen.

Wir sind in Resonanz. Alles, was wir in uns an Bildern und Erfahrungen tragen und was sich in unserer Aura als Struktur manifestiert hat, zeigt uns eine Welt, wie wir sie täglich aufs Neue selbst erschaffen und erleben.

Was wir als unsere Welt erleben, erschaffen wir ständig selbst.

Beispiele:

Stellen Sie sich vor, Sie sind ausschließlich fließende Energie. Würden Sie dann etwas spüren, wenn Sie sozusagen im Fluss sind? Nein, natürlich nicht. Ihr Körper funktioniert immer gut, aber dann stoßen Sie beim Laufen an einen großen Stein. Vorher haben Sie Ihr Bein nicht gefühlt, aber jetzt, nach dem Stoß, fühlen Sie den Schmerz und Ihr Bein deutlich!
Sie genießen im Kino den Film und hören gespannt zu. Auf einmal gibt es Geraschel von Popcorn vom Platz neben Ihnen. Sie sind gestört und nehmen den Nachbarn jetzt das erste Mal wahr und ärgern sich über dessen Rücksichtslosigkeit.

Spüren können Sie nur dann etwas, wenn es einen Widerstand in Ihrem freien Fluss gibt. Wenn Energie ins Stocken gerät, dann entsteht Bewusstsein. In dem Augenblick, wenn Sie an den Stein treten, wird Ihnen Ihr Fuß durch den Schmerz bewusst. Beim Geraschel bemerken Sie den Nachbarn.
Ihr Ur-Impuls als geistiges Wesen kann nur in der Beschränkung des Körpers Erfahrungen sammeln. Dafür ist in der dreidimensionalen Welt der Widerstand die Grundlage für Erfahrungen.
Ihre Aura ist der Bauplan und die Grundlage für die Umsetzung Ihrer ganz persönlichen Realität in Materie. In Ihrer Aura sind die Informationen Ihres Wesens aus den geistigen Zusammenhängen, aber auch alle Begebenheiten des Lebens und alle Erfahrungen als Blockaden abgespeichert. Jede der Blockaden ist Teil Ihrer Realität.
Da, wo im Energiefeld die Energie nicht frei schwingt, also eine Struktur vorliegt, findet Ihre Wahrnehmung statt und damit entsteht genau da Bewusstsein. Die gesamte Welt könnten Sie also auch als „Störung" Ihres eigenen Energieflusses bezeichnen. Das bedeutet, dass Sie sich über eine Ohnmacht überhaupt erst fühlen. Sie ärgern sich, nehmen wahr und sprechen z. B. mit jemandem über das Gefühl.

Beispiel:

Sie sagen zu Ihrem Mann: „Schau mal, die Nachbarin hat schon wieder ein neues Kleid an. Die hat auch zu viel Geld." Sie erleben die Ohnmacht, sich kein solches Kleid leisten zu können. Sie fühlen einen Mangel, der sich darin äußert, zu wenig Geld zu haben. Beim Anblick der Nachbarin im neuen Kleid wird diese Blockade angeregt. Sie sind in Resonanz gegangen, fühlen und sprechen darüber. Ihr Mann hatte die Nachbarin nicht gesehen und nimmt Ihre Aussage ganz nebenher wahr.
Ihr Mann war immer sehr unsportlich, zum Leidwesen des Schwiegervaters, der dies lebenslang an ihrem Mann bemängelt hat. Ihr Mann sieht ein Fußballspiel im Fernsehen und schimpft auf jeden verschossenen Ball und auf den Trainer. Ihr Mann hat eine Ohnmacht aus der Kindheit, die seine Sportlichkeit betrifft. Jeder verschossene Ball regt seine Ohnmacht an und lässt ihn die eigene Unfähigkeit fühlen. Er schimpft und berichtet Ihnen aufgeregt, was er als Spieler anders gemacht hätte. Sie selbst hören den Kommentar eher gelangweilt. Ist nicht mein Film, denken Sie, und das ist es tatsächlich nicht, denn Sie haben nicht die entsprechende Resonanz dazu!

Zustände der Aura sind entweder der freie Energiefluss
oder blockierte Energie.

So ist die Realität jedes Einzelnen von uns geschaffen. Wir nehmen sozusagen nur dann etwas in unserer Umgebung wahr, wenn der Energiefluss „gestört" ist. Wenn alles frei schwingt, sind wir mit uns selbst und allem um uns herum im Reinen. Sie können die anderen Menschen erst dann in Ihrer Umgebung erleben, wenn diese in Ihrer eigenen Aura eine Resonanz erzeugen. Die anderen sind sozusagen „Störungen" in Ihrem Energiefeld. Das betrifft nicht nur andere Menschen, sondern Ihr gesamtes Lebensumfeld – Ihre gesamte Umgebung.

Nur wo die freischwingende Energie blockiert ist, nehmen wir bewusst wahr.

Wie erleben Sie Ihre Welt? In der Umgebung findet nur das statt, was Sie in Ihrer Aura mit sich herumtragen. Sie brauchen also über nichts zu schimpfen – alles sind Sie selbst.

Beispiel:

Ist Ihnen schon einmal aufgefallen, dass Sie, wenn Sie einen neuen Wagen kaufen wollen, überall nur noch die Automarke sehen, für die Sie sich interessieren?
Wenn Sie schwanger sind, begegnen Ihnen garantiert alle Schwangeren der Stadt.
Wenn Sie sehr klein sind, laufen Ihnen auffallend viele große Menschen über den Weg, und jeder Einzelne ist Ihnen ein Dorn im Auge.
Sie können dieses Phänomen des Spiegelns auch effektiv nutzen. Stellen Sie sich eine Frage und schauen Sie, wie die Welt Ihnen auf die Frage antwortet. Hören Sie im Vorbeigehen das nächste Gespräch auf dem Wochenmarkt, sehen Sie die Autowerbung oder achten Sie auf die Meldungen in Ihrem Radioprogramm. Sie werden sich wundern, die Antworten sind meistens verblüffend passend! Diese Antworten können Sie genau wie ein Orakel nutzen, denn ein Orakel funktioniert genau so. Sie stellen jemandem eine Frage und bekommen genau die Antwort, die Sie hören „können".

Beispiel:

Interessante Untersuchungen gibt es hierzu von inzwischen zahlreichen Forschern. Der Psychologe Bertram R. Forer hat einen Klassiker dazu abgeliefert, indem von seinen Studenten einen Persönlichkeitstest[12] durchführen ließ. Dann hat er diesen Test ausgewertet und jedem Studenten dessen persönliches Ergebnis vorgelegt. Darin stand dann zum Beispiel: „Sie brauchen Zuneigung, ... haben ein paar Schwächen, ... zweifeln manchmal an Ihrem Tun, ... einige Ihrer Wünsche sind unrealistisch usw." Der Witz war nur: Alle Studenten bekamen dieselbe Auswertung mit demselben Wortlaut, aber jeder Einzelne fand eine hohe persönliche Übereinstimmung in sich mit dem Testergebnis. Grund hierfür waren die „Allgemeinplätze".
Diese Experimente wurden seitdem unzählige Male wiederholt mit immer ähnlichen Ergebnissen. Der französische Psychologe Michel Gauquelin trieb es auf die Spitze mit folgendem Experiment[13]: Er ließ sich mithilfe der Geburtsdaten eines Serienmörders ein persönliches Horoskop erstellen. Dieses schickte er an 150 Leute, indem er es als ihr „persönliches Horoskop" ausgab, verbunden mit der Frage, ob sie sich darin wiedererkennen würden. Immerhin, 94 Prozent der Adressaten stimmten zu.

12]+13] https://de.wikipedia.org/wiki/Barnum-Effekt (aufgerufen am 12.05.2017)

Für mich sind solche Untersuchungen allerdings nicht der zwingende Beweis dafür, dass Horoskope nicht stimmen, sondern eher ein Beweis dafür, wie jeder von uns aus Informationen das herausliest, was er für sich selbst brauchen kann und eigentlich sowieso schon weiß. (Sich selbst aber nicht traut!) Das sind einfache Alltagsbeispiele, die Ihnen verdeutlichen sollen, wie wir als Menschen unsere Realität als unseren inneren Spiegel erleben. Die gesamte Welt und alles, was wir erleben, kann uns daher sehr dabei helfen, uns selbst zu erkennen. Denken Sie an Sokrates berühmte Aufforderung:

„Mensch, erkenne dich selbst!"

Lassen Sie uns nun die verschiedenen Spiegel in Ihrer Umgebung etwas genauer kennenlernen, um das nächste Puzzleteilchen in Ihr eigenes Lebensbild einfügen zu können.

Der Partner als Spiegel

Wenn Sie einen Partner wählen, tun Sie es nach dem Spiegel-Prinzip. In der Phase der Verliebtheit sehen Sie ausschließlich die Eigenschaften an ihm, die Sie wunderbar und erstrebenswert finden. Die Zeit des Verliebtseins ist wunderschön, und alle Wünsche scheinen wahr zu werden. Nach der Phase dieser Verliebtheit begegnen Sie sich selbst in Ihrem Partner. Er präsentiert Ihnen Ihre verborgenen Eigenschaften. Den Spiegel in der Partnerschaft anzunehmen, bedeutet, wirklich an die tiefsten eigenen Schattenseiten zu gelangen und sie zu bearbeiten. Erst dann sind Sie zu einer wirklichen Partnerschaft aus einer wertfreien Haltung heraus und mit bedingungsloser Liebe bereit.

Wir können unsere dunkelsten Schatten im Partner erkennen und daraus lernen.

Zu diesem Schritt sind meiner Erfahrung nach die meisten Menschen noch nicht bereit. Es ist einfacher, die eigenen Themen auf den anderen zu projizieren und ihm Vorwürfe zu machen. Sie kennen den Begriff „Projektion" vom Diaprojektor. Das Bild, das man sich anschaut, befindet sich nicht auf der Wand, sondern man projiziert es mit Licht auf die Wand. Genauso machen wir es gerne mit unseren eigenen schwierigen Eigenschaften, die wir

nicht sehen wollen. Statt bei uns selbst nach der Ursache zu forschen und zu schauen, wo die entsprechende Resonanz liegt, schieben wir die Eigenschaft der anderen Person zu. Der andere wird zu unser „Wand" oder „Projektionsfläche", jedoch die eigentliche Thematik findet sich in uns selbst. Wir sind der Diaprojektor!
In der Partnerschaft begegnen wir sowohl dem direkten als auch dem verdeckten Spiegel. Der schmerzhafte Anteil ist der verdeckte Spiegel, der oft auch zum Trennungsgrund werden kann. Man trennt sich lieber von seinem Partner, als dessen Eigenschaften als Spiegel der eigenen Persönlichkeit zu erkunden und anzunehmen sowie diese unter Umständen schmerzhafte, aber heilende Erfahrung lebendig umzusetzen.
So wechseln viele Menschen von einem Partner zum nächsten und treffen immer wieder auf dieselben Schwierigkeiten. Die eigenen Themen und Untiefen des Bewusstseins werden einem aus verschiedenen Perspektiven immer wieder serviert, bis man ihren Sinn verstanden hat und sie auf irgendeine Weise bearbeitet und löst. Erst dann können diese Wiederholungen verschwinden.

Beispiel:

Sie haben in Ihrer Partnerschaft Schwierigkeiten im Umgang mit Geld und nehmen das Thema sogar als Trennungsgrund. Sie konnten über dieses Thema nicht offen miteinander reden, und die Schulden wurden immer größer? In der nächsten Beziehung finden Sie sich über Kurz oder Lang in demselben Hauptkonflikt „Geld" wieder.
Sie haben wieder mal einen Partner, der fremdgeht? Vielleicht haben Sie selbst einen großen Freiheitsdrang und flirten bei jeder Gelegenheit?
Sie finden immer wieder Partner mit Alkoholproblemen? Welcher Sucht gehen Sie selbst nach? Oder kennen Sie die Thematik schon aus der Kindheit von Ihrem Vater und wiederholen in den Partnerschaften unbewusst alte Co-Abhängigkeiten und Rettungsmanöver?
Wiederholungen in den eigenen Lebensabläufen werden erst dann aufhören, wenn Sie irgendwann den Sinn verstehen und das Thema bewusst bearbeiten. Schauen Sie, wo Sie selbst nicht mit Geld umgehen können. Vielleicht liegt die Ursache in Ihrer Kindheit (siehe Kapitel „Glaubenssätze"). Der entsprechende Glaubenssatz hat in Ihrer Aura so viel Energie gebunden, dass der Fluss Ihrer finanziellen Lebensgestaltung „gestört" ist. Bearbeiten Sie ihn, und die Thematik kann sich klären.

Schauen Sie, woher Ihr unbewusster Drang, fremdzugehen oder sich nicht festlegen zu wollen, kommt! Haben sich Ihre Eltern getrennt? Ist vielleicht ein Elternteil fremdgegangen? Gab es eine andere große Liebe bei einem der Elternteile vor Ihrer Zeit? All das könnten Gründe sein, warum Sie diesen Spiegel immer wieder bei Ihren Partnern erleben.
Leiden Sie selbst an einer Sucht? Kontrollsucht, Kaufen, Essen, Spielen, es gibt endlos viele Süchte, die Ihr Partner Ihnen vielleicht auf diese Weise vor Augen führt. Nicht der Partner ist das Problem, sondern Sie selbst sehen Ihr eigenes verdecktes und „weggepacktes" Problem in seinem Verhalten oder seinen Eigenarten gespiegelt.

Wenn man dieses Prinzip für sich erkannt hat, besteht die große Chance darin, mit der Bearbeitung zu beginnen. Setzen Sie nicht denjenigen vor die Tür, der Ihnen bei der Bearbeitung Ihres Themas so große Dienste (als Spiegel) leistet. Wirkliche Partnerschaft, in der Sie einem anderen Menschen gleichberechtigt gegenübertreten, beginnt erst dann, wenn Sie Ihre eigenen Schattenseiten angenommen und integriert haben. Ein Partner ist oft die größte Offenbarung, und wenn der Lösungsweg gelingt, können sich Ihre beiden Wesen in tiefer Klarheit begegnen, ohne durch die Lernaufgaben der Egos blockiert zu sein.
Sie können nur das erleben, was Sie selbst in sich tragen. Indem Sie sich selbst im Außen erleben, können Sie sich stetig weiterentwickeln.

Partnerschaft beginnt, wenn die alten Emotionen und damit die Egoanteile gelöst werden.

Unsere Kinder als Spiegel

Wenn Sie sich mit Ihrem Kind oder Ihren Kindern allgemein als Ihrem Spiegel beschäftigen, begegnen Sie eigenen in der Kindheit abgespaltenen Anteilen Ihrer Persönlichkeit. Wie bereits beschrieben, werden belastende Situationen und Erlebnisse in der Kindheit energetisch sowohl als Bilder, als Emotionen und als Ohnmacht-Blockade in der Aura gespeichert. Durch Erlebnisse mit Kindern können diese gespeicherten Blockaden später wieder „angetriggert" werden. Man erlebt in dem Augenblick die alten Verletzungen und Gefühle der eigenen Kindheit und ist gefangen in seiner eigenen kindlichen Gefühls-

welt. In der heilenergetischen Arbeit spreche ich dann von der Arbeit mit dem „inneren Kind", das es zu heilen gilt.
Ihr Kind spiegelt Ihnen immer genau Ihren eigenen emotionalen Zustand, den Sie hatten, als Sie so alt waren, wie das Kind jetzt gerade ist. Haben Sie ein Problem mit Ihrem Kind, das sich gerade in der Pubertät befindet, können Sie davon ausgehen, dass Sie selbst in diesem Alter für Ihre Eltern ein schwieriger Jugendlicher gewesen sind. Fällt es Ihnen schwer, mit Säuglingen umzugehen und fürsorglich zu sein, haben Sie mit Sicherheit selbst nicht viel Nähe und Fürsorge als Baby genossen. Sie tragen also den „schwierigen Jugendlichen" oder den „verlassenen Säugling" als abgespaltenes „inneres Kind" in sich.

Sie können mit diesem Verständnis sehen, dass nicht Ihr leibliches Kind das Problem ist, wie Sie vielleicht bisher meinten. Das Kind weist Sie vielmehr auf Sie selbst hin, und die einzige Lösung aus dem Dilemma mit „schwierigen Kindern" ist die Veränderung bei sich selbst. Sehen Sie sich Ihre Schwierigkeiten in Ihrer eigenen Jugend an und erkennen Sie die Thematik von damals. Nur dann haben Sie die Möglichkeit, an der Situation mit Ihren Kindern in Ihrer Realität wirklich etwas Grundlegendes zu verändern.
Wissen Sie noch, wie sich Ihre Mutter aufgeregt hat, als Sie zum ersten Weinfest gingen, geschminkt, mit Jungs? Sie hatte damals Angst um Sie. Jetzt fühlen Sie dieselben Ängste und die Wut Ihrer Mutter von damals, die Sie auf Ihre Tochter projizieren, wenn sie das erste Mal mit einem Jungen ausgeht. Erkennen Sie die Wiederholung?
Auch das schreiende, trotzige Kleinkind ruft die alten Emotionen in Ihnen wach. Die Ungeduld, die Hilflosigkeit, die Ohnmacht der eigenen Eltern, die Sie wütend und überfordert im Keller eingesperrt haben, um endlich Ruhe zu finden. Haben Sie auch schon einmal überlegt, Ihrem Kind Stubenarrest zu geben? Jetzt darf Ihr „inneres Kind" heilen, indem Sie Ihre eigenen Gefühle annehmen. Nur dann kann sich Ihr Verhalten Ihrem Kind gegenüber nachhaltig verändern.

Anzunehmen bedeutet zunächst einmal,
die eigenen Emotionen in der Situation zu entdecken und anzuerkennen.

Anzunehmen bedeutet auch, nicht zu projizieren, nicht dem anderen die Schuld für eine Situation zu geben, sondern in dem Augenblick, in dem eine

Situation schwierig ist, die Brücke zum eigenen inneren Erleben zu schlagen. In diesem Fall bedeutet annehmen, dass Sie noch einmal das Gefühl zulassen, das Sie selbst als Kind fühlten und verdrängt haben, als Ihre Eltern Ihnen Unrecht taten. Dazu gehört auch der Schmerz, die Verletzung und die Wut.

Beispiel:

Ich sehe mein trotziges dreijähriges Kind beim Essen am Tisch sitzen und merke, wie ich sauer und unfähig werde, mit der Situation umzugehen. Ich schreie mein Kind an, schubse es unwirsch in sein Zimmer und lebe meine Wut auf das Kind aus. Ich bin immerhin stärker!

Lösung: Ich sehe mein trotziges Kind und fühle meine inneres Berührtsein, meine eigenen Gefühle, meinen eigenen Trotz aus der Kindheit, als meine Mutter mich gezwungen hat zu essen, was ich nicht wollte. Dadurch, dass ich dieses Gefühl bei mir selbst zulasse, kann ich weich werden und mein Kind in der augenblicklichen Situation in den Arm nehmen. Mein inneres und leibliches Kind kann sich beruhigen, und mit Sicherheit werden solche Situationen nicht mehr oft vorkommen.

Beispiel:

Ich sehe das chaotische Zimmer meines dreizehnjährigen Sohnes und schreie ihn an, er solle endlich aufräumen. Ich bewerfe ihn regelrecht mit den schlimmsten Schimpfworten, die mir einfallen, sperre ihn in sein Zimmer und knalle mit lautem Gezeter die Tür zu.

Lösung: Ich fühle meine eigene Ohnmacht und erinnere mich an eine Situation mit meinem eigenen Vater. Bis in den Wortlaut hinein hat sich diese Situation gerade erneut abgespielt. Ich lasse meine eigene Ohnmacht, meinen Schmerz von damals und meine Trauer zu, ich „schneide" die Ohnmacht – wie in den Übungen beschrieben – mehrfach auf und „trete heraus". Ich kann meinen Sohn in den Arm nehmen und bitte ihn von Herzen um Verzeihung.

Trennungskinder als Spiegel

Trennungskinder stellen heute einen großen Anteil der scheinbar schwierigen Kinder dar. Sehen Sie die Kinder als Ihren Spiegel, erkennen Sie, dass sie Ihnen Ihre eigene Ablehnung des ehemaligen Partners präsentieren oder auch Ihren eigenen Schmerz der Trennung.

Eine Trennung läuft nie ohne Konflikte ab. Beide ehemaligen Partner tragen ihre Erfahrungen und Verletzungen davon. Kinder haben immer zu gleichen Anteilen sowohl energetische Anteile, genetische Anteile, als auch Verhaltensmuster und Eigenarten von Vater und Mutter in sich. Bei einer Trennung „zerreißt" es ein Kind, ganz gleich wie gut und oberflächlich einvernehmlich man als Erwachsener die Trennung abhandelt. Ein Kind nimmt immer die Emotionen und die unausgesprochenen Gefühle wahr. Kinder spiegeln die Verletzungen beider Elternteile, und die meisten Kinder sehnen sich danach, dass alles wieder so ist wie früher. Ein Kind spürt den Hass, die Verachtung, die Wut und auch die Trauer. Das Kind steht immer in der Mitte zwischen den Eltern und findet keinen von beiden besser oder schlechter, denn immerhin liebt es ja beide Eltern!
Bleiben Sie als Elternteil in der Haltung der Projektion, sprechen Sie dem oder der „Ex" die negativen Eigenschaften zu, die Sie an sich selbst und infolge dessen an dem Partner so hassen, verstärkt sich die Spiegelfunktion des Kindes. Je stärker Sie den ehemaligen Partner ablehnen, umso stärker regt das Kind in Ihnen Gefühle an, die mit dem Ex-Partner in Zusammenhang stehen. An den Kindern entdecken Sie genau die Anteile, die auch bei Ihrem Partner schon Herausforderungen für Sie waren, wegen derer Sie sich unter Umständen sogar von ihm getrennt haben. Klar, dass Ihr Kind für Sie nun „schwierig" ist. Sie sind ja mit dem Partner, Ihren eigenen inneren verpackten Anteilen und entsprechend seinem Spiegel-Verhalten auch nicht zurechtgekommen!

Das Verhalten von Kinder ist niemals „schwierig",
sondern ihre Reaktionen sind ein Spiegel für den aktuellen Familienzustand.

Beispiel:

Ihr Kind hat am Tisch das gleiche Verhalten an sich, dass Sie an Ihrem Partner schon nicht mochten. Sie schimpfen mit dem Kind und sagen, dass es genauso blöd ist wie der Papa und dass Sie es nicht mögen, wenn es sich so verhält. Das Kind fühlt einen Teil in sich abgelehnt und spürt, dass zwischen den Eltern noch etwas nicht geklärt ist. Vermutlich wird es sich in Zukunft noch auffälliger verhalten.
Lösung: Sie fühlen, welche alte Emotion bei Ihnen ausgelöst wird. Sie nehmen die Wut auf Ihren ehemaligen Partner wahr. Sie stellen fest, dass schon Ihr Vater sich so verhalten hat, Ihre Mutter schon darüber mit ihm geschimpft hat und dass Sie ihn dafür schon als Kind gehasst haben. Sie fühlen Ihre

eigene Zerrissenheit und Wut als Kind in dieser Situation und lassen das Gefühl zu. Sie spüren, wie sich in Ihnen das Gefühl Ihrem eigenen Kind gegenüber auflöst. Sie können Ihr eigenes Kind sehen, ohne aggressiv zu werden. Sie können es in den Arm nehmen und ein Gefühl von Dankbarkeit spüren, dass es Ihnen als Spiegel weitergeholfen hat.
Das Kind braucht das Verhalten nicht mehr zu zeigen, denn es spürt, dass Sie es als eigenständige Persönlichkeit ernst nehmen und wahrnehmen und dass es sich entwickeln darf.

Beispiel:

Ihr Kind wird von der Schule nach Hause geschickt, weil es Wutanfälle bekommt und andere Kinder bedroht. Sie schimpfen mit ihm und drohen nun selbst alles Mögliche an, wenn sich das Verhalten nicht ändern sollte.
Lösung: Schauen Sie, wo Ihre eigene Wut sitzt. Sie machen sich Vorwürfe wegen der Trennung von Ihrem Partner? Sie sind wütend und haben Angst, die Anforderungen an das Leben nicht alleine bewältigen zu können? Ihr Kind zeigt Ihnen deutlich Ihren eigenen inneren Zustand. Fühlen Sie die alten Emotionen. Gestehen Sie sich die Ängste und die Wut selbst zu. Lassen Sie die Wut raus, hacken Sie Holz oder schreien Sie laut, wenn Sie alleine sind und die Möglichkeit dazu haben. Zerschmeißen Sie Geschirr und toben Sie sich aus (sonst tut es das Kind stellvertretend für Sie)!

Kinder haben für ihre Eltern eine wichtige Funktion, da die Eltern ihre Hauptlebensthemen seit ihrer Kindheit mit sich herumtragen und auch im aktuellen Leben ihre Gefühle verdrängen. Deswegen können **verstehende** Eltern ihren Kindern sehr dankbar sein und jeden Augenblick mit ihnen genießen. Die Kinder leben noch die Gefühle aus, die bei den Erwachsenen unter Moral und Scham vergraben sind. Sie geben den Eltern durch das Verständnis des Spiegels eine einmalige Chance der Erfahrung und Bearbeitung, um zu reifen.
Erziehung in der heutigen Zeit bedeutet, die Möglichkeiten der eigenen Reifung in den Kindern zu erkennen und sich selbst zu verändern. Das Schöne an der Arbeit mit dem eigenen Spiegel ist, dass Sie das Ergebnis alsbald sehen. Wenn Sie bei sich ein Gefühl und in der Folge ein Verhalten aufdecken und verändern, ändert sich sofort Ihr Spiegel im Außen.
Für Kinder wiederum sind die Eltern unbewusst wichtige Spiegelbilder für ihr Leben. Sie erkennen in ihnen, wie ein erwachsener, reifer Mensch die Themen seines Lebens bearbeitet. Kinder haben noch einen unkomplizierten

Zugang zur Wahrnehmung, sie brauchen keine Erklärung. Sie spüren Authentizität und nehmen nur die Erwachsenen wirklich ernst, die nicht mehr ihre eigenen Problematiken auf andere Menschen projizieren.

Eine Problematik zwischen Eltern und Kindern entsteht, wenn die Erwachsenen nicht den Sinn der Entwicklung erkennen.

Die „schwierigen" Kinder der heutigen Zeit sind nicht schwierig. Wenn Sie als Eltern nicht die Zusammenhänge und die energetischen Grundgesetze, nach denen wir alle zusammenleben, verstehen und umsetzen, dann gibt es logischerweise Probleme.
Die emotionale Entwicklung für uns Menschen wird in der Gesellschaft unterschätzt. Der Schwerpunkt der Erziehung und Schulbildung liegt auf der intellektuellen Intelligenz. Emotionale Intelligenz kann nur von emotional intelligenten Menschen weitergegeben werden. Wenn wir als Erwachsene selbst Angst vor der Begegnung mit unseren Gefühlen haben, die uns auch von den Kindern gespiegelt werden, fehlt uns ein wichtiger Erziehungsbaustein.

Pflege- und Adoptionskinder als Spiegel

Es ist wunderbar, wenn sich Menschen entscheiden, Kinder aus schwierigen und unerträglichen Lebensverhältnissen bei sich über einen gewissen Zeitraum oder für immer aufzunehmen. Auch hier ist es interessant, die Spiegel zu erkennen und an ihnen zu arbeiten, um sich das Leben am Ende etwas leichter zu machen.
In zahlreichen Beratungen von Paaren, die von unfreiwilliger Kinderlosigkeit betroffen sind, aber auch von Adoptiv- oder Pflegeeltern, deren Kinder „schwierig" werden, gibt es zunächst eine auffällige Gemeinsamkeit: Immer ist das Thema „Dünkel-Selbstmitleid" betroffen, das zuallererst angeschaut und gelöst werden sollte. Paare, die selbst keine Kinder bekommen können, die sich aber sehnlichst ein eigenes Kind wünschen, bemitleiden sich selbst und tun alles Erdenkliche dafür, ein eigenes Kind zu bekommen. Die Tatsache, dass es Eltern und Mütter gibt, die keine Kinder wollen, sie aber bekommen, führt zu einem Dünkel des kinderlosen Paares. Sie fühlen sich „besser", weil sie die richtigen Bedingungen haben, und verurteilen Menschen, die Kinder weggeben. Sie wollen die „armen" Kinder retten. Die Mütter hingegen, die

ihre Kinder weggeben wollen, haben ein großes Thema mit Selbstmitleid, da sie sich in der Rolle des Opfers sehen und sich unfähig fühlen, ihr Leben zu meistern.
Wird diese Dynamik nicht beachtet, kommt es immer zu Schwierigkeiten in den Familien. Ähnlich dem Thema der Trennungskinder haben Adoptiv- oder Pflegekinder eine ursprüngliche Verbindung (energetisch) zu den leiblichen Eltern, die sie entweder nicht wollten oder behalten konnten. Selbst dann, wenn die Kinder ihre Eltern niemals gesehen oder erlebt haben, ist dieses energetische Band existent und wirksam. Als Kind will man wissen, wo die eigenen Wurzeln sind. Irgendwann begibt man sich auf die Suche, weil man sich innerlich entwurzelt fühlt und alleingelassen. Schön ist, wenn dann die Adoptiv- oder Pflegeeltern in Frieden mit sich und der leiblichen Mutter sind. Das spürt das Kind, und die Trennungswunde in ihm kann langsam heilen.
Das erste Gefühl der Ablehnung, das ein Kind bereits im Mutterleib erfährt, ist als starke Blockade in seiner Aura wirksam, schon wenn es geboren wird. Ganz gleich, wie lieb die Pflege- oder Adoptiveltern das Kind annehmen, spürt das Kind innerlich eine Wertlosigkeit und Ablehnung. Oftmals ist das ein Thema, das diesen Menschen lebenslang begleiten wird und immer wieder an sich selbst zweifeln lässt.

Für die Pflege- und Adoptiveltern stellt sich zunächst die Frage, warum sie so dringend ein Kind „retten" wollen? Haben sie selbst ein Zwillingsgeschwister oder grundsätzlich ein Geschwisterkind verloren? Gab es in den Familiengenerationen zuvor ungeklärte Todesfälle bei Kindern, Abgänge oder Fehlgeburten?

Beispiel:

Eine junge Frau kam mit einem unstillbaren Kinderwunsch in meine Beratung. Sie wollte dringend ein Kind, auch wenn sie es ohne Partner mit künstlicher Befruchtung bekommen müsste. Sie bestand darauf, schwanger zu werden. Mehrere Partner hatten sie bereits aus diesem Grund nach kurzer Zeit verlassen. Es hörte sich an wie ein Zwang, sie war schon ihr Leben lang auf eine Schwangerschaft fixiert, sodass sie es wie ein großes schwarzes Loch von Trauer empfand, eventuell kein Kind bekommen zu können.
Im Gespräch fiel mir ihre depressive Haltung zum Leben auf. All ihre Hoffnung und ihr Streben hing am Kinderwunsch, sie würde sich sogar umbringen, weil das Leben ohne Kind keinen Sinn für sie habe. Wir kamen auf das Thema

„Zwilling" zu sprechen, und ihr Blick wurde zum ersten Mal aufmerksam. Sie schaute mich an und fragte, ob daher auch dieses tiefe Gefühl von Einsamkeit kommen könne? Wir fanden noch mehr Symptome, die auf einen Zwilling schließen ließen: Sie habe sich im Leben immer außen vor gefühlt, sei immer auf der Suche, werde nie richtig gesehen. Sie habe aber keinen lebenden Zwilling. Dann berichtete sie mir plötzlich aufgeregt, dass sie mit zwei Jahren eine Operation gehabt habe, bei der an ihrer Stirn ein größeres Lipom (Fettgeschwulst) entfernt worden sei. In dem Gewebe sei ein kleiner Embryo gefunden worden.

Wir arbeiteten intensiv an ihren Emotionen zu dem Thema „Zwilling" und konnten die Situation für sie sehr entspannend lösen. Sie fühlte viel Trauer und Enttäuschung und hatte immer wieder das Gefühl, sie wolle anstelle ihres Zwillings lieber selbst gestorben sein. Zum Schluss konnte sie den Zwilling schweren Herzens verabschieden und gehen lassen.

Nach einigen Wochen rief sie mich an und berichtete, dass sie jetzt einen sehr netten Mann kennengelernt habe. Sie genieße die neue Partnerschaft, und an ein Kind habe sie bis jetzt noch gar nicht gedacht.

ÜBUNG 27: KIND ALS SPIEGEL ANNEHMEN

Kinder sind niemals „falsch" oder „problematisch". Das zu wissen, ist das eine, sie auch wirklich als Spiegel anzunehmen, das andere. Nutzen Sie diese Übung, um sich darin zu trainieren. Nehmen Sie sich dafür Zeit an einem ungestörten Platz.

→ Setzen Sie sich entspannt hin. Atmen Sie durch die Nase ein und durch den Mund aus.

→ Stellen Sie sich als inneres Bild die Kinder vor, die Ihnen täglich begegnen.

→ Welche Gefühle lösen sie bei Ihnen aus? Kennen Sie das Gefühl von früher?

- → Mit welcher Person aus Ihrem Leben und Ihrer Umgebung verbinden Sie dieses Gefühl?
- → Lassen Sie das Gefühl jetzt zu, egal, wie weh es tut. Fühlen Sie einfach.
- → Nehmen Sie in Ihrer Vorstellung das Kind, das das Gefühl bei Ihnen ausgelöst hat, in die Arme.

Bei dieser Übung fühlen Sie, wie Sie innerlich entspannen können. Abgespaltene Teile Ihres Lebens werden integriert und bringen Ihnen Kraft.

Kinder als unsere Spiegel anzusehen und in uns Erwachsenen die Themen und Probleme der Erziehung zu lösen, ist ein großer kultureller Entwicklungsschritt. Auf diese Weise wird Leben als Entwicklung und Veränderung anerkannt, und Kinder könnten wahrhaft von reifen Erwachsenen emotionale Intelligenz lernen. Das Weitergeben von Blockaden an die nächsten Generationen könnte damit ein Ende finden, und die Entwicklung zu mehr Menschlichkeit in den nächsten Generationen würde in greifbare Nähe rücken.

Kinder zeigen uns die eigenen kindlichen Anteile, die geheilt werden wollen.

Tiere als Spiegel

Nachdem die gesamte Welt unser Spiegel ist, wenden wir uns jetzt den Tieren zu. Haben wir eigene Tier oder begegnen uns Tiere – der Marder im Auto, der Igel im Garten oder der Greifvogel über der Landschaft – zeigen sie uns etwas über unsere Gefühlswelt, und wir können die Botschaften verstehen und uns freuen.
Es gibt gesellschaftliche (kollektive) Themen, auf die ich hier nicht explizit eingehen will. Massentierhaltung, Zoohaltung oder das Essen von Tieren sind spiegelnde Tatsachen für die gesamte Menschheit, die auf den verächtlichen und fragwürdigen Umgang mit Tieren hinweisen. Zum anderen gibt es unzählige Wild- und Gartentiere, die, wenn sie in unserem Leben auftauchen, eine spezielle Bedeutung[14] haben.

14] Hierzu empfehle ich das Buch „Tierboten" von Angela Kämper

Für mich ist es hier aber wichtig, vor allem die uns nahestehenden Haustiere zu besprechen und deren Bedeutung als Spiegel unserer Gefühle in unserem Leben zu verstehen. Das Tier zeigt, was „Herrchen" oder „Frauchen" fühlt, aber nicht nach außen leben darf oder kann. Dies betrifft zwar alle Tierarten, besonders aber die Tiere, die direkt mit uns als Haustiere leben. Auch die Energiefelder der Tiere im menschlichen Umfeld werden von den strukturgeprägten menschlichen Auren überlagert. Sie verlieren die tiergemäße energetische Bindung an ihre Art und stehen stattdessen dem Menschen als Spiegel für seine Entwicklung zur Verfügung.

Beispiele:

Sie lassen sich die interessantesten Erziehungsmethoden für Ihren Hund einfallen, um ihn zu gängeln? Eigentlich kommen Sie mit Ihren eigenen Gefühlen nicht zurecht und wollen sie gerne beherrschen.

Ihr Meerschweinchen hat Nierenkoliken und leidet furchtbar? Vielleicht trägt es Ihre Trauer über den Tod oder den Verlust eines nahen Menschen.

Sie wundern sich über die Kampfhunde, die mit lautem Gebell jedem Spaziergänger Angst einflößen? Der Besitzer hat wahrscheinlich große Angst vor seinen eigenen Gefühlen und ist tief in sich sehr verletzt. Und Ihnen geht es selbst wahrscheinlich auch nicht gut mit Ihren Gefühlen.

Was ist mit dem fetten Dackel, der immer mit Essen gelockt und belohnt wird? Vielleicht hat sein Besitzer ständig Hunger, oder er hat gelernt, dass man seine Bedürfnisse allein mit Essen befriedigt. Und Sie selbst kochen vielleicht immer, wenn Sie schlecht gestimmt sind.

Sie wundern sich über das Halten eines Hirtenhundes in einer Etagenwohnung? Vielleicht hat der Besitzer sehr intensive Gefühle und kann sie nicht ausleben. Und Sie träumen womöglich selbst vom Landleben.

Sie lesen tief berührt Berichte über deutsche Rettungsaktionen wildlebender Hunde in armen Ländern? Vielleicht sind die Retter selbst sehr verletzt worden und sehnen sich nach der Rettung ihrer Gefühle! Uns Sie selbst wollen eigentlich auch gern gerettet werden.

Sie haben ein Pferd, dass immer wieder Huf- und Beinverletzungen hat und nicht zu reiten ist? Vielleicht ist Ihnen selbst auch alles zu viel, und Sie würden gerne etwas „kürzer treten".

Sie haben eine Katze, die das Fressen verweigert? Vielleicht „schmeckt" Ihnen Ihr Leben gerade auch nicht – falscher Job, falscher Wohnort, falscher Partner ...

Tiere als Spiegel geben ausgesprochen hilfreiche Hinweise auf das verdeckte Gefühlsleben ihrer Besitzer. Ganz gleich, ob Hunde, Meerschweinchen, Hamster, Kanarienvögel, Schildkröten oder Katzen, sie sind häufig der Ersatz für Lebenspartner oder Kinder und übernehmen auch entsprechend die Blockaden. Manchmal sind sie ein Ventil für aufgestaute Aggressionen, manchmal für vermisste Liebe und Nähe. Aber immer haben sie mit dem verdeckten und verdrängten Gefühlsleben der Menschen zu tun, bei denen sie leben.

Tiere haben ebensolche Basisgefühle wie wir Menschen: Hunger, Müdigkeit usw., aber auch sehr gut funktionierende Impulsgefühle, die eine Reaktion zur Erfüllung der Basisgefühle auslösen. Der Mensch bringt in die Beziehung zu seinem Haustier seine Emotionen ein. Tiere sind Teil des menschlichen Energiefeldes und reagieren entsprechend den blockierenden Emotionen. Wenn wir die Tiere betrachten, stellen wir fest, dass die menschlichen Emotionen häufig zu Verhaltensauffälligkeiten bei ihnen führen. Sie leiden unter Pflicht, Sorge, Schuld, Ohnmacht, Angst, Moral und all den anderen Problemen ihrer Besitzer.
Tiere spiegeln und zeigen uns dies dann in ihrem Verhalten, und meistens werden sie zum Tierarzt oder Tierheilpraktiker gebracht, der sich leider nur um die oberflächlich auftretenden Symptome kümmert. Wenn man sich selbst und die eigene Gefühlswelt neu entdeckt und den Gefühlen den Platz gibt, an den sie gehören – nämlich in die zwischenmenschlichen Verstrickungen –, dann wird das Miteinander von Mensch und Tier dadurch entspannter.

Genauso, wie es keine „schwierigen" Kinder gibt,
gibt es auch keine „schwierigen" Tiere.

Aus heilenergetischer Sicht möchte ich keinesfalls davon abraten, Haustiere zu halten (oder Kinder zu meiden). Im Gegenteil, Sie können glücklich sein über jedes Kind, jedes Tier und über Ihre gesamte Umgebung, weil Sie in allem einen potenziellen Spiegel finden können und damit viele Chancen bekommen, sich selbst immer mehr zu entdecken.

Auto als Spiegel

Beispiel:

Eine junge Frau berichtete mir glücklich, dass sie schon kurz nach ihrer Trennung einen neuen Partner kennengelernt hatte. Nach unserer Sitzung wollte sie ihn gleich in der 100 Kilometer entfernten Großstadt besuchen fahren. Als sie gegangen war, dauerte es nicht lange und sie rief mich an. Ihr Auto springe nicht an, ob ich bitte eine Pannenhilfe verständigen könne. Der Pannenhelfer kam und forderte die Wagenpapiere. Es zeigte sich, dass der ehemalige Partner der eingetragene Besitzer des Autos war, mit dem die Frau nun zu ihrem neuen Partner starten wollte. Als sie erkannte, wie seltsam dieser Umstand war, haben wir beide sehr lachen müssen, und sie meinte sofort: „Das will der Ex natürlich nicht, dass ich einen neuen Mann habe!" Der Pannenhelfer startete zwar mühelos den Wagen, aber die junge Frau cancelte ihr Date, um erst einmal ihre „Altlasten" zu klären.

Im Auto sollte man sich wohlfühlen, es ist wie eine zweite Haut, es sollte sich anfühlen wie ein „guter Freund"! Das Auto ist als Spiegel im Alltag hilfreich, um zu erkennen; wie es mit unserem Energiehaushalt und unserer Wahrnehmungsfähigkeit im Leben steht. Fährt das Auto gut? Ist es gepflegt? Kümmern Sie sich um Ihr Auto? Ist es ein starkes Auto, mit viel PS, oder hat es ständig irgendwelche Macken, Beulen, Mängel und Schäden? Ist uns der Zustand unseres Autos gleichgültig? Oder ist es uns wichtig, ein zuverlässiges Gefährt zu haben? Das sagt schließlich etwas darüber aus, wie wichtig uns unser Leben ist und ob uns klar ist, dass wir es selbst gestalten und dafür verantwortlich sind.

So, wie es in unserem Auto aussieht, sieht es auch in unserem Leben aus!

Manchmal sollte man aufräumen, ausmisten und ein wenig putzen, dann fühlt man sich wieder wohl. Sind die Scheiben sauber? Funktionieren die Scheibenwischer? Wie ist Ihr Blick in die Welt? Klar oder verschmiert? Achten Sie auf Ölstand, Reifendruck und Inspektion? Wie gehen Sie mit sich selbst um? Achten Sie auf Ihr Wohlergehen?
Fahren Sie sich öfter mal Beulen ins Blech? Dann fehlt Ihnen Energie, oder anders gesagt, Sie sind nicht in Ihrer Kraft. Sie können feststellen, an

welchem Teil des Autos sie „anecken", und dann erkennen, was das in Bezug auf Ihr aktuelles Leben bedeutet. Hier steht die linke Wagenseite für die weiblichen und die rechte für die männlichen Themenbereiche. Übrigens: Falls Sie nie Probleme mit Ihrem Auto haben (oder erst gar kein Auto besitzen), bedeutet das nicht, dass Sie keine Probleme hätten. Diese werden Ihnen dann nur in anderen Lebensbereichen gespiegelt.

Der vordere Teil des Wagens steht in der Interpretation von Schäden für Ihre aktuelle Situation und Ihre Zukunft. Haben Sie vielleicht Angst vor der Zukunft? Überblicken Sie gerade nicht, wo es hingehen soll? Müssten Sie etwas dringend in Ihrem Leben verändern und trauen sich nicht?

Wenn Ihnen jemand hinten aufgefahren ist, sollten Sie prüfen, in welchem Teil Ihres Lebens Sie zu langsam sind. Umgekehrt, wenn Sie jemandem hinten aufgefahren sind, könnten Sie an irgendeinem Punkt in Ihrem Leben zu schnell sein und sollten gebremst werden.

Schäden am hinteren Wagenteil kann man als Ereignisse und Themen der Vergangenheit interpretieren. Haben Sie in der Vergangenheit noch etwas zu klären, zu lösen, loszulassen? Haben Sie mit Menschen aus der Vergangenheit Konflikte, die es dringend zu klären gilt?

Streikt Ihr Anlasser? Vielleicht möchten Sie gar nicht dorthin, wohin Sie gerade starten wollten. Sie sollten noch einmal überlegen, ob es der richtige Weg ist, den Sie gerade einschlagen.

Haben Sie Angst vor dem Autofahren? Dann haben Sie Angst vor dem Leben, Angst, sich ins Getümmel zu stürzen und richtig teilzunehmen.

Stehen Sie oft im Stau? Staus auf den Straßen erleben Sie nur dann, wenn bei Ihnen persönlich die Energie im System gestaut ist. Fahren Sie vielleicht täglich zu einer Arbeit, die Ihnen nicht gefällt oder zu wenig Geld bringt? Haben Sie einen Partner, mit dem es andauernd Krach gibt? Stecken Sie in einer Lebenssituation, die Sie anscheinend nicht ändern können? Würden Sie gerne ... und tun es nicht? All das sind Stau-Phänomene! Sie müssen nur erkennen, wo Ihr Leben gerade nicht im Fluss ist.

Sie werden ständig von Baustellen behindert? Dann ist die Frage sinnvoll, was die aktuellen „Baustellen" in Ihrem Leben sind. Welche Lebensumstände sind „sanierungsbedürftig"? Sollten Sie noch Dinge klären und alte Themen lösen? Gerade bei diesem Spiegel höre ich oft: „Es gibt so viele Staus und Baustellen auf Deutschlands Straßen, das kann doch nicht sein!" Doch, genau so ist es! Es stecken leider so viele Menschen in Lebensbedingungen, die ihnen nicht entsprechen, dass Staus und Baustellen inzwischen ein kollektives Thema sind!

Sie verfahren sich immer wieder? Wie steht es um Ihre Orientierung im Leben? Wissen Sie, wo es hingehen soll? Sind Sie desorientiert in Beruf, Partnerschaft und bei Freundschaften?
Mit so einfachen Hilfsmitteln wie dem Auto als Spiegel fällt es auf einen Blick leicht, Blockaden zu erkennen und zu ändern. Nutzen Sie die alltäglichen Hinweise aus Ihrer Umgebung, um sich selbst ein wenig ernster zu nehmen. Oftmals reicht die reine Erkenntnis der Zusammenhänge aus, um etwas zu verändern, und manchmal sollten Sie sich mit einem Thema intensiver beschäftigen, um wieder in Fluss zu kommen.

Unser Auto kann uns zeigen, wo im Leben die Blockaden sitzen.

Geld als Spiegel

Geld steht als Spiegel für die Energie, die uns zur Verfügung steht, unser Leben zu gestalten. Geld entspricht immer unserer Lebenskraft. Mit dem Thema „Geld" werden uns ganz deutlich die Blockaden in der Aura gezeigt, die den Fluss der Lebenskraft behindern können. Oftmals sind es Glaubenssätze oder traditionelle Familienstrukturen, die den eigenen Umgang mit Geld prägen. Hier ein paar Beispiele, die zeigen, wie komplex das Thema „Geld" zu begreifen ist.

Beispiele:

Herr Maier kam zu mir und berichtete, dass er nun schon seine zweite Firma in den Sand gesetzt hatte. Er bekam von der Bank keinen neuen Kredit mehr und konnte jetzt die Löhne der Mitarbeiter nicht mehr zahlen. Bereits vor zehn Jahren hatte er das Gleiche erlebt. Er war wütend und enttäuscht und konnte sich nicht erklären, warum es ihm schon wieder geschah. Das Produkt war gut, die Mitarbeiter fit, und er hatte eigentlich Freude an seiner Arbeit.
Wir schauten in seiner Familiengeschichte nach und fanden heraus, dass sein Großvater aus Kriegsgeldern mit zweifelhafter Herkunft seine erste Firma gegründet hatte. Er hatte Herrn Maier diese Firma als Grundstock vererbt – und das war Herr Maiers erste Firma, die er verloren hatte. Herr Maier erinnerte sich an die grausigen Kriegserzählungen seines Opas. Wir machten Übungen der Verzeihung mit den Kriegsopfern, denen das Geld gehört hatte, und lösten alte, vom Opa übernommene rassistische Glaubenssätze auf. In den

folgenden Monaten bekam Herr Maier von seiner Bank einen Kredit genehmigt und konnte seine Firma retten. Außer, dass er mit seinen Geldern „in Fluss" kam, änderte er seinen Führungsstil in der Firma und führte eine innovative Firmenphilosophie ein.

Frau Schmitz konnte sich eine Beratung kaum leisten, spürte aber, dass ihr Geldmangel, der sie lebenslang begleitete, einen blockierenden Hintergrund aus der Familiengeschichte hatte. Den wollte sie gerne lösen. Sie hatte schon seit über 25 Jahren eine sichere Stellung als Industriekauffrau bei einer großen Firma und verdiente recht gut. Trotzdem war ihr Geld bereits Mitte des Monats verbraucht, und Monat für Monat – über Jahre hinweg – rutschte sie in ein starkes Mangelgefühl, sparte hier und da, gönnte sich nichts mehr und kam jedes Mal gerade so bis zum nächsten Monat über die Runden. Auf der Bank hatten sich inzwischen zigtausend Euro Schulden angesammelt, Urlaub hatte sie noch nie machen können, und jetzt war sie richtig verzweifelt.
Wir sprachen über ihr Leben, und es zeigten sich einige Blockaden aus ihrer Kindheit. Ihr Papa wollte eigentlich überhaupt keine Kinder und war zudem enttäuscht, dass Frau Schmitz als sein zweites Kind ebenfalls wie ihre große Schwester ein Mädchen war. Deshalb fühlte sich Frau Schmitz bis heute schuldig. Der Vater missachtete Frauen und eben auch die beiden Töchter. Er ließ sie bei jeder Gelegenheit spüren, dass sie als Mädchen für ihn wertlos waren. Die große Schwester fiel durch besondere Sportleistungen auf und holte eine Medaille nach der anderen. Frau Schmitz selbst war in der Schule schlecht und auch sportlich eine Null. Sie konnte dem Vater kein Wohlwollen entlocken. Während die Schwester bei jedem gewonnenen Sportereignis vom Vater Geld als Anerkennung bekam, wurde meine Klientin nur ausgelacht und abgewertet. „Nimm dir mal ein Beispiel an deiner Schwester!", hieß es immerzu. „Jeder Pfennig, den man für dich ausgibt, ist rausgeworfenes Geld!"
Das tiefe Gefühl der Wertlosigkeit, dass durch diese Glaubenssätze zementiert worden war, und die Schuld, dem Vater „im Weg zu sein", brachte Frau Schmitz noch jetzt in unserem Gespräch zum Weinen. Sie fühlte ihre Trauer und Wut, aber auch den Hass auf den Papa, der bis heute so stark ihre Gefühle dominierte.
Ich riet ihr, die Wut rauszulassen, zu schreien und sich im Freien mal richtig auszutoben. Im nächsten Schritt galt es für Frau Schmitz, sich ihres eigenen Wertes bewusst zu werden. Wir arbeiteten intensiv daran, auch mithilfe einer Sinnanalytischen Aufstellung.

Nach vier Monaten rief sie mich gut gelaunt an und erzählte, dass sie zum ersten Mal im Leben in Urlaub fahren könne. Sie habe etwas Geld gespart, denn inzwischen komme sie gut mit ihrem Gehalt aus. Sie sei ausgeglichen und habe ihrem Papa endlich von tiefstem Herzen verzeihen können.

Geld ist immer Spiegel des Energieflusses.

Sowohl fehlendes Geld als auch gestautes Geld sind Ausdruck von Blockaden. Das drückt sich in Schulden im einen Fall oder in Sparguthaben im anderen Fall aus. Wenn Geld sich als Problem in den eigenen Lebenszusammenhängen zeigt, sollte man als Erstes schauen, ob es Glaubenssätze gibt, die dem Erfolg im Weg stehen und den freien Energiefluss verhindern. Manchmal sind es auch von den vorigen Generationen übernommene Ängste, die sich auswirken. Wenn Ihnen Geld fehlt, geht entweder zu viel Geld raus oder es kommt zu wenig rein. Bei zu geringem Geldzufluss haben Sie vielleicht eine Wertlosigkeits-Struktur. Ich bin es nicht wert, Geld zu haben, ist dann das Grundgefühl! Steckt ein alter Glaubenssatz der Eltern dahinter? Wollten Ihre Eltern keine Kinder oder nicht so viele, weil sie so viel Geld kosten? Wenn Sie zu viel Geld ausgeben, kann es eine Mangel-Struktur sein, die Sie im Griff hat. Vielleicht gibt es Glaubenssätze, wie: „Geld alleine macht auch nicht glücklich!" „Geld stinkt!" oder „Lieber arm und gesund als reich und krank!" Machen Sie Schulden bei der Bank oder leihen Sie sich Geld bei anderen Personen? Dann wirkt unter Umständen eine Schuld-Struktur bei Ihnen. Vielleicht hat z. B. Ihre Mutter wegen Ihnen Ihre eigene Lebensvorstellung nicht so umsetzen können, wie sie es wollte. Dann waren Sie vielleicht schuld an der Misere und fühlen sich nun unbewusst noch verantwortlich dafür. Vielleicht ist in Ihrer Familie für Geld jemand schuldhaft gestorben? Vielleicht gab es Krach um eine Erbschaft mit zweifelhaftem Ausgang? Vielleicht ist ein Geschwisterkind/Zwillingskind gestorben, für dessen Tod Sie die Schuld auf sich nehmen? All das und vieles mehr könnte der energetische Hintergrund für Geldprobleme sein.

In Sinnanalytischen Aufstellungen und heilenergetischen Beratungen können Geld-Blockaden sehr effektiv gelöst werden.

Vielleicht haben Sie aber auch genug Geld, haben aber trotzdem das Gefühl, dass Ihnen etwas fehlt oder es noch mehr sein sollte? Dann haben unbewusst

Ängste die Macht über Ihre Gedanken und Gefühle, und aus diesem Grund wollen Sie horten und können weder genießen noch loslassen.

Das Thema „Geld“ als unser Spiegel ist sehr komplex. Beobachten Sie zunächst einmal, was für Gefühle Geld bei Ihnen auslöst und machen Sie sich dann auf die Suche nach den Ursachen, um sie zu lösen, damit Sie finanziell wieder in Fluss kommen können.

Das Zuhause als Spiegel

Beispiel:

Heute ist Hausputz angesagt: Staubwischen, Böden reinigen, die Fenster haben's auch nötig. Das ist ganz schön anstrengend, überall steht was rum: Erinnerungsstücke aus den Urlauben, hier eine Vase aus Italien, damals waren wir noch glücklich, die Kinder waren noch klein, und wir fuhren jedes Jahr nach Italien an den Strand. Damals sind Oma und Opa noch mitgefahren. Auf dem Regal stehen die Familienbilder: Geburtstage, Hochzeiten, Opa beim 70-sten, Oma mit ihrem Chor. Auf dem Schrank stehen die alten Kaffeekannen von Tante Erna, Staubfänger! Keiner mochte Tante Erna, sie hatte keine Kinder und war das schwarze Schaf der Familie. Das Regal voller Bücher, der Staub zeigt mir, wie lange niemand mehr hineingeschaut hat, sie sind Zeugnisse alter Sehnsüchte und Vorlieben.

Die Teppiche müssen in die Reinigung, sie haben mir noch nie richtig gefallen. Meine Schwiegermutter hat sie uns geschenkt, vor 20 Jahren. Im alten Glasschrank steht viel Geschirr, das wir nicht mehr brauchen.
Unser ganzes Haus ist voll mit Erinnerungsstücken. Vieles gefällt mir überhaupt nicht, vielleicht hat es mir nie gefallen? Das Wohnzimmer ist riesengroß, aber mir fehlt ein gemütliches Lese- oder Malzimmer. Mein Mann ist mehr in der Werkstatt, im Wohnzimmer treffen wir uns nur noch selten, wenn Besuch kommt. Die Arbeit im Garten macht mir inzwischen auch mehr Mühe als Freude. Früher, als die Kinder klein waren, da war der Garten prima, aber jetzt? Nur Arbeit!

Betrachten Sie Ihre Wohnung als Ihren Spiegel, sie zeigt Ihnen auf direktem Weg, wer Sie sind. Nehmen Sie Ihre Umgebung zunächst ganz einfach mit der wertungsfreien Frage wahr: Wie sieht meine Umgebung aus? Fangen Sie mit materiellen Dingen an: Ihr Haus ist Ihr Zuhause und wurde von Ihnen bewusst als Heimat gewählt. Sie entschieden sich wahrscheinlich ganz bewusst für dieses Haus. Es ist so groß, wie sie es damals wollten, und es steht an dem Ort, für den Sie sich entschieden haben. Die Lage und Größe der Zimmer entsprach Ihren Vorstellungen. Die Größe der Fenster, die Art der Heizung und die elektrische Ausstattung entsprach Ihren Wünschen.

Wenn Sie das Haus selbst gebaut haben, legten Sie die Ausrichtung nach den Himmelsrichtungen fest, die Art der Zufahrt, die Größe der Garage, die Gestaltung des Gartens. Falls Sie Schwierigkeiten hatten, Ihre Vorstellungen zu verwirklichen, weil die örtlichen Bauvorschriften Sie einschränkten, so haben Sie vielleicht Kompromisse in Kauf nehmen müssen. Dadurch entstand womöglich eine ungeliebte Ecke, die heute noch durch ihre Nutzung davon erzählt, dass Sie diese Ecke nicht gewollt haben.

Die Fliesen und Tapeten in Ihrer Wohnung erzählen von Ihren Lieblingsfarben und Lieblingsmustern. Die Vorhänge zeigen, ob Sie verspielt oder geradlinig sind, ob Sie sich gerne von der Umwelt abschotten oder offen sind für Blicke nach draußen und nach drinnen. Die Möbel, die Einrichtung, die Teppiche und Bilder, sie alle erzählen etwas über Sie.

Der Inhalt Ihrer Schränke erzählt Geschichten über Ihr Leben. Welche Kleider gefallen Ihnen? Sind Sie der englische Landlord, der Dandy, der Draufgänger in Lederkleidung, der ländlich orientierte Trachtenträger, der einfache Durchschnittsbürger, der unauffällige Mensch, der nicht gesehen werden möchte, der Sparsame, der Modebewusste, der Markenliebhaber?

Hängen Sie an alten Gewohnheiten? Bewahren Sie Gegenstände lange auf? Sind die Inhalte der Schränke wohlgeordnet, oder beschäftigen Sie sich nicht so gerne mit dem Sortieren und Aufbewahren?

Ihre Bücher erzählen von Ihren Vorlieben und von Ihrer Lebensanschauung: esoterische oder religiöse Bücher, Romane oder Sachbücher, Geschichte oder Science-Fiction. Ihre Fotos erzählen, ob Sie gerne reisen oder angeln, Ihre Küche verrät, ob Sie gerne kochen oder Fastfood bevorzugen.

Sind in Ihrem Haus viele abgeschlossene Schränke, Schubladen oder sogar ein Tresor? Schließen Sie jeden Abend bei Einbruch der Dunkelheit die Rollläden und ziehen Sie sie früh morgens wieder hoch?

Stehen Zwerge in Ihrem Vorgarten, oder steht die Harley Davidson vor dem Haus?

Sie können dies alles mit wachen Augen betrachten und sich die Geschichte Ihres Lebens erzählen lassen. Sie lernen sich selbst, Ihren Charakter, Ihre Erlebnisse, Ihre Vorlieben neu kennen. Alles, was Sie sehen, ist Ausdruck Ihres Selbst und Ihres Lebens.
Entspricht Ihnen das, was Sie sehen, heute noch? Sind Sie glücklich und zufrieden, so wie es ist? Zunächst werden Sie sagen, es sei alles genau richtig, wie es ist. Auf den zweiten Blick werden Sie jedoch denken, Sie hätten lieber einen Teich im Vorgarten als Zwerge. Sie werden sich wieder einmal vornehmen, die alten Kleider aus den Schränken zu entsorgen, die so viel Platz einnehmen, dass Sie nichts Neues hineinhängen können. Sie werden denken, dass das damals für zwei Erwachsene und vier Kinder konzipierte Haus viel zu groß sei, nachdem die Kinder ausgezogen sind. Sie werden feststellen, dass Sie längst nicht mehr dem Impressionismus zugeneigt sind und die Bilder an der Wand seit Jahren nicht beachtet haben.
Es wird Ihnen klar, dass Sie sich in Ihrer Umgebung nicht mehr wiederfinden, dass Sie hängen geblieben sind in einer Zeit, die längst vergangen ist. Gleichzeitig wird Ihnen klar, dass Sie sich wohler fühlen würden, wenn Ihre Wohnung Ihren heutigen Wünschen entspräche.

Der Spiegel, den Ihnen Ihr Haus oder Ihre Wohnung zeigt,
sagt Ihnen alles über Ihr Leben und über Ihre Strukturen in Ihrem Energiefeld.

Im nächsten Schritt können Sie Ihr Haus unter den Aspekten der „Warum"-Fragen anschauen. Dann bekommen Sie einen tieferen Einblick in Ihr Leben, verstehen, an welchen Blockaden Sie noch kleben und erlangen die Klarheit und Erkenntnis, die Dinge Ihrer Umgebung zu verändern, wenn Sie es wünschen.
Die Urlaubsfotos zeigen, wie sehr Sie an der Vergangenheit mit den damit verbundenen Emotionen anhaften. Mit Fotos konservieren Sie genau das Gefühl, das Sie in jenem Augenblick hatten, als das Foto gemacht wurde. Jedes Foto bringt eine Struktur Ihrer Aura in Resonanz, denn die Erinnerungen versetzten Sie in die Vergangenheit zurück. Beobachten Sie, was genau sich in Ihnen rührt ...
Wenn die Ehe jetzt nicht stimmig ist, hilft auch das Fotoalbum von der Hochzeit nicht. Wenn die Kinder jetzt frech sind, verändern die niedlichen Babyfotos daran gar nichts. Fotos halten die Vergangenheit fest und machen ein Leben im Hier und Jetzt schwierig. Sie bleiben immer in einem emotionalen

Seufzer hängen und lassen sich selbst und Ihren Mitmenschen nicht die Freiheit der Veränderung. Denn wenn Sie denken, eigentlich war früher alles besser, verhindern Sie Veränderungen.

Die Kunstwerke an Ihren Wänden und Ihre Mitbringsel aus fernen Ländern zeigen Ihre Sehnsucht und Resonanz zu anderen Kulturen oder Kulturepochen. Das Werk eines Künstlers enthält dessen komplettes Energiefeld mit all seinen unbewussten und bewussten Lebensprozessen. Sie erleben die Emotionen des Künstlers und gehen mit seiner Energie in Resonanz, sonst würden Ihnen die Bilder nicht gefallen. Warum gefallen Ihnen gerade diese Bilder? Welche Emotionen lösen die Bilder aus?
Fremde Kulturen haben andere spirituelle Hintergründe als wir in unserem „zivilisierten", christlichen Abendland. Haben sie in Ihrem Energiefeld eine Resonanz, gefallen Ihnen fremde oder exotische Kunstgegenstände, und Sie sammeln Sie in Ihrem Haus. Andere Menschen, Kinder oder Partner können diese Neigung oft nicht teilen. Wir sagen, sie haben einen anderen Geschmack. Dabei fehlt ihnen einfach eine entsprechende Struktur in der Aura, die sich mit diesen Dingen verbinden kann. Warum gefallen Ihnen gerade diese Kunst- oder Kultgegenstände? Was lösen sie bei Ihnen aus?

Alte, geerbte Möbel, Schmuck, Porzellane und Sammelobjekte zeigen Ihnen Ihre Verbindungen zu Ihren Ahnen. Ihre alte Lieblingstante starb, und Sie waren sehr traurig über den Verlust. Sie haben mit niemandem darüber sprechen können und diese Trauer einfach weggesteckt. Sie ist als Blockade, als Ohnmacht in Ihrer Aura konserviert. Sie haben dann den Schrank der alten Tante geerbt, der jetzt schon seit Jahren alle Umzüge mitgemacht hat. Eigentlich passt er nicht mehr zu Ihrer Einrichtung, Ihrem Mann gefällt er überhaupt nicht, und den Kindern ist er viel zu dunkel und mächtig.
Der Schrank löst jedoch in Ihrer Aura immer wieder die Trauer aus, die Sie beim Tod Ihrer Tante gefühlt haben. Erst, wenn Sie dieses Thema bei sich selbst angeschaut und bearbeitet haben, können Sie sich von dem alten Erbstück trennen.
In jeder Familie gibt es Erinnerungsstücke, die über Generationen hinweg weitergegeben werden. Meistens kann man sich leicht von den Antiquitäten trennen, oder aber man verbindet schöne Erinnerungen damit und behält sie gerne. Manchmal sind jedoch an solche Stücke Emotionen gebunden, die das eigene Leben behindern und blockieren. Dann kann man sich fragen, warum

man derart an diesem Erbstück hängt und welche Gefühle von ihm ausgelöst werden. Hängen Erwartungen an einen selbst daran? Möchte man die Emotionen oder die daran gebundene Aufgabe übernehmen, oder will man lieber sein eigenes, selbstverantwortliches Leben leben?

Schauen Sie sich Ihr Umfeld unter diesen Aspekten liebevoll an. Welche Emotions-Träger beherbergen Sie in Ihrem Haus oder in Ihrer Wohnung? Ist jetzt die richtige Zeit, einige Dinge in Ihrem Leben zu klären? Solange Sie Ihr Umfeld mit alten Emotionen „vollstellen", fehlen Ihnen Luft und Raum für sich selbst. Sie können jedoch handeln und etwas für sich tun: Entdecken Sie sich selbst und gestalten Sie Ihren ganz eigenen, individuellen Raum neu. Sie werden überrascht sein, wie viel Energie Ihnen das „Aussortieren" alter Emotionen gibt.
Endlich einmal etwas für sich tun, das ist der am meisten ausgesprochene Wunsch der letzten Jahre in meiner Beratungspraxis. Genau das können Sie jetzt praktizieren und sich zu Hause eine Wohlfühloase schaffen.

Wenn man sich entwickelt, verändert man auch gerne das häusliche Umfeld!

Urlaub als Spiegel

Beispiel:

Sie fahren in diesem Jahr an die Ostsee. Ohne Kinder, aber nicht weniger stressig. Jedes Jahr das Gleiche: Lange freut man sich drauf, spart das Geld für eine schöne Ferienwohnung, plant die Zeiten, in denen die Nachbarin die Blumen gießen muss und nach der Post sieht.

Meist haben Sie Krach, wenn es ums Ferienziel geht, die Erwartungen sind so verschieden. Kultur oder Strand, Luxus oder alternativ, aktiv oder Seele baumeln lassen, mit dem Auto oder fliegen? Ihre Vorstellungen klaffen weit auseinander und am Schluss ist jeder Urlaub ein Kompromiss. Am Tag der Abreise haben Sie beide schlechte Laune und könnten grad zu Hause bleiben. Stau, schlechtes Wetter usw.

Was ist eigentlich Urlaub? Verreisen kann verschiedene Gründe haben, meistens will man einen Tapetenwechsel erleben und an einem schönen Ort Kraft tanken. Das ganze Jahr haben Sie gearbeitet, und jetzt sind Sie ausgelaugt.

Aber so viel Energie, wie Sie im Laufe des Jahres in Ihre Arbeit gesteckt haben, können Sie in der kurzen Zeit nicht wieder aufbauen. Schon bald, nachdem Sie aus dem Urlaub zurückgekehrt sind, setzt Ihr persönlicher Burnout wieder ein.
Was bedeutet für Sie die freie Zeit im Jahr? Erleben Sie Ihren Urlaub wirklich erholsam? Oder dient Ihr Urlaub eher der Flucht vor dem Leben, das Sie leben? Können Sie in Ihrem Urlaub Kraft für das nächste Jahr schöpfen? Bringen Ihnen die freien Tage die Entspannung, die Sie zu Hause nie erreichen können? Fühlen Sie sich zu Hause so unwohl, dass Sie sich lieber woanders aufhalten?

Was spiegeln Ihnen Deutsche im Ausland, beispielsweise im Kampf um den besten Liegeplatz am Pool? Die Familien mit den unerzogenen Kindern? Die unverschämten Kellner, die einen links liegen lassen? Die teuren Restaurants und Hotels? Die Baustellen rund ums Hotel? Die verlogenen Prospektbeschreibungen?
Wenn Sie selbst bei der Wahl des Urlaubs möglichst wenig Geld ausgeben wollen, wird Ihnen das „Billige" an jeder Ecke der Ferien begegnen. Knauserige Vermieter, schlechtes Essen, laute Hotels usw. spiegeln Ihnen, wie sich Ihre eigene Wertlosigkeit, die Sie als Struktur in Ihrer Aura mit sich herumtragen, in Ihrer Urlaubsumgebung umsetzt. Alles, was Sie in Ihrem Urlaub, bei der Planung und bei der Durchführung erleben, entspricht den Bewertungen, Erwartungen und Ohnmachten Ihres Energiefeldes.
Wie geht es Ihnen, wenn Sie unter diesen Aspekten Ihren Urlaub betrachten? Wieso sollte ein Urlaub eigentlich billig sein? Wieso sollte ein Urlaub an einem weit entfernten Ort verbracht werden? Wieso sollte man sein Lebensumfeld nicht so gestalten können, dass es einem Tag für Tag Lebensfreude und Kraft auch zu Hause gibt, damit man nicht dringend den Urlaub als „Jahreserholungsziel" braucht?
Den Dünkel anderen Ländern und Menschen gegenüber erleben Sie bei der Auswahl des Urlaubsziels und bei Ihren Erwartungen an die dortige Versorgung. Wollen Sie eigentlich nur deutsches Essen? Wollen Sie in ein Land, in dem Deutsch gesprochen wird? Wollen Sie eigentlich alles so wie zu Hause, nur ein bisschen bedient werden und etwas mehr Sonne?

Fragen Sie sich bei allen oben aufgeführten Beispielen: Warum verhalte ich mich ganz genau so? Warum bin ich mir nichts wert? Wie sollte ich dann

anderen Menschen etwas wert sein? Warum lasse ich niemanden außer mir gelten? Welche Vorurteile und Beschränkungen blockieren mich?
Sie lernen zum einen sich selbst auf diese Weise immer besser kennen und machen sich zum anderen den Weg frei in einen entspannteren Urlaub, den Sie von Anfang bis Ende genießen können, sodass Sie sich wirklich erholen.
Kleine Alltagskonflikte, die innerhalb Ihrer Familie ausgetragen werden, kommen in der kurzen Urlaubszeit, auf der Fahrt oder vor Ort im Hotel aufs Tapet. Die Kinder bringen die unausgesprochenen Gefühle und Erwartungen der Eltern innerhalb kurzer gemeinsam verlebter Zeit auf den Siedepunkt. Die Erwartungen aller Familienangehörigen an den Urlaub und an die gesamte Familie sind so hoch, dass es nur Konflikte geben kann. Jedes Familienmitglied will es möglichst harmonisch haben, aber jeder auf seine Weise.
Da ist die Frage der Kinder fünf Minuten nach der Abfahrt, wann sie denn endlich da sind, ein Sprengstoff. Die vergessene Sonnenbrille, Tanken, kurz mal auf die Toilette müssen, Hunger und einen unterschiedlichen Musikgeschmack zu haben sind Auslöser für den ersten Ferienfrust.
Meistens reicht hier die eigene Erkenntnis, dass alle Erscheinungen der Spiegel und damit die Antwort Ihrer Umgebung auf Ihre persönliche Unzufriedenheit und Unausgeglichenheit sind. Sofort kann sich die Situation durch diese Erkenntnis für Sie entspannen.

Bei der Urlaubsplanung zeigen sich viele unserer sonst verdeckten Blockaden.

Beruf als Spiegel

Beispiel:

Von Beruf bin ich eigentlich Lehrerin. Nachdem ich meinen Mann kennengelernt habe, hängte ich den Beruf an den Nagel. Die Kinder haben nur noch genervt. Als ich studierte, war ich noch voll motiviert. Ich hatte Ideen und wollte den Kindern auf meine Art die Dinge des Lebens beibringen. Aber schon als Referendarin verließ mich der Optimismus. Zu große, laute Klassen, Provokation, Ärger mit den besserwissenden Kollegen, hohe Ansprüche vonseiten der Eltern und ein endloser Kampf – jeder gegen jeden. Ich hatte kaum vier Jahre im Schuldienst verbracht und war mit meiner Kraft schon am Ende. Da kam die Hochzeit gerade recht. Und später: Wieder zurück in die Schule? Kann ich mir nicht vorstellen.

Die Kinder sind ja heute noch schlimmer als je zuvor und dann noch der Druck durch die Pisastudien und die Noten. Ich bin ja froh, dass meine eigenen Kinder endlich groß sind.
Mein Mann hat es da einfacher, er ist Physiotherapeut. Meistens sind seine Patienten erwachsen, er kann anderen wirklich helfen, und zwar in einem Bereich, in dem die Menschen ihm dann echt dankbar sind. Er hat zwar auch ein Burnout-Syndrom, aber eigentlich macht ihm die Arbeit Spaß.

Der Beruf – mit allen Inhalten und Themen – ist ein wichtiger Lebenskomplex, in dem Sie sich selbst tagtäglich mehr oder weniger verwirklichen. Haben Sie Ihren Beruf selbst gewählt? Vielleicht war Ihre Mutter oder Ihr Vater damals die treibende Kraft für Ihre Berufswahl, auch das ist eine interessante Aussage über Sie selbst. Vielleicht waren besondere Umstände maßgeblich, sodass Sie ausgerechnet diesen Beruf ergriffen haben. Der eine wird Arzt oder Krankenschwester, weil er Menschen helfen will. Der andere wird Ingenieur oder Wissenschaftler, weil ihn die physikalischen oder technischen Abläufe interessieren. Der Nächste wird Beamter, weil er auf Sicherheit bedacht ist. Wieder ein anderer wählt die Selbstständigkeit, weil er frei über seine Zeit verfügen möchte.
Betrachten Sie Ihren Beruf, ohne zu bewerten oder gar in Selbstmitleid zu verfallen. Ist es ein angesehener oder ein „belächelter" Beruf? Ist Ihr Gehalt der täglichen Arbeit angemessen? Üben Sie diesen Beruf gerne aus? Könnten Sie heute noch Ihrem Vater Vorwürfe machen, dass er Ihnen zu diesem Beruf geraten hat? Haben Sie in diesem Beruf die Karriereleiter erklommen, oder sind Sie auf niedrigem Niveau stehen geblieben? Erhalten Sie Lob und Anerkennung für Ihre Arbeit? Haben Sie gute Kollegen und genießen das tägliche Miteinander? Leiden Sie unter Stress und Mobbing? Leben Sie in ständiger Sorge, dass Sie bald auf der Straße stehen? Sind Ihre Kollegen gepflegte, gebildete, charmante, zuvorkommende, höfliche und hilfsbereite Menschen, oder herrscht ein eher rauer Umgangston? Herrscht in der Firma ein Gemeinschaftsgefühl, ein Zusammenhalt, ein Verständnis für das gemeinsame Ziel, die Firma voranzubringen und dadurch für alle Mitarbeiter eine gute finanzielle Lebensgrundlage zu erwirtschaften?

Die ursprünglich bewusste Wahl vieler Menschen gerät im Laufe des Berufsalltags immer mehr in Vergessenheit, und irgendwann ertappten sie sich dabei, dass sie nicht mehr wissen, weshalb sie diesen Beruf eigentlich ergriffen haben.

Der Beruf spiegelt Ihnen Ihre eigenen Bedürfnisse und Lebensthemen. Er zeigt Ihnen, was Sie sich vorgenommen haben, in diesem Leben zu lernen – bewusst oder unbewusst. Wenn Sie einen Beruf gewählt haben, bei dem Sie andere Menschen unterstützen, dann lassen Sie anderen Menschen die Hilfe zukommen, die Sie selbst gerne bekämen. Sie sollten sich selbst genauso viel Zuwendung geben! Haben Sie einen Beruf gewählt, der mit einer bestimmten Altersklasse von Kindern arbeitet, geben Sie auf diese Weise Ihrem inneren Kind die Aufmerksamkeit, die für Sie selbst wichtig gewesen wäre in diesem Alter. Vielleicht haben Sie eine starke innere Verletzung als Kind davongetragen. Die zahlreichen Spiegel in Ihrer beruflichen Laufbahn geben Ihnen immer wieder die Möglichkeit, alte Verletzungen zu heilen.

Beispiel:

Klaus ist als Kind von seinen Eltern nie so recht beachtet worden, immer stand der ältere Bruder im Mittelpunkt, weil er so stark und selbstbewusst war. Die Eltern sahen immer nur ihn. In der Schule trat Klaus in die Fußstapfen des älteren Bruders und hatte Mühe, die hoch gelegten Latten zu überspringen. Einmal brachte er in Rechnen als Note eine Fünf nach Hause, und er musste demütigende Worte über sich ergehen lassen. Auch sein Lehrer blamierte ihn vor der ganzen Klasse. Dieses Gefühl wollte Klaus nie wieder fühlen müssen. Innerlich hat er sich schon damals als Neunjähriger geschworen, es ihnen später allen zu zeigen!

Klaus machte sein Abitur und überlegte, Lehrer zu werden. Er wollte den Kindern helfen, die es schwerer beim Lernen hatten als andere Kinder. Besonders vom Fach Mathematik war er sehr angetan. Bereits als Referendar und auch später in seiner Schullaufbahn passierte es ihm immer aber wieder, dass er insbesondere Jungen gerne der gesamten Klasse vorführte. Er genoss dieses Gefühl der Macht.

Auch bei seinen eigenen Kindern hatte er eine strenge Hand. Er ließ keine Unpässlichkeit unbeachtet. Obwohl er sich immer vorgenommen hatte, nie so zu werden wie seine Eltern, wiederholte er seine eigene Geschichte bis ins Detail.

An diesem Beispiel wird deutlich, wie sich die eigenen Blockaden der Aura als manifestierte Umgebung umsetzen. Durch die Wahl des Berufes ergibt sich immer wieder die Gelegenheit, die eigenen Schmerzen anzuschauen, zu fühlen und zu erlösen.

Ist Ihre Berufung die Hinwendung zu kranken Menschen, so entspricht dies Ihrem eigenen Bedürfnis, sich mit Ihrem Körper und Ihrer Vergänglichkeit zu beschäftigen. Widmen Sie sich beruflich dem Thema „Finanzen", dann ist Ihr Lebensthema „Sicherheit" und „Vertrauen". Glauben Sie, dass Ihnen ausreichend Energie zur Verfügung steht? Denken Sie daran: Geld steht synonym für Lebensenergie. Wie gehen Sie damit um? Haben Sie selbst immer zu wenig Energie? Wollen Sie die Energie anderer Menschen kontrollieren und besitzen?
Sind Sie in einem technisch-wissenschaftlichen Bereich tätig, suchen Sie – unbewusst – einen Zugang zu Ihrer Spiritualität. Sie orientieren Ihr Leben an messbaren Daten, denn diese geben Ihnen Stabilität im Leben. Dinge, die nicht messbar oder technisch zu erfassen sind, machen Ihnen dagegen Angst, und die emotionale Seite des Lebens ist eine Herausforderung für Sie.
Sind Sie in einem juristischen Beruf tätig, ist es Ihre Lebensaufgabe, zu erkennen, dass es Recht und Unrecht nicht geben kann. Alles, was wir Menschen tun, ist gleich gültig, und jeder Mensch handelt immer aus der eigenen Überzeugung, das Richtige zu tun. Das Rechtssystem ist eine zivilisatorische Übereinkunft, eine Art Vereinbarung, an die sich jeder halten muss. Selbst wenn jemand dem Gesetz nach einen „Fehler" macht, handelt er so, wie es für ihn richtig erscheint.

Fühlen Sie sich in Ihren Beruf ein. Was sagt er Ihnen persönlich über Ihre Aufgabe? Haben Sie den Traumberuf oder sind Sie ein Burnout-Kandidat? Hat Ihr Beruf seinen Sinn für Sie bereits erfüllt, oder wird er Sie ein Leben lang begleiten? Hat es Möglichkeiten gegeben, sich im Beruf zu verändern, örtlich, im Aufgabenbereich oder in der Position? Weshalb haben Sie diese Möglichkeiten nicht genutzt? Auch hier gilt es dies zu betrachten, ohne zu bewerten.

Es gibt im Leben eines jeden Menschen Zeiten, in denen er entweder genau richtig ist oder in denen er zu jung oder zu alt für eine bestimmte Aufgabe zu sein scheint. Bei manchen Menschen passen Wunsch und Möglichkeiten fließend zusammen, andere sind häufig nicht zur rechten Zeit am rechten Ort. Dieses Phänomen wird herkömmlich als Zufall bezeichnet, für den man nicht verantwortlich ist. Man hat kein Glück, und manchmal kommt sogar noch Pech dazu. Kein Wunder, dass man zu nichts kommt und nicht die Stellung erreichen kann, die man angestrebt hat.

Angesichts des Energieniveaus und der Blockaden der Aura wird in vielen Fällen schnell klar, dass entweder die Energie nicht ausreicht oder irgendeine Struktur aus früher Kindheit vorhanden ist, sodass das gesteckte berufliche Ziel nicht erreichbar wird.
Die Kraft der Aura ist jedoch, wie wir gesehen haben, immer steuerbar, sowohl in der Intensität als auch in der Ausrichtung. Ebenso ist es möglich, vorhandene Blockierungen zu lösen. Dadurch werden Entwicklungen möglich, die sonst immer nur aus der Ferne bei den anderen – den Erfolgreichen und Glücklichen – zu beobachten sind.
Alle Umstände Ihres Berufslebens spiegelt Ihnen etwas über Sie selbst. Jeder Ihrer Mitarbeiter, Kunden und Chefs steht mit den Blockaden in Resonanz, die Sie in Ihrer Aura tragen. Ihre Umgebung spiegelt Ihnen diese Blockaden, damit Sie sich selbst erkennen und verändern können. Sie sind nicht länger ein Opfer Ihrer Ohnmachten. Nutzen Sie die Möglichkeiten!

Wir können jede negative Erfahrung in unserer beruflichen Umgebung zum Anlass nehmen, alte Wunden zu heilen.

Auch hier führt die Frage nach dem „Warum" in die Tiefe der Emotionen. Sie können die Warum-Fragestellung anwenden, wenn Sie in Ihrem Beruf unzufrieden oder unglücklich sind. Warum wiederholen sich die alten Muster? Woher kenne ich diese Gefühle? Wo liegen die ursächlichen Blockaden in meinem Energiefeld? Mit welcher Person in meiner Vergangenheit haben die Blockaden zu tun? Durchbrechen Sie die energieraubende Endlosschleife Ihres Berufslebens und verändern Sie sich! Schlagen Sie einen kraftvollen, bewussten Weg ein!

Der Beruf spiegelt den eigenen Lebenssinn.

Aspekte der Persönlichkeit als Spiegel

Alles, was wir an Emotionen und gespeicherten Erfahrungen mit uns tragen, kann uns in unserem Alltag gespiegelt werden. Wie bereits beschrieben, ist unsere Welt niemals objektiv, sondern wir erleben immer genau das, was das Spektrum unserer Erfahrungen hergibt. Es zeigt sich uns in mannigfaltiger Form. Unsere Persönlichkeit beherbergt die verschiedensten Aspekte, und all das erleben wir als Welt um uns herum.

Der Spiegel zeigt uns alles, was in uns lebt und wirkt.

Da Sie Ihre innere Gefühlswelt nicht kennen und sehen und mit dem Verstand nicht verstehen können, bekommen Sie sie im Außen durch Ihre Umgebung als Spiegel vorgehalten, um sie zu fühlen und dadurch zu verarbeiten und letztendlich um zu reifen.

Beispiele:

Vielleicht sehen Sie beim Spazierengehen eine Gruppe von Kindergartenkindern. Eins der Kinder wird von der Erzieherin ausgeschimpft, und Sie spüren, wie bei Ihnen selbst die Tränen aufsteigen. Ihr „inneres Kind" ist berührt, und in Ihnen steigen die alten verletzten Gefühle der Kindheit auf.
Es hat Situationen gegeben, in denen Sie ausgeschimpft wurden oder ein Erwachsener Sie angebrüllt und runtergemacht hat? Nehmen Sie sich jetzt Zeit für sich und lassen Sie zunächst mal die Tränen rollen. Später können Sie konkreter nachforschen, welche Situation in Ihrer Kindheit die Ursache war, und können sie mit der Übung des vierfachen Verzeihens oder des Aufbrechens einer Ohnmacht auflösen.

Ein Autofahrer drängelt hinter Ihnen auf der Autobahn, und Sie ärgern sich sehr darüber und schimpfen wie ein Rohrspatz.
Drängeln Sie manchmal andere Menschen – Ihren Partner, die Kinder, die Kollegen –, wenn es Ihnen nicht schnell genug geht? Achten Sie in Zukunft darauf und lassen Sie den anderen Ihre Zeit. Sind Sie als Kind oft ermahnt und geschoben worden, weil Sie den Eltern zu langsam waren? Erinnern Sie sich, wie sich das angefühlt hat und toben Sie die Wut, die Sie jetzt noch fühlen, aus, ohne einen anderen Menschen zu belangen. Die Wut findet nur **in** Ihnen statt, und Sie können sie auch nur **in** sich lösen.

Ihr Kind bringt eine schlechte Note nach Hause, und Sie sind richtig wütend, weil Sie doch so viel Geld für Nachhilfe ausgegeben haben?
Hier kann es sein, dass Sie sich an Ihre vielen schlechten Noten erinnern und dass Sie deshalb unter den Vorwürfen Ihrer Eltern haben leiden müssen. Oftmals wiederholt sich ein solches Szenario mit den eigenen Kindern, um den eigenen Schmerz aufzuarbeiten. (Siehe Kapitel „Unsere Kinder als Spiegel.")
Es kann aber auch sein, dass Sie die Glaubenssätze Ihrer Eltern weitergeben: „Von nix kommt nix!" „Ohne Fleiß kein Preis!" Ihre Angst, dass Ihr Kind

keinen Ausbildungs- oder Studienplatz bekommt, mag sich hier spiegeln oder Ihre alte Wut auf Lehrer und deren Willkür, die Enttäuschung von sich selbst, die Erwartungen, die Sie an sich selbst und damit an Ihre Kinder richten, ein schlechtes Gewissen wegen der Schulwahl, eigene Wertlosigkeit wegen des Geldes, dass Sie für die Nachhilfe ausgegeben haben.
Es gibt unzählige Möglichkeiten, denen nur Sie selbst auf die Schliche kommen können. Aber es lohnt sich! Denn nur, wenn Sie das Thema lösen, kann sich die Situation für Ihr Kind entspannen. Anderenfalls übernimmt Ihr Kind die Blockade, um sie später wiederum bei den eigenen Kindern, meistens noch verstärkt, wieder zu erleben.

Sie gehen mit Ihrem Hund spazieren, und er bellt und knurrt heute jeden Menschen an, der sich Ihnen auch nur auf zwei Meter nähert.
Vielleicht haben Sie selbst keine Lust auf andere Menschen? Sie wollen nicht reden oder wollen keine Fragen gestellt bekommen. Sie wollen einfach nur Ihre Ruhe. Schauen Sie bei sich selbst, was los ist. Wer geht Ihnen auf den Geist? Lösen Sie das Thema auf, sonst wird Ihr Hund schwer erziehbar!

Ihr Mann hat sich Premiere für das Fernsehen besorgt, und das macht Sie wütend. Immer gibt er für so einen Mist Geld aus. Und jetzt schaut er womöglich nur noch Fußball!
Wann haben Sie das letzte Mal etwas Gutes für sich getan? Nehmen Sie sich genügend Zeit für Ihre Hobbys? Würden Sie gerne von Ihrem Mann mehr beachtet werden? Ändern Sie diese Umstände, reden Sie mit ihm und gönnen Sie ihm Zeit für sich. Dann geht es auch Ihnen selbst besser.

Der Nachbar stellt seine Mülltonnen ein paar Zentimeter zu weit auf Ihrem Grundstück ab, dabei haben Sie ihn schon so oft gebeten, das zu unterlassen. Das macht Sie rasend vor Wut!
Ihre Grenzen werden überschritten, und ist ein Gefühl, das Sie schon lange und immer wieder kennen. Schauen Sie nach, wer in Ihrem Leben Ihre Grenzen immer wieder überschritten und Ihre Bedürfnisse auch beim Hinweis darauf nicht beachtet hat. Fühlen Sie die alten Gefühle, meistens sind es Ohnmachten, die Sie immer wieder „gefüttert" haben, die aber schnell und leicht zu lösen sind.

Sie bereiten das Essen vor und denken gerade darüber nach, wie peinlich sich Ihre Freundin beim letzten Frauentreff benommen und welchen Mist sie erzählt hat. Da schneiden Sie sich mit dem Küchenmesser in den Finger. Der Schmerz macht Ihnen die überhebliche Haltung bewusst, die Sie gegenüber Ihrer Freundin einnehmen. Sie wissen, dass Sie einen Dünkel mit Ihrer Freundin haben, Sie kennen das Gefühl noch aus der Kindheit in Verbindung mit Ihrer Schwester. Sie können diese Blockade mit der Übung des vierfachen Verzeihens sofort lösen, dann heilt die Wunde am Finger schnell.

Sie sehen sich selbst im Spiegel, wenn Sie mit Ihrer Familie oder Ihren Freunden zusammen sind, wenn Sie Ihren Beruf ausüben, wenn Sie Auto fahren – einfach immer! Die Art und Weise, wie Sie Ihr Leben gestalten, das, was Ihnen gefällt oder nicht, Ihre Hobbys und Vorlieben – **alles** spiegelt Sie selbst. Sie können sich selbst erkennen und auch die unangenehmen Eigenschaften an sich selbst anzunehmen lernen. Kennen Sie das Sprichwort „Zeige mir deine Freunde und ich sage dir, wer du bist"? Das stimmt! Tatsächlich können Sie daran, wie Sie Ihre Umgebung gestalten und mit welchen Menschen Sie sich umgeben, genau erkennen, was für eine Art Mensch Sie sind. Ihre Freunde, Ihre Kleidung, Ihre Wohnung, Ihr Konto, Ihr Auto, Ihre Kinder, Ihr Partner, Ihre Tiere, Ihr Essen und Ihr Haarschnitt – es gibt nichts in Ihrer Realität, das nicht Ausdruck Ihrer Person in diesem Augenblick wäre, weil es in diesem Augenblick exakt Ihre Persönlichkeit spiegelt.
Das ist so, weil Sie Ihre Realität gemäß dem erschaffen, was Sie in sich tragen. Ihre Aura erschafft die Realität im Außen mit jeder Struktur und Blockade, die vorhanden ist. Treten Sie grimmig vor den Spiegel, blickt Ihnen ein grimmiges Gesicht entgegen. Treten Sie lächelnd vor den Spiegel, blickt Ihnen ein lächelndes Gesicht entgegen. Betrachten Sie die Vorgänge des Spiegelns völlig wertfrei. Bobachten Sie sich in Ihrem Umfeld, ohne sich zu verurteilen. Gefällt Ihnen ihr eigenes Spiegelbild nicht? Sie können sich ändern, sodass sich auch Ihr Spiegelbild sofort ändert.

Die ganze Welt ist unser Spiegel, auch wenn es uns nicht gefällt!

Bisher bekämpften oder entfernten Sie nur die Symptome aus Ihrem Umfeld, oder Sie schoben die Verantwortung für eine Situation anderen Personen zu. Inwiefern kam dieselbe Situation erneut auf Sie zu? Wie haben Sie dann beim zweiten Mal reagiert, beim dritten und vierten Mal? Weshalb erlebten Sie diese Situationen? Was konnten Sie daraus lernen, sodass sie nun nicht mehr auftreten werden?

Mit der Erkenntnis des Spiegels verlassen wir die Ebene der Projektion, wir verstehen unsere Welt und werden damit zum bewussten Gestalter unserer Realität.

Symptome und Krankheiten

Wenden Sie sich jetzt Ihren ganz persönlichen Gesundheits- oder Krankheitsfragen zu. Wenn Sie heute, in diesem Augenblick, irgendeine Form der Erkrankung spüren, ist dies kein zufälliges Ereignis.
Der Körper, der Ihnen die Krankheit mit deutlich spürbaren Symptomen serviert, hat schon lange vorher Botschaften gesendet, um Sie in Ihrem Verhalten zu korrigieren. Sie haben diese Botschaft, die sich als Gefühl gezeigt hat, nicht erkannt oder ignoriert. Wie Sie bereits wissen, haben Sie es so gelernt und sind es gewohnt, Ihre Gefühle zu ignorieren.
Vielleicht war Ihnen schon als Kind immer übel bei der Begegnung mit bestimmten Menschen. Damals durften Sie nicht entsprechend handeln, also weglaufen oder schreien, weil die Eltern es Ihnen verboten haben. Immer wieder in Ihrem Leben haben Sie es in Ihrem Magen zu spüren bekommen, wenn Ihnen Menschen nicht wohlgesonnen waren. Sie hatten Magenkrämpfe, Übelkeit, Sodbrennen usw. Jetzt, als Erwachsener, haben Sie auf einmal ein Magengeschwür und starke Schmerzen. Sie können nichts mehr essen, ohne dass Ihr Magen unangenehme Reaktionen zeigt. Ihre Wahrnehmung und Ihr Bewusstsein sind jetzt auf ein Basisgefühl fokussiert. Sie müssen hinschauen und reagieren, weil der Körper Ihnen eine Grenze setzt. Sie erinnern sich vielleicht an das Kapitel über die Gefühle? Gefühle nehmen Sie als Erwachsener erst dann ernst, wenn sie zu Basisgefühlen werden, dann kommen Sie nicht mehr drumherum.
Normalerweise würden Sie jetzt zunächst die unangenehmen und schmerzhaften Symptome beseitigen und den Hinweis Ihres Körpers nochmals ignorieren und weiterleben wie bisher. Sie können aber auch die Blockade als Ursache in Ihrer Aura suchen, sie lösen und damit die Krankheit an ihrer Wurzel bekämpfen.
Wenn Sie in Ihrem Garten eine Pflanze mit starker Wurzelbildung entfernen wollen, müssen Sie jedes kleine Wurzelstück erwischen, um sie tatsächlich konsequent loszuwerden. Bleibt auch nur das kleinste Stück der Wurzel erhalten, bildet sich die Pflanze neu – meist stärker und widerstandsfähiger

als vorher. So erleben Sie es auch mit Krankheiten oder symptomatischen Reaktionen Ihres Körpers. Sie entfernen das Symptom, den sichtbaren und schmerzenden Teil, die tieferen Wurzeln aber lassen Sie stehen. Sie decken Erde darüber und hoffen, dass diese Pflanze damit ausgemerzt ist. Wenn sie dann wieder wächst oder an einer anderen Stelle aufkeimt, sind Sie überrascht und reißen erneut ein oberflächiges Stück heraus, mit dem gleichen Effekt wie zuvor. Beim Gärtnern sind Ihnen diese Zusammenhänge klar. Nur auf Ihr eigenes Leben oder Ihren Körper bezogen fallen Ihnen solche zusammenhängenden Denkweisen schwer. Jede Erscheinung hat eine Ursache, und wenn Sie die Ursache nicht sehen und vollständig bearbeiten, treibt die Erscheinung neue Sprossen.

Ich möchte Sie mit den heilenergetischen Methoden zur gründlichen Arbeit an den „Wurzeln" ermutigen und befähigen. Wenn sich allerdings bereits ein körperliches Symptom bei Ihnen bemerkbar gemacht hat, suchen Sie bitte einen Arzt oder Therapeuten auf.

Symptome stellen auf der materiellen Körper-Ebene
Zeichen für eine energetische Blockade in der Aura dar.

In Ihrem Wahrheitsausschnitt, Ihrer Realität, zeigen sich Ihnen Symptome. Dies können körperliche Symptome sein, jedoch auch Symptome in Form von starken Gefühlen, wie Einsamkeit, Erfolglosigkeit, Arbeitslosigkeit, Angst vor Umsatzrückgang, Stress durch Insolvenz usw. Diese Symptome haben sich entwickelt, weil Ihre Aura die feinstoffliche Information einer energetischen Struktur enthält, die für Ihre gesamte Realität als Bauplan dient.

Symptome zwingen uns, die momentane Situation infrage zu stellen.

Arbeiten Sie an einem Symptom, dann bringen Sie Energie in diese Struktur der Aura, denn Ihre Gefühle und Ursachen aus der Vergangenheit bekommen Aufmerksamkeit. Das Symptom, das auf der materiellen Ebene auf einen energetischen Missstand hingewiesen hat, kann dann verschwinden, weil sich die Struktur gelöst hat und Ihnen die bis dahin gebundene Energie wieder zur Verfügung steht.
Erkennen Sie nicht, dass das Symptom ein Hinweis auf eine dahinter liegende energetische Ohnmacht ist, dann versuchen Sie nur, den Hinweis

oberflächlich zu beseitigen. Sie bearbeiten dann den Inhalt, erkennen aber nicht den Sinn. Die energetische Ebene schafft daraufhin eine neue Materialisation, und ein neues Symptom entsteht.
Ob Sie ein Symptom als Problem oder Herausforderung sehen, hängt von Ihrem Wahrheitsausschnitt und Ihrem Verständnis der Zusammenhänge ab. Sie teilen Ihre Welt mit Ihren Bewertungen ein in die Kategorien „Schaden" und „Nutzen". Sie beurteilen rein inhaltlich, ob Dinge oder Menschen für Sie einen Nutzen darstellen, ohne den Sinn von Ereignissen oder Erscheinungen zu erkennen.

Grundsätzlich gibt es nichts, was uns schaden kann. Alles, was im Wahrheitsausschnitt unseres Lebens erscheint, besteht ausnahmslos deshalb, um uns in unserer persönlichen Entwicklung zu unterstützen. Das betrifft alle Verhaltensweisen anderer Menschen, wie wir beim Prinzip des Spiegels bereits sehen konnten. Es betrifft alle Erlebnisse und Ereignisse, die wir täglich erleben. Es betrifft alle sogenannten Schädlinge, die Krankheiten verursachen, es betrifft Naturerscheinungen oder Umweltgifte jeder Art.

Es gibt nichts Sinnloses, sondern nur „Entwicklungshelfer" –
wenn wir bereit sind, die Zusammenhänge zu erkennen.

Haben Sie eine Erkältung oder eine andere durch Erreger verursachte Erkrankung, sagt die heilenergetische Sichtweise, dass die Erreger dem Körper zu Hilfe kommen, um auf einen schon lange im Energiefeld schlummernden Missstand aufmerksam zu machen. Sie zeigen Ihnen die entsprechende Blockade und bleiben, bis diese gelöst ist.
Pilze sind Lebewesen, die sich dort ansiedeln, wo kein anderes Bewusstsein aktiv ist. Umgefallene Bäume im Wald werden als Erstes von Pilzen besiedelt, die neues Leben in die tote Substanz bringen, um sie weiterzuentwickeln oder zu transformieren. So wirkt auch der Pilz bei uns Menschen: Ist das Bewusstsein in bestimmten Körperregionen nicht vorhanden, ist der Pilz der Erste, der sich dort ansiedelt, um zu helfen und bewusst zu machen – nicht, um zu schaden, wohlgemerkt. Er erreicht, dass Sie sich um die lange missachtete Körperstelle kümmern, sie behandeln, versorgen, einreiben, Vorsorgemaßnahmen ergreifen, Verhaltensweisen ändern. Sobald genügend Energie an die befallene Körperstelle gebracht wurde, verschwindet der Pilz. Das macht der Pilz übrigens sogar in Ihren Wohnräumen oder auf Lebensmitteln.

Schwingt in einem Raum keine Energie, kommen Pilze und beleben den Raum, sie schimmeln! Gibt es zu viele Lebensmittel und Vorräte, kann es sein, dass Pilze Ihnen bei der Belebung helfen. Sogar Motten tragen zur Verwertung bei. In unserem Universum verkommt nichts. Alles ist Bewusstsein und wird verwandelt, wenn unser eigenes Bewusstsein nicht präsent ist.

Schaden oder Nutzen ist eine müßige Frage.
Alles, was ist und geschieht, hat einen Sinn!

Wenn Sie die energetischen Zusammenhänge verstanden haben, können Sie von der Einteilung in Schaden und Nutzen ablassen. Alles ist **immer** zu Ihrem Nutzen da, es gibt nichts, was Ihnen schaden kann. Alle Symptome, die Sie haben, sollten Sie von diesem Standpunkt aus neu betrachten. Nehmen Sie sie zunächst einmal an, und versuchen Sie dann ihren Sinn zu verstehen.
Symptome sind also wichtig für die Heilung eines dahinter liegenden energetischen Themas, weil sie die Energie an die zu behebende Struktur oder an den Mangel in der Aura bringen. Sie tragen zur Entwicklung und Veränderung bei.

Alles ist Energie. Das Energiefeld speichert alle Ereignisse und bildet auf dieser Grundlage von Blockaden oder Energiefluss den materiellen Körper und Ihre gesamte Realität. Ihre gesamte materielle Welt ist immer das Ergebnis Ihres Bewusstseins. Diese materielle Welt ist Ihr individueller Teil vom Ganzen – Ihr Wahrheitsausschnitt. Haben Sie in Ihrem Energiefeld irgendeine Art von Struktur, setzt sich diese auf der materiellen Ebene um. Diese Umsetzung kann auf der körperlichen Ebene erfolgen, auf der finanziellen, psychischen, sozialen oder auf jeder anderen ebene der Realität, die Ihnen sonst noch einfällt.
Die Erfahrungen und Emotionen, die sich auf der materiellen Ebene ausdrücken, bringen Sie persönlich an Ihre Grenzen. Die materielle Ebene macht Sie also aufmerksam auf den Nicht-Fluss, die Blockade der Energie – durch Symptome. Ändern Sie jetzt nur die materielle Erscheinungsform, bleibt das dahinter liegende energetische Thema, die „Wurzel", bestehen. Damit wird der Sinn der Aufgabe aus heilenergetischer Sicht nicht erkannt, und die blockierende Struktur im Hintergrund ist nicht gelöst. Sie bekommen auf einer anderen Ebene ein Symptom, oder dasselbe Symptom tritt wieder auf, da sich die nicht gelöste Struktur erneut materialisiert.
Es gibt nur eine Lösung, wirklich auf allen Ebenen gesund zu werden. Sie müssen sich aller Zusammenhänge bewusst werden, den Sinn für sich

persönlich erkennen und die Struktur lösen, um die materielle Ebene – und damit den Inhalt – zu verändern.

Wirkliche Veränderung und Gesundung heißt, sich auf die Suche nach dem letzten kleinen „Wurzelstückchen" der Ursache einer Blockade zu machen und es gründlich zu lösen.

Was uns der Körper spiegelt

Beispiel:

Heute ist wieder so ein Tag: Der Rücken tut weh, und man kann sich nach dem Duschen kaum abtrocknen. Jede Bewegung schmerzt. Langsam geht man in die Küche und hofft, dass niemand mehr etwas von einem will. Noch drei Wochen, dann hat man Urlaub! Bis dahin ist die Kollegin weg und der Praktikant kann nicht allein im Büro sein.

Man trinkt seinen Kaffee und zieht heute die Schuhe an, in die man, ohne sich zu bücken, hineinkommt. Ruhe wäre jetzt gut, denn jedes Geräusch stört. Kurz ein Blick in die Zeitung: In den ersten drei Monaten des Jahres 2009 gab es trotz großer Grippewelle weniger Krankmeldungen, melden die Firmen. Aber wer kann es sich schon leisten, krank zu werden? Klar, jeder hat Angst um seinen Arbeitsplatz, da nimmt man die Schmerzen einfach mal hin oder geht mit Medikamenten versorgt ins Büro. Macht man doch selbst auch so.

Letzte Woche noch hat der Chef gesagt, es tue ihm leid, dass ständig noch mehr Überstunden anfallen. Immerhin hat er die andere Kollegin schon entlassen. Wenn die älteren Angestellten halt nicht mehr so belastbar sind ... Es gibt viele junge Leute auf der Straße, die auf einen Job warten.

Man braucht auch das Geld, da macht man sich dann eben mal krumm dafür. Man nimmt sein Schmerzmittel, vorsorglich heute mal zwei Tabletten. Schon beim Schminken vor dem Spiegel spürt man, wie der stechende Schmerz im Rücken langsam nachlässt. Nach einigen Minuten kann man wieder durchatmen, ab ins Auto – na also, geht doch! Hoffentlich halten die Tabletten bis heute Abend, es wird sicher wieder spät.

Lassen Sie uns jetzt eine Ebene tiefer schauen: Was spiegeln Ihnen Ihre Krankheiten zu? Zunächst hilft es, bei jeder Erkrankung anzuschauen, was deren direkten Auswirkungen sind, und vor allen Dingen, worin der direkte „Vorteil" der Erkrankung besteht (einen Vorteil hat jede Erkrankung, sonst würden wir die Erkrankung nicht als unseren Weg wählen).

Die Wie-Resonanz der Krankheit

Den Spiegel der Krankheit zu erkennen, bedeutet zunächst, die Wie-Resonanz der Krankheit zu erkennen. Verhilft die Krankheit Ihnen zu einer langersehnten Auszeit, wie zum Beispiel bei einer Erkältung? Gibt die Krankheit Ihrem Leben eine neue Richtung, wie zum Beispiel bei einer Allergie? Verschafft die Krankheit Ihnen die Zuwendung, die Sie sich schon immer gewünscht haben, zum Beispiel bei einem Krankenhausaufenthalt mit viel Besuch und Anteilnahme? Haben Sie keine Lust mehr zu leben und wollen sich auf diese Weise verabschieden, wie z. B. bei Krebs?
Einige Antworten finden Sie leicht, weil sie sich aus Ihrem direkten Lebensalltag ergeben: Wenn Sie schwere Lasten heben müssen, bekommen Sie Rückenschmerzen. Andere Antworten finden Sie nicht auf den ersten Blick, wenn Sie nämlich keine schweren Lasten heben, sich regelmäßig bewegen und trotzdem Rückenschmerzen bekommen.
Bei der Betrachtung von Krankheiten werden Sie feststellen, dass unter anderem tiefe Glaubenssätze in Ihnen und Ihren Mitmenschen verankert sind. Niemand möchte wahrhaben, dass er selbst etwas mit der Erkrankung seines Körpers zu tun hat. Niemals hat eine Erkrankung in den Augen der Menschen einen Sinn. Sie ist schmerzhaft, bedrohlich, lästig, unangenehm und hinderlich. Für eine Krankheit kann man ja nichts, ist eine übliche Annahme. Damit wird dem körperlichen Symptom seine Aussagekraft und die Möglichkeit zur Heilung der Ursachen genommen, und der Mensch verliert einen seiner wichtigsten Wegweiser für seine Entwicklung.

Der nächste Schritt, sich diesem komplexen Thema anzunähern, ist der, sich die Bedeutungen der einzelnen Organe anzuschauen. Die in der Aura auftretenden Blockaden stören zunächst den Energiefluss in der Aura. Nun könnten wir auf unsere Gefühle hören und etwas in unserem Leben ändern. Werden wir Menschen durch diese emotionale Blockade nicht auf unsere energetische Problematik aufmerksam, materialisiert sich die Blockade in der langsamsten Schwingung – dem Körperfeld – und wir werden krank.

Die kranken Organe oder schmerzenden Gelenke sind nur ein Spiegel der Blockade im Energiefeld. Eine körperlich spürbar gewordene Problematik hat bereits seit Langem in der Aura als emotionale Blockade existiert. Die körperliche Erkrankung ist der materiell gewordene Hinweis auf diese energetische Blockade. Würde man die Ursache im Energiefeld erkennen und bearbeiten, könnte die körperliche Erkrankung sich auflösen. So einfach könnte der Umgang mit den Erscheinungen des Körpers werden, wenn wir auf die Wie-Resonanz hören würden. Wird aber nur an den Symptomen gearbeitet, kann es nicht zur Heilung der Ursachen kommen. Stattdessen kommt es zu „Risiken und Nebenwirkungen", zu Symptom-Verschiebungen und aufwendigen Therapiemaßnahmen.

Die Warum-Resonanz der Krankheit

Jedem Organ kann man in diesem Zusammenhang eine andere Grundbedeutung zuordnen. Bei der heilenergetischen Betrachtung von Krankheiten ist die Individualität des einzelnen Menschen von großer Bedeutung. Die Symptome oder Krankheitsbilder können durchaus bei verschiedenen Klienten übereinstimmen, der energetische Hintergrund oder die Blockade im Energiefeld sind jedoch bei jedem Menschen individuell. Hier geht es dann um die Klärung der Warum-Resonanz.

So kann die im Folgenden beschriebene Übersicht – ähnlich einem Wegweiser – nur eine Grundlage für eine absolut individuelle Herangehensweise an Krankheitsbilder sein. Die Liste erhebt somit keinen Anspruch auf Vollständigkeit.

In keinem Fall können diese Hinweise die Behandlung durch einen Arzt oder Therapeuten ersetzen. Aber sie können wertvolle Hilfen sein, um mit dem Arzt konkret über die eigentliche Ursache der Erkrankung zu sprechen.

Zunächst folgt ein grober Überblick über die grundsätzliche „Spiegel-Aussage" unseres Körpers. Danach folgen einzelne Krankheitsbilder unter heilenergetischen Gesichtspunkten. Bei jeder Art von Krankheit ist der energetische Fluss in der Aura in irgendeiner Form „gestört". Von daher wird auch in den Aussagen zu den Krankheitsbildern immer wieder auf den „gestörten" Fluss hingewiesen.

Körperteile und Organe[15]

Arme: Meine Arme spiegeln mir, wie ich an meine Umwelt weitergebe, was ich in meinem Herzen fühle. Sie zeigen mir, welche Bewegung hin zu meinem Gegenüber mich schmerzt. Sie zeigen mir, wie offen ich die Welt in die Arme nehmen kann und wie offen ich mich der Welt hingeben kann.

Augen: Meine Augen verbinden mein inneres Licht mit der Außenwelt. Durch meine Augen strahle ich nach außen, und die Welt kommt als Licht in mich hinein. Die Augen zeigen mir, welches Bild ich von der Welt haben will. Sie verbinden meine Seele mit anderen Seelen. Sie erschaffen meine innere Welt durch meine eigenen Bilder.

Bauchspeicheldrüse: Meine Bauchspeicheldrüse spiegelt mir, welchen Raum die „Süße" in meinem Leben einnimmt. Sie zeigt mir, ob ich mein Leben genießen kann. Sie zeigt mir, ob ich gerne lebe und es mir selbst wert bin, zu genießen.

Beine: Meine Beine spiegeln mir, welche Stellung ich im Leben habe und ob der Weg, den ich gehe, mir entspricht. Sie geben mir Standfestigkeit und Richtung. Sie geben mir Stabilität und Kraft, meinen Weg zu gehen.

Bindegewebe: Mein Bindegewebe spiegelt meine Elastizität im Leben. Es spiegelt mir meine Weichheit, aber auch meine Grenzenlosigkeit. Es lässt mich meine Verletzlichkeit spüren.

Blase: Meine Blase spiegelt meine nicht geweinten Tränen. Sie lässt mich meine Trauer, meinen Lebensschmerz, meine Einsamkeit fühlen.

Blut: Mein Blut ist die Energie, die mein Leben durchdringt und alles verbindet. Blut enthält alles, was ich brauche und was mich im Inneren verbindet und leben lässt. Es enthält alle Informationen über mich, und es ist der Stoff für Wachstum und Veränderung.

Brust: Meine Brust spiegelt mir meine weiche, mütterliche Seite. Sie lässt mich die Ruhe und die Fülle spüren. Sie spendet Leben und nährt die Basis.

Darm: Mein Darm spiegelt mir, wie ich die Dinge des Lebens aufnehme und abgebe, beziehungsweise, was das Energiefeld oder der Körper nicht benötigt. Er zeigt mir, wie ich denke und wie meine Gefühle mit meinen Gedanken zusammenarbeiten. Er zeigt mir meine Ängste und mein Vertrauen.

15] Aus der heilenergetischen Betrachtungsweise ergibt sich eine spezielle Interpretation von Körperteilen und Organen. Diese Zusammenstellung hat weder den Anspruch auf Vollkommenheit, noch ersetzt sie den Besuch bei einem Arzt oder Therapeuten.
Ich gebe damit meine Sicht auf die Zusammenhänge von Gesundheit und Krankheit wieder.

Ellbogen: Mein Ellbogen spiegelt mir meine Durchsetzungskraft und den Umgang mit Veränderungen im Leben. Er zeigt mir die Sensibilität im Umgang mit meinen Mitmenschen.

Fett: Mein Fett spiegelt mir meine Polster und meine Weichheit und zeigt, dass ich Gefühle festhalten möchte. Ich brauche es, wenn mir das Vertrauen fehlt. Es ist Ausdruck von gestauter Energie.

Finger: Meine Finger spiegeln die Flexibilität im direkten Umgang mit anderen Menschen im Alltag.

> **Daumen:** Mein Daumen ist wichtig, um festhalten und loslassen zu können im Leben. Er erzeugt den Druck, den ich machen kann.
>
> **Zeigefinger:** Mein Zeigefinger zeigt meine Verbindung oder Ablehnung zu anderen Menschen.
>
> **Mittelfinger:** Mein Mittelfinger gibt meinem Leben Stabilität.
>
> **Ringfinger:** Mein Ringfinger zeigt mir meine Sensibilität und meine Gefühle im Leben.
>
> **Kleiner Finger:** Mein kleiner Finger steht für die Verbindung zu meiner Familie.

Füße: Meine Füße spiegeln mir meine Beweglichkeit und Veränderungsfähigkeit, auch die Flexibilität, einmal einen neuen Weg einzuschlagen. Sie verbinden mich mit der Welt und dem Boden. Sie geben mir die Basis für meine Aufrichtigkeit. Sie geben meinem Auftreten im Leben Kraft.

Gebärmutter: Meine Gebärmutter spiegelt mir meine Kraft und meinen Ursprung. Sie verbindet mich mit allen Frauen und gibt mir das Gefühl von Weiblichkeit. Sie kann wachsen lassen und bedingungslos nähren.

Gehirn: Mein Gehirn ist meine Lebenszentrale und Verbindung von Geist und Materie. Alle Wahrnehmungen fügen sich im Gehirn zu einem großen Bild der Welt zusammen. Es ist Sitz meiner Individualität.

Gelenke: Meine Gelenke spiegeln mir meine Flexibilität in allen Lebensbereichen. Sie zeigen mir meine Beweglichkeit im Leben. Sie sind Grundlage für Richtungswechsel und Veränderung.

Haare: Meine Haare spiegeln mir meine Schönheit und Ausstrahlung, meine Kraft. Sie sind Schutz und Antenne, Verbindung und Abgrenzung gleichzeitig.

Hals: Mein Hals spiegelt mir meine Veränderungsbereitschaft. Er macht es möglich, Dinge von verschiedenen Seiten zu betrachten. Er trägt meine Individualität, meine Demut und meinen Stolz. Er stützt meine Persönlichkeit. Er führt alle wichtigen Körperbewegungen an. Er hilft bei der Orientierung.

Haut: Meine Haut spiegelt mir, wie offen ich der Welt begegne. Wie wirke ich nach außen, und was nehme ich von außen an? Wie anschmiegsam und flexibel bin ich? Ist mir die Welt angenehm, oder lehne ich das Leben ab? Fühle ich mich wohl in meinem Leben?

Herz: Mein Herz ist mein Zentrum, mein Rhythmus, meine Fähigkeit zu geben und zu nehmen, meine Fähigkeit, in Fluss zu sein. Es nimmt alle Gefühle auf und bringt sie mit meinem Unbewussten in Verbindung. Hier fühle ich mein Selbst und kann auf die Eindrücke der Welt antworten.

Knie: Meine Knie spiegeln mir meine Bereitschaft zur Demut, anzuerkennen was ist. Sie geben mir Geschmeidigkeit. Sie geben mir Entspannung und Erholung.

Knochen: Meine Knochen sind die gesamten Strukturen, die mich mit meinen Ahnen verbinden. Sie bringen mir Themen aus anderen Inkarnationen. Sie sind die langsamste Schwingung und die größte Stabilität zugleich.

Kopf: Mein Kopf steht für meine Spiritualität, mein Wesen, meine Verbindung zu höheren geistigen Fähigkeiten. Er drückt meine Individualität aus.

Leber: Meine Leber spiegelt meine Möglichkeiten, die Welt zu sortieren. Sie kann Gut und Böse unterscheiden. Sie bringt in den Körper, was ihm guttut.

Mund: Mein Mund spiegelt mir sowohl meine materielle als auch emotionale Auseinandersetzung mit der Welt. Mein Mund hilft mir bei der Verarbeitung aller Eindrücke und Erlebnisse.

Lunge: Meine Lunge spiegelt mir mein Bedürfnis nach Raum und Abgrenzung. Sie verbindet mich durch den Atem mit allem, was es gibt. Sie ist die Pforte, über die ich mit der Welt in Verbindung stehe.

Magen: Mein Magen spiegelt meine Möglichkeit, Neues zu versuchen. Er macht mich „sauer" oder „süß". Er zerlegt alles, was kommt, und nimmt es an oder nicht. Er steuert meine Lust aufs Leben.

Nase: Meine Nase spiegelt mir meine Orientierung im Leben. Sie zeigt mir, wo es hingeht. Sie zeigt mir, wann Ruhe angesagt ist und wann mir die Umstände nicht passen.

Nieren: Meine Nieren spiegeln meinen Umgang mit meiner Trauer und emotionalen Verletzungen. Sie sind die „Ausführer" des Herzens. Sie lassen die Gefühle gehen oder halten sie fest.

Ohren: Meine Ohren spiegeln mir meine Möglichkeit, meine Weltsicht zu verändern oder in alten Mustern zu verharren. Ich kann hören und verbinde mich so mit der Umgebung. Sie schaffen mir Möglichkeiten.

Prostata: Meine Prostata spiegelt mir die Möglichkeit, meine Macht zu leben.

Rücken: Mein Rücken spiegelt mir meine Stabilität im Leben, meine Aufrichtigkeit, meine innere Haltung. Er schützt mich vor der Vergangenheit. Er ist die Basis für meine Beweglichkeit.

Schilddrüse: Meine Schilddrüse spiegelt mir die Möglichkeit, meine Bedürfnisse auszusprechen und umzusetzen. Sie ist die Basis der Kommunikation.
Schultern: Meine Schultern spiegeln mir meine Fähigkeit, emotionale Belastungen zu tragen und Verantwortung zu übernehmen. Sie geben mir Stabilität und Kraft.
Zähne: Meine Zähne spiegeln mir meine Durchsetzungskraft und meine Lebenskraft. Sie tragen alte Strukturen und helfen mir, mit dem Neuen klarzukommen.
Zehen: Meine Zehen spiegeln mir meine Orientierung in Raum und Zeit. Sie zeigen, ob ich mutig vorangehe. Sie geben meinem Leben Balance.

Krankheitsbilder[16]

ADHS-Kinder: Ich habe als Erwachsener einen lebhaften, aktiven, emotionalen Teil von mir abgespalten, und mein Kind übernimmt diese Abspaltung als Spiegel für mich.
Aneurysma (Erweiterung der Schlagader): Ich fühle mich in dieser Welt fehl am Platz, ich fühle mich zu sensibel. Ich habe die Entscheidung, auf der Welt zu leben, nicht in aller Konsequenz getroffen. Ich halte mir ein Hintertürchen offen.
Allergie: Ich habe Angst vor dem Leben und lehne es ab. Alles, was auf mich zukommt, ist mir zu viel. Es macht mir Angst und bedroht mich. Ich habe so viel mit mir selbst zu tun, dass alles andere, was von außen an mich herankommt, zu anstrengend wird. Ich will nicht mit allem verbunden sein, es macht mir Angst.
Alzheimer: Ich habe so viele Gefühle in meinem Leben erlebt, die ich lieber vergessen möchte. Die Eindrücke in meinem Leben waren so gewaltig, dass sie mich überfordern und mir Angst machen. Ich will sie einfach loslassen. Ich gebe meine Verantwortung für mein Leben gerne ab. Ich will nicht mit anderen Menschen in Austausch gehen.
Arthritis: Die Gelenke sind akut entzündet und verhindern meine Bewegung. Jede Bewegung bereitet mir großen Schmerz. Eine starke Ohnmacht sitzt in meinen Knochen, die mich selbst zerstört. Ich fühle mich vollkommen unbeweglich.
Arthrose: Die reibungslosen Verbindungen meines Knochensystems sorgen für eine fließende Bewegung im Leben. Wenn ich meinen Gefühlen im Alltag keinen Ausdruck gebe und sie zurückhalte, werde ich steif. Sie zeigt, dass schmerzhafte Reibung entsteht, die ich schon lange Zeit mit mir herumtrage. Ich muss die Reibung, z. B. in Form von Wut oder Ohnmacht, wieder zulassen und fühlen lernen, um die Bewegungen fließen zu lassen. Ich bin schon viel zu lange über meine Grenzen hinaus mit den gestauten Gefühlen unterwegs. Jetzt blockiert der Körper weitere Bewegung.

16] Aus der heilenergetischen Betrachtungsweise ergeben sich spezielle Aussagen über Krankheitsbilder und Krankheitssymptome. Diese Zusammenstellung hat weder den Anspruch auf Vollkommenheit, noch ersetzt sie den Besuch bei einem Arzt oder Therapeuten.
Ich gebe damit meine Sicht auf die Zusammenhänge von Gesundheit und Krankheit wieder.

Arthrose in Beinen: Ich bin emotional zu starr auf meinem eingeschlagenen Weg.

Arthrose in Armen: Ich trage große emotionale Last auf meinen Schultern. Die Herzensenergie kann nicht frei fließen.

Arthrose in Wirbeln: Ich bin zu unflexibel in meiner emotionalen Haltung der Welt gegenüber.

Augen: Die Augen sind die Pforten zur Seele. Das einfallende Licht gibt ein Bild der Welt und man strahlt sein inneres Bild durch die Augen nach außen. Schaut man einem Menschen tief in die Augen, berührt man dessen Seele. Man erkennt sein wahres Selbst, und man selbst wird erkannt. Stimmt das zwischenmenschliche Verhältnis nicht, kann man dem Blick in die Augen nicht standhalten.

Die Augen vermitteln auch eine Orientierung im Raum. Sie sehen schon von Weitem, wenn etwas auf einen zukommt, und man kann Zeit und Bewegung durch die Augen wahrnehmen. Die Augen sind beim Menschen nach vorne ausgerichtet, er orientiert sich hauptsächlich in die Zukunft. Die Orientierung in Raum und Zeit ist am Augenstand abzulesen. So haben Tiere, deren Augen sich an den Seiten des Kopfes befinden, ein vollkommen anderes Zeitgefühl als Menschen.

Das linke Auge zeigt die Welt in ihrer weiblichen Energie, mit den Emotionen und den sorgenden, intuitiven, fürsorglichen Bereichen, es ist nach innen orientiert. Das rechte Auge entspricht der männlichen Energie, dem Verstand, Intellekt und der Ratio, der Dynamik und der Tendenz, in die Welt „hinauszugehen", um in ihr zu wirken.

Augenkrankheiten: Meine Augen spiegeln mir, dass ich bestimmte Bereiche meines Lebens nicht sehen möchte oder verzerrt wahrnehme. Eine Fehlsichtigkeit zeigt mir den Lebensbereich, auf den ich meinen Focus richten sollte. Ich sollte mich mit dem Bereich intensiv beschäftigen, den ich ohne Sehhilfe noch scharf sehen kann. Das ist der Lebensbereich, der für mich von Bedeutung ist.

Kurzsichtigkeit: Ich habe Angst vor dem, was auf mich zukommt, und will es nicht sehen.

Weitsichtigkeit: Ich habe Angst vor Nähe und vor der Gegenwart.

Schielen: Ich sehe meine Welt verzerrt, sonst kann ich sie nicht ertragen.

Astigmatismus (Hornhautverkrümmung): Ich bin zu neugierig, der Blick nach innen ist wichtig.

Blindheit: Ich fürchte mich, die Welt zu sehen.

Farbenblindheit: Mir fehlen Farbe und Freude im Leben.

Nystagmus (Augenzittern): Ich versuche, vor Stress auszuweichen.

Grauer/Grüner Star: Ich sehe meine Zukunft und den Tod mit Angst und Sorge. Ich weine die Tränen meines Lebens.

Bandscheibenvorfall: Der Druck der Umgebung ist mir zu hoch. Ich will nicht mehr! Ich breche unter der Belastung zusammen.

Bechterew (Wirbelsteife): Ich bin unflexibel im Denken. Ich blicke nur auf mich selbst. Ich bin nicht in meiner Kraft. Aufrichtigkeit fällt mir schwer, ich belüge mich selbst.

Beinbeschwerden: Ich stehe nicht bewusst in meinem Leben. Mein Bewusstsein zieht sich aus meinem Körper zurück. Ich trete kürzer.

Beinlängendifferenz: Ich habe einen schrägen Stand im Leben. Mein Körper ist getrennt in die männliche und weibliche Hälfte. Auf diese Weise spiegelt mir der Körper die Differenz in meinem Gefühlsleben.

Offene Beine (Ulcus cruris): Über nicht heilende Verletzungen oder Wunden wird einer tieferen Energieebene meiner Aura ständig Energie zugeführt. Ich sollte beachten und hineinfühlen, wo ich eine tiefe, alte, seelische Verletzung habe, die nicht heilen kann, weil sie mir nicht bewusst ist.

Bindegewebsschwäche: Ich habe das Gefühl, alles alleine machen zu müssen. Ich nehme nicht gerne Hilfe und Unterstützung an, fühle mich aber zu schwach, alles alleine zu tun. Ich gebe anderen die Verantwortung für mein Leid.

Blasenentzündung: Ich bin traurig, ich kann meine traurigen Gefühle und meinen seelischen Schmerz nicht äußern. Ich fühle mich nicht wahrgenommen.

Blasenschwäche: Ich kann meine Trauer über mein Leben im Augenblick nicht zurückhalten. Der Druck ist zu groß.

Blinddarmentzündung: Ich fühle mich im Leben in einer Sackgasse. Das, was ich will, kann ich nicht leben, es stehen Hindernisse im Weg. Ich bin überfordert.

Blockierungen: Ich habe Angst, eine bestimmte Richtung einzuschlagen. Meine augenblickliche starre Haltung spiegelt mir, wohin ich gerichtet bin.

Burnout-Syndrom: Ich stehe allen Menschen mit meiner Energie zur Verfügung, ich kann mich nicht abgrenzen, und das macht mich immer schwächer. Jeder will etwas von mir, und ich will überall dabei sein. Ich werde immer sensibler und immer angreifbarer. Ich habe keinen seelischen Puffer und fühle mich dünnhäutig.

Darmverschluss: Ich kann nicht loslassen. Belastende Dinge behalte ich krampfhaft für mich. Ich habe Angst vor Veränderungen.

Demenz: Ich will mich am Leben nicht mehr beteiligen, ich ziehe mich zurück, mir ist alles zu viel. Ich gebe die Verantwortung ab.

Depression: Meine Energie hält der Energie von außen nicht stand. Ich fühle mich von der Welt erdrückt. Ich bin vor lauter Strukturen in meiner Aura vollkommen auf meine Selbstwahrnehmung reduziert. Ich halte das Leben nicht mehr aus.

Emotionsstörungen: Ich bin in einer tiefen emotionalen Ohnmacht.

Wehmut: Ich fühle Selbstmitleid.

Wutausbrüche: Ich bin in einer großen, als Ohnmacht gestauten Energie gefangen, die Raum sucht und sich schlagartig entlädt. Ich bin hilflos und ratlos.

Diabetes mellitus (Zuckerkrankheit): Ich leide unter der Härte des Lebens. Trennungen, Veränderungen, Trauer und Verlassenheit machen mir zu schaffen. Mir fehlt die angenehme Seite in meinem Leben. Ich habe Angst vor Ereignissen, denen ich nicht ausweichen kann, und ertrage sie.

Diphtherie: Ich habe Angst, meine Gefühle anderen mitzuteilen. Ich nehme mich zurück. Ich staue meine Empfindungen und schlucke sie runter.

Durchblutungsstörungen: Ich will bestimmte Bereiche des Lebens nicht mehr wahrnehmen. Ich habe zu wenig Energie, und Teile des Lebens sind mir nicht bewusst.

Fersensporn: Ich kann nicht stabil in meinem Leben stehen. Mein Standpunkt schmerzt. Ich habe nicht genug Kraft, mich durchzusetzen.

Fettsucht: Ich schaffe mir einen Schutzpanzer und verstecke dahinter meine Gefühle. Immer wenn ich fühle, kompensiere ich mit Essen.

Fibromyalgie: Ich will nicht die Verantwortung für mein Leben übernehmen. Ich stelle mich nicht den Anforderungen des Lebens und ziehe mich lieber zurück in den Schlaf.

Frakturen: Ich heile energetische Themen aus anderen Inkarnationen.

Enzephalitis (Entzündung des Gehirns): Ich habe Angst vor Kontrollverlust. Ich suche meinen inneren Frieden. Ich stelle mich nicht dem Leben, denn ich würde gerne wieder gehen.

Embolie: Ich habe große Angst vor Veränderung, der Energiefluss in mir ist gestört. Ich will mich meinen Aufgaben nicht stellen.

Epilepsie (epileptische Anfälle): Ich kann das Leben nicht annehmen, ich habe Stress mit Veränderungen, ich habe bestimmte Vorstellungen und

Erwartungen, jede Abweichung macht mir Probleme. Ich kann keine Extreme vertragen und brauche Ruhe und Gleichheit.

Erbgutschäden: Ich habe mir eine besondere Beschränkung in meinem Körper gesucht, um meine Seelenkräfte wahrnehmen zu können.

Erkältungen: Mein Energiefeld ist nicht in seiner Kraft. Ich brauche eine Auszeit, um mich wieder stärken zu können. Ein Infekt zeigt mir meine energetischen Schwachstellen. Der Körper erneuert seine Zellen in kürzester Zeit. Er will vorübergehend Ruhe, um sich sortieren zu können.

Essstörungen: Ich lasse nicht genügend Energie zu oder halte sie fest. Ich bin nicht im Fluss, ich lehne fremde Schwingungen ab. Ich will nicht am Leben teilnehmen. Ich kann nicht für mich verantwortlich werden.

Gefäßverengung: Mein Leben fließt nicht. Ich habe Angst, und mein Lebensfluss wird unterbrochen. Ich habe keine Lust am Leben.

Gleichgewichtsstörung: Ich verliere meine Orientierung. Ich lüge oder trage eine Lüge mit mir herum. Irgendetwas stimmt nicht in meinem Leben. Ich bin nicht in meiner Mitte.

Halsschmerzen: Ich sage nicht, was ich denke. Ich schlucke meine Meinung herunter. Ich kann meine Meinung nicht vertreten.

> **Heiserkeit:** Ich habe zu viel gesagt, wo ich den Mund hätte halten sollen, ich habe jemanden mit meinen Worten verletzt. Ich bin erschöpft.
>
> **Stimmbandknötchen:** Es fällt mir schwer, mich auf andere einzulassen. Ich bin spröde und fühle mich abgelehnt.
>
> **Stottern:** Ich bin nicht im Fluss. Die Gedanken sind schneller als die Materie. Ein Ereignis hat mich aus der Bahn geworfen, ich komme nicht darüber hinweg.
>
> **Stummheit:** Ich bin nicht bereit, mich auszutauschen. Ich ziehe mich von den Menschen zurück. Ein Ereignis blockiert mich total. Ich habe Angst, etwas auszusprechen. Eine Lüge verhindert, dass ich spreche.

Haut: Die Haut ist die äußere Schicht des Körpers. Hier berühren sich Körper und Welt. Am Zustand der Haut kann ich sehen, wie ich mich in der Welt fühle. Bin ich mit mir im Reinen, ist meine Haut gesund und bildet einen guten Schutzmantel. Fehlt mir Energie, ist die Haut sehr anfällig. Sie kann spröde werden, wenn ich mich spröde fühle. Sie kann reißen, wenn ich unter Druck stehe. Sie kann sich entzünden, wenn ich mich im Ungleichgewicht fühle. Verletzungen der Haut, egal welcher Art, weisen auf einen Energiemangel in einer tieferen Körperschicht hin.

> **Ekzeme:** Ich habe ein schlechtes Bild von mir, ich mag mich nicht und

fühle mich nicht wohl in meiner Haut. Ich würde mich gerne häuten, ich mache durch Unruhe auf mich aufmerksam und suche eine neue Hülle.

Insektenstiche (Tierbisse): Durch sie wird der Aura in bestimmten Frequenzen Energie zugeführt.

Herzschwäche: Ich traue mich nicht, zu meinen Gefühlen zu stehen. Ich nehme mir nicht den Raum, den ich brauche. Ich habe Angst vor Gefühlen.

Herzinfarkt: Ich habe zu lange nicht auf meine Gefühle gehört. Mein Herz setzt mir eine Grenze. Mein Herz ist vor lauter zurückgesteckten Gefühlen hart geworden. Es ist abgestorben und gefühllos.

Kammerflimmern: Ich habe Lebensangst. Meine Gefühle machen mir Angst.

Schlaganfall (Apoplex): Ich stehe unter sehr großer emotionaler Anspannung. Ich will etwas nicht mehr hören oder sehen, mich nicht bewegen, mich nicht zu etwas äußern oder etwas nicht fühlen.

Hexenschuss: Ich habe einem Menschen in meinem Umfeld durch einen Dünkel die Gelegenheit für Neid geboten. Seine Ablehnung trifft mich als „Neidpfeil" und setzt mich außer Kraft.

Hypochonder: Ich überbewerte meine Körperfunktionen. Mein Fokus ist auf Körperfunktionen gerichtet, die im unbewussten Bereich meiner Realität ablaufen sollten. Ich lebe nur meine materielle Ebene, ein geistiger Zusammenhang ist mir fremd. Mein Körper wird mir in aller Vergänglichkeit ständig bewusst.

Kinderlähmung: Ich gehe nicht bewusst in mein Leben, ich habe Angst vor dem Leben und vor Veränderung. Ich traue mir nichts zu und würde mich lieber zurückziehen, als meinen Weg zu gehen.

Koma: Ich will nicht leben und nicht sterben, ich habe Angst vor Leben und Tod. Ich will nicht verantwortlich sein.

Koliken: Mein Körper setzt sich mit meiner geistigen Unbeweglichkeit auseinander. Ich versuche festzuhalten, was nicht zu halten ist. Mein Leben ist unbeweglich und festgefahren.

Krampfadern: Mein Lebensfluss ist gestaut. Ich lebe nicht mein Potenzial, sondern halte meine Kraft zurück.

Krallenzehen: Ich traue mir nicht zu, mein Leben zu gestalten. Ich lasse mich bremsen und nehme zu viel Rücksicht. Ich gehe nicht meinen Weg.

Krebs: Ein Teil in mir setzt meinen inneren Aufstand um. Ich traue mich nicht, meine Kraft zu leben und bin resigniert. Ich will so nicht weitermachen und suche einen Ausweg.

Kreuzbandriss: Ich habe mich verdreht. Das ist nicht mein Weg. Mein Körper setzt mir deutliche Grenzen. Ich habe meine Grenzen überschritten.
Lähmungen: Ich habe Angst vor Veränderung. Die Erlebnisse meines Lebens halten mich zurück. Ich übernehme keine Verantwortung für meine Entwicklung.
Leberflecke: Ich bin kritisch mit meiner Umwelt. Ich kann nicht akzeptieren.
Legasthenie: Ich will nicht groß werden. Ich will meine Gefühle leben, aber nicht meinen Verstand. Ich bin überfordert.
Leukämie: Ich habe resigniert. Ich spüre nicht mehr die Kraft, zu kämpfen. Ich kann lernen, mit dem Strom zu schwimmen statt gegen die Ströung.
Lichtempfindlichkeit: Ich lehne das Leben ab. Ich will nicht genau hinsehen.
Lungenentzündung: Ich will mich von der Umgebung abtrennen und zurückziehen. Ich bemitleide mich selbst. Mir ist es zu eng, und ich bekomme keine Luft mehr. Ich ergreife meine Möglichkeiten nicht.
Mandelentzündung: Ich will nicht mehr schlucken müssen, ich will etwas aussprechen und traue mich nicht. Ich fühle mich nicht verstanden. Ich bin wütend.
Masern: Ich lege mir eine neue Haut zu, ich entscheide mich neu und komme richtig im Leben an.
Menstruationsbeschwerden: Ich empfinde meine Weiblichkeit und mein Frausein als schmerzhaft. Ich wehre mich dagegen und will nicht erwachsen werden.
Midlife-Crisis: Ich kann den Alterungsprozess meines Körpers nicht ertragen. Ich habe das Gefühl, das Leben verpasst zu haben. Ich habe riesige Angst vor dem Tod.
Migräne: Ich habe die Tendenz, mir um alles „einen Kopf zu machen", meine Sexualität findet im Kopf statt. Ich lebe meine Lust nicht.
Morbus Crohn: Ich fühle mich nicht gut genug, ich fühle mich am falschen Platz, nichts wert in dieser Familie und habe Angst vor dem Leben. Ich fühle mich zu schwach, mein eigenes Leben zu leben.
Multiple Sklerose: Ich will das Leben nicht mehr sehen, nicht mehr fühlen und mich nicht mehr bewegen.
Mumps: Ich drücke meine Wut nicht aus. Ich halte meine Empfindungen zurück. Ich bin im emotionalen Stau.
Muskelhartspann: Ich verharre in einer Situation. Ich bin nicht flexibel. Ich bin erstarrt vor Angst.
Nagelerkrankungen: Ich setze mich nicht für meine Bedürfnisse und für meinen Weg ein.

Nierenerkrankungen: Ich lebe meine Trauer nicht. Das Leben geht mir „an die Nieren", ich empfinde das Leben als ungerecht. Mein Leben fühlt sich vergiftet an.
Ohnmachten: Ich ziehe mich einfach zurück und übernehme keine Verantwortung für meinen Zustand.
Ohren: Ich will mich nicht mit anderen Meinungen beschäftigen. Mir ist es zu laut, zu viel. Ich will und kann „es" nicht mehr hören!
Pankreatitis (Entzündung der Bauchspeicheldrüse): Ich habe keine Annehmlichkeiten in meinem Leben. Ich will nicht mehr leben, mir macht das Leben keinen Spaß und es tut mir weh. Ich übernehme zu viel Verantwortung für andere Menschen.
Parkinson: Ich will die Kontrolle loslassen, ich will die Starre in meinem Leben loslassen.
Prellungen: Mein Bewusstsein durchströmt nicht meinen gesamten Körper. Ich bin reduziert und verletzlich. Teile meines Lebens nehme ich nicht wahr oder blende sie aus.
Psychosen: Mein Bewusstsein erlebt eine andere Realität. Ich habe die Orientierung in Raum und Zeit verloren. Ich will mich nicht hier auf der Erde einbringen. Ich habe Dinge erlebt, die mich flüchten lassen.
Querschnittslähmung: Das Leben ist mir zu viel. Ich bin bemüht, alles zu kontrollieren, ich lasse keinen Lebensfluss zu.
Rückenbeschwerden: Meine Aufrichtigkeit ist infrage gestellt. Ich verdrehe mich, ich bin versteift auf etwas, ich bin unbeugsam, ich bin verklemmt, ich habe keine Lust mehr zu funktionieren.
Schmerzen: Mein Leben tut mir weh, ich kann mein Leben nicht genießen. Ich mache mir selbst großen Druck und habe hohe Erwartungen an mich. Ich kann und will die Last des Lebens nicht mehr tragen.
Schultersteife: Ich fühle mich bedrängt, ich trage große Lasten, ich bin bedrückt. Ich übernehme zu viel Verantwortung für alles.
Sensibilitätsstörungen (Hochsensibilität): Mein Energiefeld ist geschwächt. Die Eindrücke der Umgebung schwächen mich und überfordern mich. Die Welt ist mir zu anstrengend, ich sollte mich um meine eigenen Gefühle kümmern. Ich nehme die Welt wahr, aber nicht mich selbst.
Skoliose (seitliche Verbiegung der Wirbelsäule): Ich winde mich aus der Verantwortung. Ich bin nicht aufrichtig. Ich stehe nicht meinen Mann/meine Frau. Ich weiche einem hohen Druck aus oder beziehe keine Stellung.

Stauchungen: Ich bin zu schnell. Die Zeit ist noch nicht reif. Ich bin „zur falschen Zeit am falschen Ort".

Stenosen (Verengung der Blutgefäße): Ich versuche festzuhalten, ich will kontrollieren. Ich habe kein Vertrauen. Ich bin argwöhnisch und skeptisch.

Tränensäcke: Trauer begleitet mein Leben. Ich würde gerne leben, aber traue mich nicht. Ich kann nicht loslassen.

Trauma: Ein Ereignis hält mich in seinem Bann. Ich kann nicht loslassen. Ich ziehe mich aus Angst aus dem Leben zurück. Ich hänge fest an einem Schmerz. Ich habe energetische Abspaltungen, die mich fesseln. Ich kann und will nicht leben.

Tuberkulose: Ich will nicht mehr leben. Ich kann mich nicht abgrenzen. Das Leben nimmt mir die Luft, ich ziehe mich lieber zurück.

Unfruchtbarkeit: Ich will meine Geschichte nicht weitergeben. Ich habe Angst vor Entwicklung. Mein Bewusstsein kann sich nicht öffnen. Ich will mich nicht wirklich einlassen und verbinden.

Unterleibskrebs: Ich lebe meine Weiblichkeit nicht. Ich habe als Frau resigniert. Ich fühle mich abgelehnt und als Frau nicht wahrgenommen. Ich nehme mich selbst als Frau nicht wahr.

Varizen: (siehe Krampfadern)

Wahnsinn: (siehe Psychose)

Warzen: Ich habe einen Dünkel. Ich habe an einem Organ einen Energiemangel. (Ich sollte nachschauen, an welcher Akupunkturstelle die Warze sitzt.)

Wechseljahre: Alle Themen, die ich während der Pubertät mit meiner Weiblichkeit hatte, erlebe ich jetzt erneut. Alle Gefühle, die nicht gelebt wurden, kommen hoch und werden z. B. als Hitzewallungen spürbar. Ich übe loszulassen. Ich besinne mich auf meine Bedürfnisse. Ich fühle mich intensiv. Mein Körper verliert an Elastizität, ich werde weich. Mein Leben bekommt andere Schwerpunkte als früher.

Windpocken: Ich bin von meiner Umgebung genervt. Meine Nerven zeigen an, dass sich etwas verändern muss. Ich will Ruhe und Zuwendung bekommen. Mein Gehirn verändert und entwickelt sich.

Zahnprobleme: Alle Zahnthematiken haben mit alten energetischen Blockaden zu tun. Hier sind oftmals energetisch Thematiken der Ahnen oder Themen aus anderen Inkarnationen fixiert.

Fehlstellungen: Ich habe Orientierungsschwierigkeiten. Mir fehlt die Geradlinigkeit. Ich bringe viele alte Themen mit (nur individuell zu betrachten).

Karies: Ich fühle einen Mangel in meinem Herzen, ich fühle mich nicht geliebt oder liebe mich selbst nicht.

Parodontose: Ich kann meine Lebensvorstellungen nicht umsetzen. Ich ziehe mich zurück.

Zerrungen: Ich werde in die falsche Richtung gelenkt. Ich bin nicht in der Eigenverantwortung. Ich bin überstrapaziert.

Sonstige:

Akute Beschwerden: Mein Körper weist auf eine aktuelle energetische Schwachstelle hin. Ich habe lange alle emotionalen Ankündigungen überhört. Ich nehme die Wie-Resonanz nicht wahr.

Chronische Beschwerden: Ich erlebe meinen Körper als reines Zufallsprodukt und sehe keinen tieferen Zusammenhang zwischen Geist und Körper. Mein Körper zeigt mir ständig und ohne Unterbrechung meine falsche Lebenshaltung. Ich ändere über lange Zeit nichts an den Ursachen. Ich schaue nicht hin oder kann und will den Zusammenhang nicht erkennen. Ich habe resigniert. Ich bin nicht bereit, mich zu verändern. Ich nehme die Warum-Resonanz nicht wahr.

Parasiten (Bakterien, Stechmücken, Ameisen, Motten, Läuse, Flöhe, Würmer, Zecken usw.): Mein Körper hat einen Mangelzustand, der behoben werden muss. Die P. sind Helfer und können nur da wirken, wo ich in meiner Aura einen energetischen Mangel habe. Durch ihr Einwirken kommt Energie an den Körperteil, dem Energie fehlt (Jucken, Kratzen, Vereiterung, Entzündung, Narbenbildung usw.). Der Energiemangel liegt oft in einer tieferen Körperschicht und wird durch die Anwesenheit eines P. behoben.

Unfälle: Eine Schutzschicht meiner Aura ist betroffen. Der U. weist auf einen akuten energetischen Mangelzustand hin.

ÜBUNG 28: HERZ-ZU-HERZ-ÜBUNG

Diese Übung gründet auf der bereits im Kapitel „Energielöcher und Beziehungskabel" gezeigten Übung des Energiebogens. Hier konzentrieren Sie sich nunmehr auf die Stärkung des Herzens.
Nehmen Sie sich für diese Übung ein wenig Zeit und suchen Sie einen ruhigen Platz dafür.

➔ Setzen Sie sich entspannt hin, atmen Sie durch die Nase ein und durch den Mund aus.

➔ Stellen Sie sich vor Ihrem geistigen Auge einen Menschen vor, den Sie mögen.

➔ Gehen Sie mit Ihrer Aufmerksamkeit zum Mittelpunkt Ihres Herzens und von dort aus über die Achse der Aura hoch über Ihr Scheitel-Chakra zum Scheitel-Chakra des Menschen und seiner Aura-Achse herunter zu seinem Herzen.

➔ Lassen Sie über diesen Bogen Energie aus Ihrem Herzen in sein Herz fließen.

➔ Spüren Sie, wie Sie sein Herz erreichen und ihm damit Wachstum bringen.

➔ Fühlen Sie, wie die Energie zu Ihnen zurückströmt und jetzt Sie wachsen lässt.

➔ Genießen Sie einige Minuten den steigenden Energiefluss und die vermehrte Kraft.

Machen Sie diese Übung mit allen Menschen in Ihrer Umgebung. Bringen Sie mit Ihrer Kraft jeden Menschen in Wachstum, und entdecken Sie die liebevolle und verbindliche Qualität der Übung, täglich, immer.

VIII - SINNANALYTISCHE AUFSTELLUNGEN

Bei einer „Sinn"-Analyse machen Sie sich auf der Grundlage des energetischen Menschenbildes die Zusammenhänge in Ihrem Leben klar. Ihr jetziges Leben ist ein komplexer Ausdruck Ihrer energetisch-geistigen Ebene. Alles erfüllt einen Sinn, den es nur zu verstehen gilt!
Eine in Ihrem materiellen Leben auftretende Thematik ist in Ihrem Energiefeld schon längere Zeit als Struktur vorhanden gewesen, sonst hätte sie sich nicht materialisieren können. Dabei ist es gleichbedeutend, ob Sie ein körperliches Symptom spüren oder ein Effekt in Partnerschaft, Familie, überhaupt in der Beziehung zu anderen Menschen sowie im Beruf, bei Finanzen oder einem Ihrer sonstigen Lebensaspekte auftritt. Der Vorgang des Sichtbarwerdens in der Welt des Alltags ist vergleichbar mit der Entstehung eines Films, der auf der Leinwand gezeigt wird. Der Film ist zuerst in Ihrem Kopf und dann durch Ihre Dreharbeiten entstanden. Er ist im Inneren des Vorführgeräts „gespeichert", aber nicht identisch mit der Leinwand, sondern wird dort nur sichtbar. Ihr Leben ist die Leinwand.

Beispiel:

Sie führen Ihren Freunden einen Film über Ihren Urlaub auf Gran Canaria per Beamer auf der Leinwand vor. Manche Sequenzen des Films gefallen Ihnen beim Betrachten nicht. Dabei ist Ihnen klar, dass Sie selbst es waren, der die Kamera bedient, das Material auf Festplatte überspielt, geschnitten und vertont hat. Wie verhalten Sie sich? Schimpfen Sie lauthals über das zu sonnige Wetter, das keine richtige Belichtung ermöglichte, über die zu vielen Menschen, die Ihnen keine Ruhe zum Filmen ließen, über das zu blaue Wasser, das einen Blaustich in den Film brachte, über Ihren Partner, der immer irgendwo ungewollt über den Rand des Bildes hinausragte? Beklagen Sie sich über die Leinwand, über die Kamera, über den Beamer oder über den Laptop? Wird durch Schimpfen der nächste Film besser, oder hat es mehr Sinn, sich die gemachten Fehler zu merken und es beim nächsten Mal besser zu machen?
Jedem Thema, das Sie heute als Problem in Ihrem Leben ansehen, liegt ein emotionales Ereignis in der Vergangenheit zugrunde, das eine Struktur in Ihrer Aura bildete. Dieses Thema zeigte sich im Verlauf Ihres Lebens immer wieder, und jedes Mal hatten Sie die Gelegenheit, es zu bearbeiten. Falls Ihre

bisherigen Bearbeitungsversuche nicht ausreichend waren oder Sie es ignoriert haben, wiederholt sich das Thema bis heute.
Könnten Sie jetzt den Film Ihres Lebens rückwärts abspielen, bekämen Sie einen Verlauf der Gefühle und Entscheidungen gezeigt, der bis zu einem Bild reicht, auf dem die Ursache des aktuellen Themas oder Problems zu sehen ist. Ereignisse der Vergangenheit, die unser Leben blockieren, wirken wie Anker. Immer, wenn wir uns nach vorne bewegen wollen, halten sie uns fest und verhindern so eine Entwicklung. Durch die Klärung der Gefühle und durch die Auflösung von Strukturen wird dieser Anker – gebundene Energie – freigesetzt.
Es geht bei der Sinnanalyse auf keinen Fall darum, den Vorfahren Schuld zuzuweisen oder voyeuristisch in der Vergangenheit zu stöbern. Es geht einzig und allein darum, den Sinn der Lebensabläufe zu analysieren, die Zusammenhänge im eigenen Leben zu erkennen und die Anker zu lösen. Das verstehe ich unter Selbstverantwortung. Wir übernehmen **selbst** Verantwortung für die eigenen Lebensentscheidungen und gestalten auf diese Weise das eigene Leben kraftvoll.
Veränderungen, egal in welchem Lebensbereich spürbar, sind heilende Prozesse im Sinne von „Ganz-Werden". Energie, die der Aura durch Bindung an Blockaden bisher fehlte, steht nun wieder zur Verfügung.

Der Mensch wird heil, indem er die Zusammenhänge in seinem Leben anerkennt und die Verantwortung dafür selbst übernimmt.

Dieses „Heil-Werden" ist nicht mit dem Gesundwerden auf der körperlichen Ebene zu verwechseln. Die körperliche Ebene ist immer nur der Bereich des Inhalts, auf dem sich Symptome zeigen. Heil-Werden, wie ich es hier meine, ist das Eins-Werden mit sich selbst, das nur umfassend unter Einbeziehung der energetischen oder Sinnebene erreicht werden kann. Deshalb ist die Begriffsdefinition von „Heilung", wie sie in Heilberufen verwendet wird, für die energetische Arbeit ohne Bedeutung.

Erst, wenn wir die Zusammenhänge unserer energetischen Beschaffenheit verstehen und unsere Lebensenergie wieder in Fluss bringen, kann sich unsere physische Realität entsprechend verändern.

Möglichkeiten der Sinnanalyse

Was geschieht bei einer Stellvertreteraufstellung?

Wir haben unser ganz individuelles Gefühl für sichere Entscheidungen und den Durchblick bezüglich der Zusammenhänge in unserem Leben weitgehend verloren. Eine sogenannte „Sinnanalytische Aufstellung" (Abk.: SA) kann an dieser Stelle sehr hilfreich sein, um den eigenen Überblick und ein sicheres Gefühl sowie begründetes Vertrauen wiederherzustellen. Im Folgenden beschreibe ich in kurzer Form den Ablauf:

> Bei einer Sinnanalytischen Aufstellung kommt eine Gruppe von Menschen zusammen, die gemeinsam Erklärungen für Symptome finden und sichtbar machen möchten.

Ein Teilnehmer stellt sein Problem vor, das er gerne klären möchte. Dann sucht er aus der Gruppe der anderen Teilnehmer sogenannte „Stellvertreter" sowohl für sich selbst als auch für die Themen (die der Aufstellungsleiter vorher mit ihm besprochen hat) aus und stellt diese Personen an verschiedenen Positionen in einem definierten Raum so auf, wie es sich für ihn gerade darstellt. Die aufgestellten Personen nehmen, wenn sie ihre Position eingenommen haben, spontan körperliche Symptome und emotionale Empfindungen in Bezug zu den anderen Stellvertretern wahr. Die dabei auftretenden Dynamiken und Blockaden werden vom Aufstellungsleiter wahrgenommen und zielführend durch Fragen erforscht beziehungsweise durch das gezielte Umstellen der Stellvertreter im Raum in Bewegung gebracht – mit dem Ziel, die blockierenden Strukturen zu lösen.
Es können übrigens auch Stellvertreter für Ereignisse oder Emotionen in die Aufstellung einbezogen werden, falls das Gruppen-Energiefeld dies erfordert. Stellvertreter übernehmen mitunter ideelle und emotionale Themen, wie Wut, Trauer, Trotz, Scham, Ablehnung, Überforderung, Glaubenssätze, Angst, Versagen, Tradition, Religion, Moral, können aber auch für materielle Dinge aufgestellt werden, wie beispielsweise Geld, Krankheit, Körperteile, Haustiere, ein Haus, ein Auto, die Schule, die Firma, die Kirche oder den Staat usw. Die Reaktionen der Stellvertreter treten **spontan** auf. Die Stellvertreter wissen im besten Fall gar nichts über die Lebenssituation und die aktuelle Problematik des Aufstellers, die er klären möchte. Somit sind die „Aussagen", die sich aus

dem Aufstellungs-Raum (wissendes Feld) ergeben, auf eine besondere Weise aussagekräftig und objektiv.

Der gesamte Wahrheitsausschnitt, der zum Thema des Aufstellers gehört, kann sichtbar werden. Da wir immer mit allem in Verbindung stehen, äußern sich im Aufstellungsfeld die energetischen Verbindungen und Blockaden des Aufstellers dort, wo seine Belastungen (Störungen) wirklich bestehen, und werden durch die Wahrnehmungen der Stellvertreter sichtbar. Die Gruppe der Stellvertreter ist in gewissem Sinn die Projektionsfläche für das Thema des Aufstellers geworden.
Bei einer Sinnanalytischen Aufstellung geht es nur darum, dass die Stellvertreter die auftauchenden Gefühle wahrnehmen und aussprechen. Eine intellektuelle oder gar persönliche Interpretation der Stellvertreter ist ausdrücklich nicht das Ziel.
Durch die Bewegungen der Personen – Zuwendung oder Abwendung –, durch den Austausch der Gruppe über die Gefühle und durch lösende Prozesse, die durch den Leiter geführt werden, kommt es zu einer energetischen Veränderung der Situation der Stellvertreter. Der Aufsteller kann und sollte nun seine eigene Position in der Stellvertretergruppe einnehmen, um die neue veränderte Situation wahrnehmen zu können. Wenn die Stellvertreter und der Aufsteller selbst entspannt sind, kommt die Aufstellung zum Ende. Diese Entspannung und Klärung ist deutlich für alle Beteiligten spürbar.
Durch die Projektion hat der Aufsteller sein Thema wie aus der Vogelperspektive betrachtet und im besten Fall lösen können und neue Perspektiven oder Antworten bekommen. Dieser gelöste und entspannte Zustand zeigt an, dass er ursächliche Themen seiner Blockaden bearbeitet hat, und diese Lösung nimmt er mit in seinen Alltag.

Sinnanalytische Aufstellungen zeigen für jeden fühlbar und sichtbar,
dass wir energetisch verbunden sind mit allem, was ist,
und dass es einen Bewusstseinsraum gibt, der zeitlos existiert.

Die Wie-Aufstellung

Wir können bei einer SA verschiedene Intensitäten abfragen. Hierbei werden Wie-Aufstellungen und Warum-Aufstellungen unterschieden. Bei einer Wie-Aufstellung werden keine Ursachen gelöst, sondern die Fragestellung bleibt an der Oberfläche. Grundsätzlich kann man zu jedem Thema eine kurze Wie-Aufstellung machen. Ziel ist jedoch auch, nach und nach wieder Zutrauen zur eigenen Wahrnehmung zu bekommen und schon bald selbst wieder genau zu wissen, was für einen selbst richtig oder falsch ist. Denn eine Aufstellung ist immer eine Projektion, das bedeutet, man nutzt eine andere Person (Stellvertreter) oder einen Gegenstand, um die eigenen inneren Gefühle wahrzunehmen.

Wie fühle ich mich in meiner Position? Bei der SA versetzen sich die Stellvertreter in die betreffenden Personen im Zusammenhang mit dem Aufsteller hinein, um sich in ihnen oder in der entsprechenden Situation zu erleben und die damit verbundenen aktuellen Gefühle zu erfahren. Hier einige Wie-Fragen in SA:

- Wie fühlt sich ein Kollege mir gegenüber?
- Passt das Team bei der Arbeit zusammen?
- Wie fühlt sich mein Kind in der Schule? Ist es die richtige Schule für mein Kind?
- Wie fühlt sich mein Haustier in meiner Gegenwart?
- Wie fühlt sich die Oma im Altenheim?
- Wie fühlt sich ein Studium in Heidelberg an? Fühlt es sich besser in Bremen an?
- Wie fühlt sich meine neue Arbeitsstelle an?
- Wie viel Geld sollte ich verlangen?

Alle Fragestellungen des Alltags können durch eine kurze Wie-Aufstellung geklärt werden. Hierbei umgehen wir das blockierende Ego mit seinen intellektuellen Argumenten. Wenn ein Stellvertreter für uns die Fragen beantwortet, sind die Antworten nicht durch unseren eigenen Bewertungsfilter belastet. So eröffnen sich die Gefühlswelten, die uns bisher durch den Verstand verschlossen geblieben sind.

ÜBUNG 29: ZETTEL-AUFSTELLUNG

Nutzen Sie die Chance, auch ohne Stellvertreter eine schnelle und sichere Antwort auf Ihre Alltagsfragen zu bekommen. Eine Zettel-Aufstellung ist hier hilfreich und einfach auszuführen, gerade wenn es um eine spontan zu treffende Entscheidung geht. Bereits bei zwei möglichen Wegen kann die Aufstellung eine eindeutige Antwort geben. Nehmen Sie sich ein wenig Zeit und einen Raum, in dem Sie ungestört sein können.

→ Nehmen Sie ein paar Blatt Papier oder Karteikarten zur Hand und einen Stift.

→ Überlegen Sie, welche Möglichkeiten der Entscheidung Sie haben und notieren Sie jede davon auf einem anderen Blatt oder einer anderen Karte.

→ Legen Sie nun die Blätter oder Karten mit etwas Abstand voneinander umgedreht auf den Boden, sodass Sie die Schrift nicht sehen können.

→ Setzen Sie sich kurz hin und atmen Sie ein paarmal tief durch.

→ Stellen Sie sich innerlich Ihre Entscheidungsfrage.

→ Stellen Sie sich nun nacheinander auf die Blätter oder Karten und spüren Sie, was geschieht: Auf welchem Blatt fühlen Sie sich besser?

→ Drehen Sie nun das Blatt um und schauen Sie nach, wie das Ergebnis heißt.

Versuchen Sie das Ergebnis nicht intellektuell innerlich zu „zerreden". Nehmen Sie es zunächst einmal an und entspannen Sie sich, legen Sie sich gegebenenfalls bequem dazu hin.
Sie haben jetzt eine intuitive Antwort auf eine Frage erhalten. Lassen Sie sie einfach so stehen und schauen Sie, wie sich Ihre Situation weiterentwickelt.

Die Warum-Aufstellung

Die Warum-Aufstellung klärt den tieferen Hintergrund von Emotionen und hat Lösung und Veränderung zum Ziel. Auf die kurzen Beispiele bezogen hier einige Warum-Fragen:

- Warum fühlt sich der Kollege so? Was ist die Ursache für seine Emotion?
- Warum ist die Schule nicht richtig für mein Kind? Welche emotionalen Verwicklungen gibt es?
- Warum fühlt mein Pferd sich schlecht? Warum übernimmt mein Pferd diese Emotionen von mir?

Um Ihnen den möglichen Einsatz von SA in der Praxis noch mehr zu verdeutlichen, gebe ich Ihnen im Folgenden noch einige Anregungen:

Partnerschaft:

Der Mann, der die Bedürfnisse seiner Frau nicht sieht, der sich ganz seiner Arbeit aufopfert, seinen Angehörigen alles bieten möchte und doch das Wichtigste vergisst: die herzliche Zuwendung. Die Frau, die sich in Familienthemen verstrickt und dadurch die Beziehung zu ihrem Partner aufs Spiel setzt. Mutter-Sohn- und Vater-Tochter-Beziehungen, ungewollte Kinderlosigkeit, Ablehnung, Missachtung, Ängste und Lügen in allen Variationen.

Sinnanalytische Aufstellungen können Frauen das Denken und Fühlen von Männern, und Männern das Denken und Fühlen von Frauen vermitteln. Das ist eine Möglichkeit, das partnerschaftliche Zusammenleben dauerhaft zu gewährleisten. Ein Großteil der Trennungen müsste nicht sein, wenn man rechtzeitig die gedankliche und emotionale Entwicklung des Partners begreifen und verstehen würde. Das Verstehen des Sinns und des Hintergrundes ungewollter Kinderlosigkeit kann die Anstrengungen zur künstlichen Befruchtung in ein neues Licht rücken.

Erziehung:

Der Umgang mit Kindern, Verhaltensweisen der Eltern gegenüber Kindern, Schulprobleme, Gewalt, Krankheiten, Ängste, Allergien und Verhaltensauffälligkeiten von Kindern.

Probleme minderjähriger Kinder in Familien sind in der Regel nur die Symptome von Themen der Eltern. Eine Behandlung der Symptome beim Kind bringt keine dauerhafte Lösung. Nur die Ursachenbearbeitung bei den Eltern führt zum Ziel.

Familie:

Söhne oder Töchter als Partnerersatz, Familienlügen, die Generationen einbinden und blockieren, Glaubenssätze oder Weltanschauungen, die die Entwicklung der Familienmitglieder hemmen, ein Mitglied der Familie leidet unter den Energiefeld-Dynamiken des Familiensystems, ein Vorgang, der Generationen später belastend wirkt.
Familienlügen können Abtreibungen oder Totgeburten sein, die verschwiegen wurden. Es können auch Gewalttaten sein oder schlichte Missverständnisse, die überbewertet wurden.

Beruf:

Beruflicher Misserfolg, Unzufriedenheit im Beruf, Probleme mit der Karriere, Arbeitslosigkeit, Wahl einer wesens-gerechten Arbeitsstelle usw.
Menschen mit der gleichen Ausbildung können unterschiedlich erfolgreich sein. Häufig wird der Beruf gewählt, um dem Vater oder der Mutter zu gefallen. Mangelndes Vertrauen der Eltern in die Leistungsfähigkeit des Kindes kann lebenslang blockierend wirken. Glaubenssätze können der erfolgreichen Berufsausübung entgegenstehen.

Geld:

Geld zerrinnt zwischen den Fingern, Eheprobleme führen zu Geldmangel, Geld kann sich regelrecht langweilen und sich aktivere Besitzer suchen, Geld will beachtet und beschäftigt werden. Geld ist nicht an Anstrengung gebunden. Glaubenssätze und übernommene Meinungen stehen dem Geldfluss im Weg.
Geldthemen können Ausdruck individueller oder kollektiver Strukturen sein. Sie treten sehr vielfältig auf und sind allgegenwärtig.

Tiere:

Krankheiten und Verhaltensauffälligkeiten von Haus- und Reittieren. Headshaking, Hufrehe, unkontrollierte Körperfunktionen, Hautprobleme, Startboxverweigerung, Verweigerung an Hindernissen, Prüfungsversagen bei Sporttieren usw.

Das Tier steht im Energiefeld-System seines Herrchens bzw. seiner Besitzerfamilie oder der Sportgemeinschaft, zu der es gehört. Es nimmt Unstimmigkeiten sehr direkt und ungefiltert wahr und zeigt dies durch sein Befinden und Verhalten.

Wohnung:

Die Wohnung und das Wohnumfeld stehen im direkten Zusammenhang mit den Bewohnern. Wohnungen oder Häuser können die Gemeinschaft ihrer Bewohner fördern oder eher auf Trennung ausgerichtet sein. Schlafstörungen, Kopfschmerzen oder andere Einschränkungen des Wohlbefindens der Bewohner können im Zusammenhang mit der Wohnung stehen.

Es können Fragen aufgestellt werden, die mit der Wohnungssuche, der Wahl zwischen mehreren Angeboten oder Wohnorten, der Frage, ob mieten oder kaufen, der Überlegung, ob man alleine oder mit dem Partner einziehen sollte usw. zusammenhängen.

Arbeitsplatz:

Auswahl von Bewerbern, Zusammenstellung von Teams, Produktthemen und Standortfragen, Hintergründe für Mobbing, Diebstahl, Spionage, Patentverletzungen, Fragen der Unternehmernachfolge, Zuverlässigkeit von Mitarbeitern und Kunden usw.

In Zeiten, in denen der internationale Wettbewerb stärker und die Kalkulationsspannen kleiner werden, ist es erforderlich, jede Möglichkeit zu nutzen, um Entscheidungswissen zu erlangen. Mithilfe einer SA können die Analysemöglichkeiten der Betriebswirtschaft entscheidend erweitert werden. Die Betriebswirtschaft hat die inhaltlichen Möglichkeiten zur Analyse von Daten und zur Vorbereitung von Entscheidungen in den vergangenen Jahrzehnten sehr verfeinert. Sie bleibt jedoch auf der inhaltlichen Ebene und endet überall dort, wo es um Sinnfragen geht.

Eine SA kann dagegen vielmehr Sinnfragen klären und damit ein abgerundetes Bild schaffen. Eine Firma ist ein Gruppen-Energiefeld mit allen Dynamiken und Verflechtungen zu anderen Energiefeldern, sowohl individuellen Auras als auch anderen Gruppen-Energiefeldern.

Sonstige:

Am Rande sei darauf hingewiesen, dass sich natürlich auch Vorgänge sinnanalytisch hinterfragen lassen, die Sie aus der Presse oder aus dem Fernsehen kennen. So etwa die Problematik des Jungen, der in der Türkei wegen des Verdachts der Vergewaltigung inhaftiert war, das Phänomen der mehrfachen Verweigerung eines Olympia-Pferdes im internationalen Wettkampf, das Thema Amoklauf in einer Schule usw.

All diese Themen sind ebenfalls äußerer Ausdruck oder Symptom einer Blockade oder Struktur im Gruppen-Energiefeld und in den Verbindungen zwischen verschiedenen Gruppen-Energiefeldern. Mit der SA können die Hintergründe geklärt werden, mit der Folge, dass die Symptome nicht mehr auftreten müssen.

In einer SA können Sie Ihr gesamtes Energiefeld wie in einem Spiegel betrachten. Vieles wird Ihnen auf Anhieb klar, und Sie haben einen großen Nutzen für Ihren Alltag. Sie werden hier keine Sachverhalte lesen, die Ihnen suggerieren, man könne vom Leben des einen Menschen Schlüsse auf das eines anderen ziehen. Was dem einen Menschen auf den Magen schlägt, kann beim anderen zur Trennung vom Partner führen und beim dritten zu einer Verletzung seines Reitpferdes.

Die Lösung eines Themas gelingt nur,
wenn Offenheit für die unendlichen Möglichkeiten des Lebens vorhanden ist.

Insoweit wird eine SA nicht nach einem festgelegten System durchgeführt. Wer ein vorgegebenes Ideal-System anstrebt, kann aus der detailgetreuen Wiedergabe von möglichst vielen Aufstellungen auf Systematiken schließen und – gleich einem Schachspieler – lernen, möglichst viele Züge einer Eröffnung im Voraus zu kennen. Dem Leben in all seiner individuellen Vielfalt wird dies jedoch nicht gerecht.

Eine SA orientiert sich ausschließlich am Bedarf des Klienten. Durch die Aufstellungen wird offengelegt, welche Energien wirken. Bedenken Sie, dass diese Energien wirken, ganz egal ob Sie sie erkennen oder nicht. Solange Sie diese Vorgänge jedoch nicht kennen oder gar ignorieren, werden Sie Opfer Ihnen unbekannter Abläufe sein.

In Beschreibungen zur Aufstellungsarbeit im Allgemeinen ist häufig die Rede von „mystischen Wirkungen", die sich angeblich zeigen. Wer die Hintergründe der Energiefelder nicht kennt, sondern nur ihre Ergebnisse beobachtet, mag in der Tat an mysteriöse Wirkungen glauben. Wer die physikalischen oder technischen Hintergründe nicht kennt, würde auch die Funktionsweise eines Telefons, eines Fernsehapparats, eines Automobils oder eines Flugzeugs für mystisch halten. Auch manche Vorgänge in der Natur oder die Veränderungen des Wetters muten mystisch an, wenn die Hintergründe nicht bekannt sind. Tatsächlich aber sind die Abläufe in einer SA logisch erklärbare Wirkungen der menschlichen Energiefelder. Das Sichtbar-Werden von Blockaden und Strukturen in der Aura, welche im Alltag in Resonanz gehen und belastende Ereignisse zur Folge haben, sind alles andere als mystisch oder zufällig.

Sinnanalytische Aufstellungen beleuchten Lebenszusammenhänge,
das eigene Leben wird aus der Vogelperspektive wahrnehmbar,
um alte Emotionen zu lösen und
eigenverantwortlich neue Realität zu gestalten.

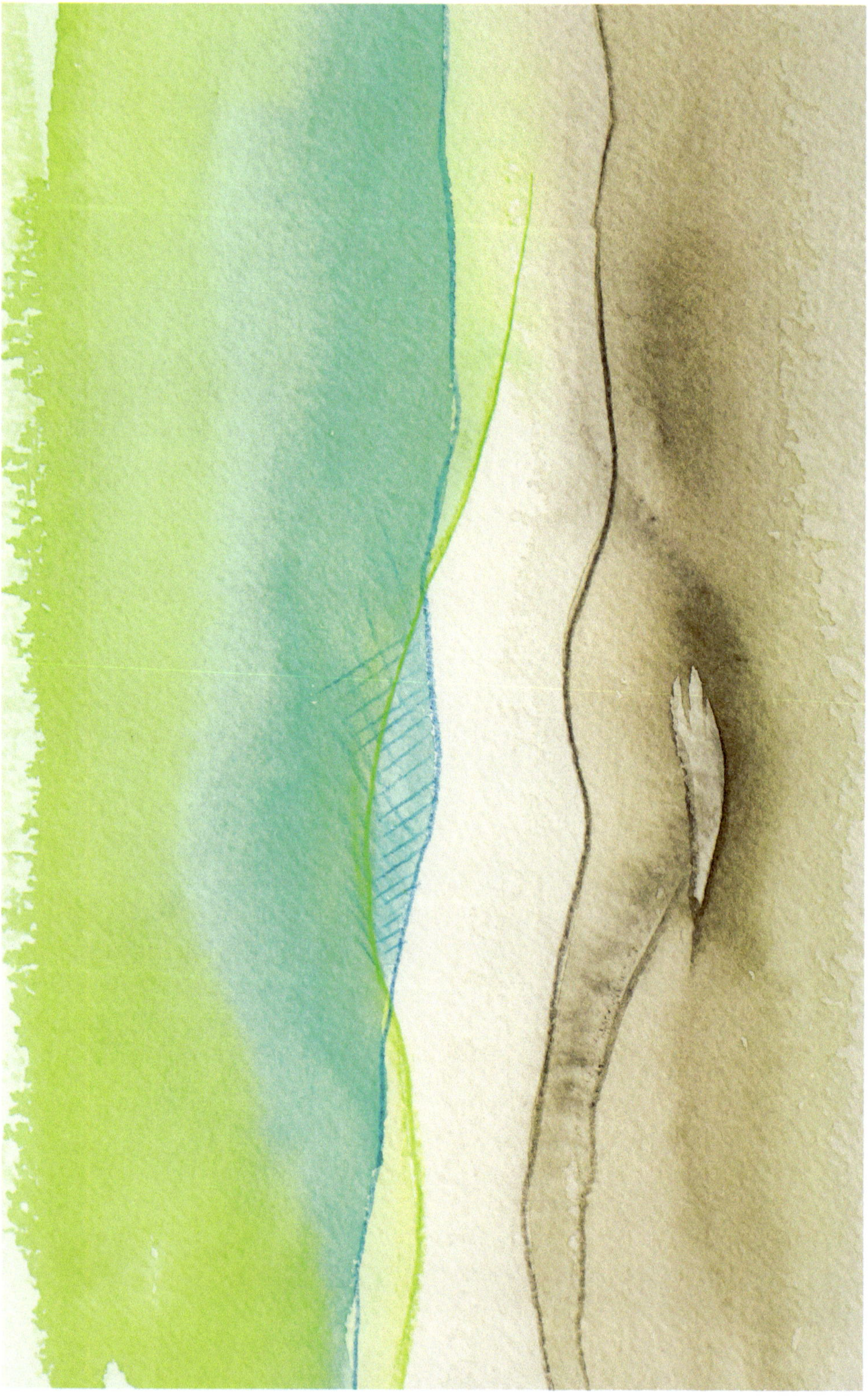

IX – MIT DER KRAFT DER GEDANKEN

Sie können nun alle Puzzleteile zusammenfügen und werden feststellen, dass Ihnen ein letztes kleines Teil noch fehlt. Dieses kleine Teil kann aber darüber entscheiden, ob das Puzzle zusammenhält und am Ende ein großes Gesamtbild ergibt oder wieder in Einzelteile zerfällt.
Das letzte Puzzleteil sind Ihre Gedanken!

Gedanken sind energetische Schwingungen,
die unsere Emotionen und Erfahrungen zu der Welt werden lassen,
die wir erleben.

Ihre Gedanken erinnern, fassen zusammen, erobern neue Felder und erschaffen aus dieser Mixtur jeden Augenblick Ihrer Realität neu. Ihre Gedanken **kreieren** Ihre Realität! – jeden Augenblick, bewusst oder unbewusst.
Bisher nutzen Sie Ihren logischen Verstand und Ihre rationalen Gedanken wie scharfe Messer. Sie analysieren, zerlegen, zerteilen, verletzen und trennen damit die Welt – und nicht zuletzt auch sich selbst. An dieser Stelle im Buch möchte ich Ihnen neue Wege des Denkens nahebringen. Das Neue daran ist: Ihre Gedanken funktionieren jetzt anders, sie dienen dem Erkennen, Verbinden, Zusammenfügen, Leben-Lassen, dem Lernen, dem Lieben und der Selbstliebe.
Sie konnten bisher sämtliche unbewussten Aspekte Ihres Lebens und alle Emotionen des Unterbewusstseins anschauen. Sie haben sie gefühlt und verstanden, akzeptiert und verändert beziehungsweise gelöst. Jetzt ist es an der Zeit, sie wieder in das Unbewusste absinken zu lassen. Wenn Sie alle Übungen gründlich und sorgfältig durchgeführt haben, haben Sie damit Ihr Energiefeld geklärt und Ihre Lebensenergie wieder ins Fließen gebracht. Es steht Ihnen viel Kraft zur Verfügung, Ihr Leben nunmehr ganz nach Ihren Wünschen zu gestalten.

Sie sind nicht länger Opfer der Verhältnisse,
sondern Gestalter Ihrer eigenen Realität!

Dieses Buch soll Ihr Herz und Ihr Wesen dazu anregen, sich selbst mehr zu fühlen. Aus der Kraft des Herzens wächst eine neue Gedankenform, sozusagen ein „herzliches Denken“, das Ihnen Wege in ein authentischeres Leben zu mehr innerem Frieden eröffnet. Ihre Gedanken formen die Welt Ihres Wahrheitsausschnitts. Ihre Gedanken werden, wenn Sie den Inhalt des Buches umsetzen, zu heilenden Gedanken. Sie denken fühlend, verbindlich und erleben die Zusammenhänge mit dem Herzen erkennend.

ÜBUNG 30: GEDANKENKRAFT BEWUSST EINSETZEN

So, wie Sie denken, so erleben Sie Ihre Welt! Wenn Sie es schaffen, komplex und wohlwollend zu denken, ist Ihre Welt (als Spiegel) dementsprechend vielschichtig und positiv. Wenn Ihre Gedanken geklärt und liebevoll sind, erschaffen Sie damit eine liebevolle, friedliche Welt. In dieser Übung lernen Sie die Gedankenkraft bewusst einzusetzen.

→ Setzen Sie sich dafür entspannt hin. Atmen Sie durch die Nase ein und durch den Mund aus.

→ Beobachten Sie Ihre Gedanken, aber halten Sie an keinem Gedanken fest.

→ Mit jedem Atemzug lassen Sie alle belastenden Gedanken nach und nach los.

→ Die Welt ist das, was Sie über sie denken. Ihr Leben ist das, was Sie über Leben denken. Stellen Sie sich jetzt vor, wie Ihr Leben sich in den kommenden Jahren entwickeln wird. Malen Sie sich Ihre Vorstellung genau aus.

→ Stellen Sie sich vor, wie Ihr Leben in fünf/zehn/fünfzehn Jahren aussehen wird. Gestalten Sie es vor Ihrem inneren Auge genau so, wie es Ihnen gefällt. Fühlen Sie Ihr Leben, fühlen Sie sich entspannt und glücklich.

→ Nehmen Sie nun das Gefühl dieser Vorstellung mit zurück in Ihr jetziges Leben.

Fühlen Sie nach dieser Übung das tiefe Vertrauen, dass alles genau so wird, wie es für Sie richtig ist.

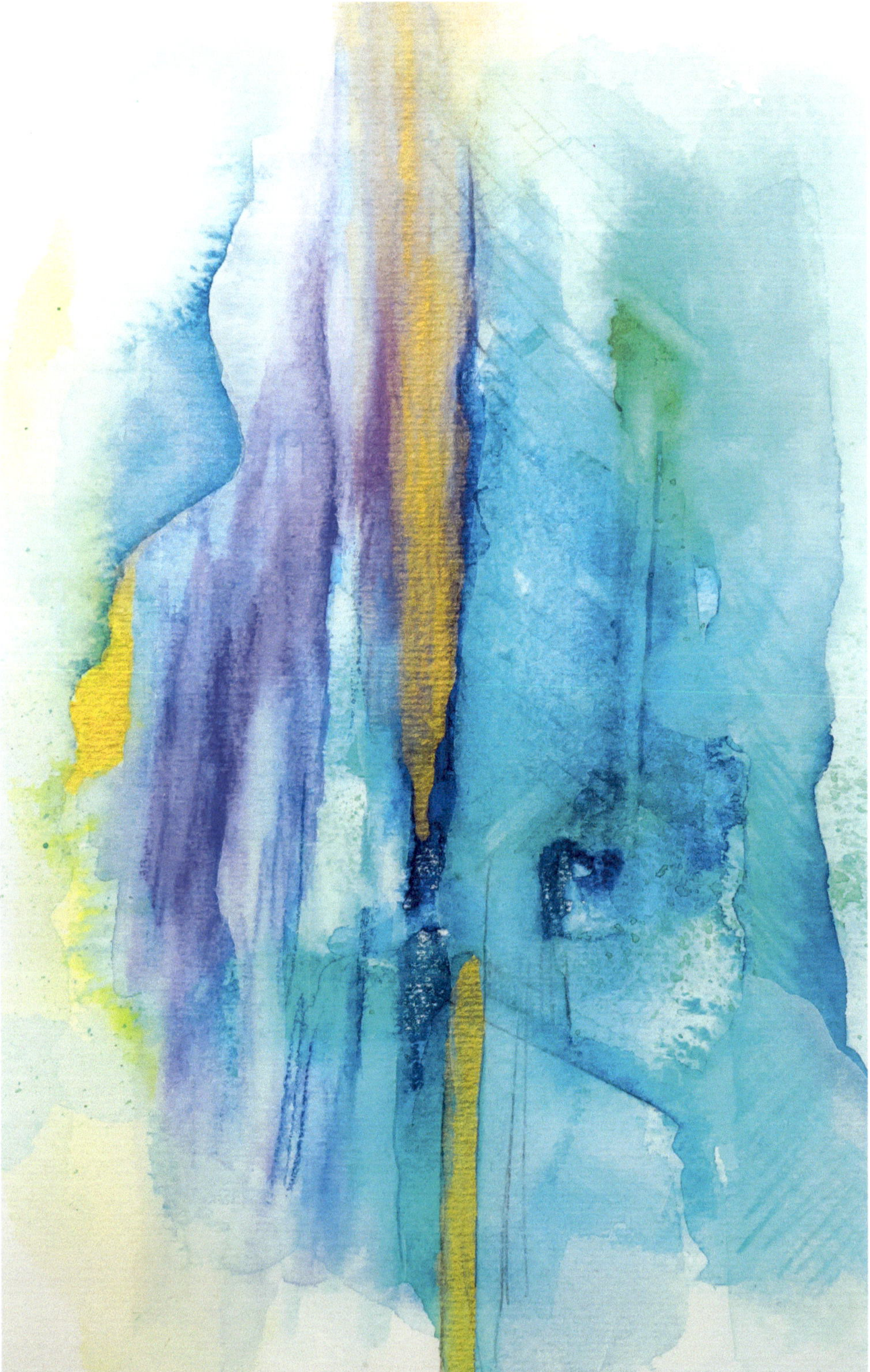

X – WÜRDE FÜHLEN

Ein wesentliches Anliegen meiner heilenergetischen Arbeit und Beratung besteht darin, meinen Klienten einen zeitgemäßen Zugang zu ihrer eigenen Spiritualität zu eröffnen. Gerade in unserer westlichen Kultur ist das eine zentrale Lernaufgabe. Dazu gehört für mich auch der Aspekt „Würde", wie sie beispielsweise im Deutschen Grundgesetz als unantastbar verewigt ist: „Die Würde des Menschen ist unantastbar", heißt es in Artikel 1.
Ohne Würde gibt es für mich keine Spiritualität, aber es geht mir nicht um eine abstrakte, philosophische Idee, wie sie in vielen Zusammenhängen lediglich debattiert wird. Vielmehr ist in der Heilenergetik eine lebensnahe und fühlbare Eigenschaft der einzigartigen Selbstbestimmung im Alltag gemeint. Jeder Mensch hat Würde. Sie beruht auf einem tiefen, intensiven Gefühl unseres Selbstverständnisses. Würde ist also Herzenssache! Sie ist auch ein innerer Schutzraum, in dem wir ganz wir selbst sind. Würde gibt uns Halt im Leben. Sie ist das, was uns dazu bringt, liebevoll und respektvoll mit unseren Mitmenschen umzugehen.
Würde ist das, was uns davon abhält, auf einen Menschen einzutreten, der am Boden liegt. Sie ist das, was uns dazu bringt, alte Menschen respektvoll zu pflegen, Kinder verantwortungsbewusst großzuziehen, und sie ist all das, was uns die gesunde Wertschätzung für uns selbst lehrt. Wer seine eigene Würde kennt und wahrt, weiß nicht nur, was ihm selbst guttut und wie er selbst behandelt werden will, sondern er bewegt sich auch würdevoll nach außen hin.

Würde zu fühlen, bedeutet vor allem auch, würdigend zu handeln.

Weil Würde keine intellektuelle und auch keine materielle Eigenschaft ist, ist sie für den modernen Menschen so schwierig zu begreifen. Würde ist etwas, das jeder nur in sich selbst fühlen kann – oder leider auch nicht mehr! Schauen wir auf die Ereignisse in der Welt ganz allgemein, so können uns die in den Medien präsentierten Bilder und Fakten nur zutiefst erschüttern. Mord, Missbrauch, Vergewaltigung, Kampf und Lügen. Wir Menschen sind grundsätzlich soziale Wesen und von unserem Ursprung her hilfsbereit und liebevoll. Doch unsere zunehmend virtuelle Welt – in der wir zwar ständig mittendrin zu sein scheinen, aber trotzdem nie ganz dabei sind – macht uns zu Zuschauern des Lebens. Wir sehen das Leid, können aber nicht helfen.

Wir hören von schlimmen Ereignissen, können aber nicht handeln. Das ist gegen unsere eigentliche Natur! Wir sind zur Ohnmacht gezwungen und übernehmen diese unfreiwillige Passivität meistens auch in unser „richtiges" Leben. Wir lassen alles geschehen, schauen zu oder weg und halten aus. Dieser Zustand untergräbt nach und nach die Kraft unserer Würde.
Alles deutet dringend darauf hin, dass es eine grundlegende Veränderung braucht. Wir sollten uns um das zarte Pflänzchen unserer Würde bemühen, um dem Leben wieder eine menschenwürdige Basis zu geben. Dabei kann jeder nur selbst anfangen, etwas am Zustand der Würdelosigkeit in seinem eigenen Leben zu verändern, um so die Welt positiv mitzugestalten. Die Heilenergetik bietet dazu sinnvolle und praxisnahe Ideen, die sich im Alltag für jeden umsetzen lassen.
Nach der herkömmlichen Sichtweise sind wir bestrebt, möglichst allgemeingültige Lösungen zu finden. Dies ist auf der Ebene der Symptome durchaus machbar und soll hier nicht bewertet werden. Die Heilenergetik bietet jedoch einen ganz anderen Weg an: Es gibt sieben Milliarden Menschen auf der Erde, und es gibt genauso viele individuelle Lebensthemen. Mit den Methoden der Heilenergetik lassen sich dafür sieben Milliarden individuelle Lösungen finden!
Sie meinen, das sei überheblich? Überlegen Sie: Wenn jeder sich selbst liebt und dann entsprechend seine Nächsten lieben kann, kommen wir alle gemeinsam dem Ziel eines Lebens in Würde ein Stück näher, aber auch der Verbindung zum höheren Bewusstsein. Wenn Ihnen klar wird, dass Ihr jetziges Leben das Ergebnis der Gestaltungskraft Ihres Energiefeldes ist, das Ihre eigenen Ansichten und Bewertungen, Ihre Strukturen und Beschränkungen aus der Vergangenheit in das Heute umsetzt, dann wird Ihnen auch klar, dass Sie durch Ihre heutigen Entscheidungen und Bewertungen Ihr Leben von morgen gestalten.

Sie haben als Energiewesen und als individuelles Bewusstsein
genau das Leben gewählt, das Sie jetzt leben!

Das Leben ist einerseits riesengroßes Spektakel und andererseits – wie Sie jetzt wissen – doch nur Ihr eigener Wahrheitsausschnitt. Wenn Ihre Wahrheit Ihnen nicht gefallen sollte, dann schimpfen Sie nicht länger – ändern Sie sie! Es war Ihre ganz persönliche Entscheidung, an diesem großartigen Spiel des Lebens teilzunehmen. Alles ist genau so, wie Sie es erleben wollten, um sich

entwickeln zu können. Ob Sie bewusst oder unbewusst leben, ist gleich gültig (nicht: gleichgültig!). Ob Sie sich freuen oder leiden, ist gleich gültig. Ob Sie Ihr Leben lieben oder hassen, ist gleich gültig.
Haben Sie das Spiel des Lebens erst verstanden und können Sie es in sich fühlen, dann macht es auch Spaß, die Spielregeln kennenzulernen und mitzuspielen. Ihr Leben war bisher zerfallen in viele kleine Themen und Symptome, aber jetzt nehmen Sie das komplette Bild des Puzzles wahr. Jedes Mal, wenn Sie Ihr Bild anschauen, werden in Ihnen die komplexen Zusammenhänge der energetischen Grundgesetze angesprochen.

Heilenergetiker zu sein, bedeutet, die Zusammenhänge des komplexen Lebens
mit einem universellen Denken zu begreifen,
und diese Erkenntnisse im eigenen Leben umzusetzen.

Heilenergetiker zu sein, bedeutet, selbst nie wieder in der Ohnmacht zu leben, sondern sein Leben in Eigenverantwortung bewusst und kreativ zu gestalten. Heilenergetiker zu sein, bedeutet, Spaß an den Möglichkeiten des Lebens zu haben und in Fluss zu sein. Heilenergetiker zu sein, bedeutet, Vertrauen zu haben in die eigene Schöpfungskraft, in alle Zusammenhänge des Lebens und in das individuelle sowie das höhere Bewusstseins. Alles ist immer genau so richtig, wie es ist. Heilenergetiker zu sein, bedeutet, **zu sein**.
Zu sein bedeutet wiederum, immer wieder fühlen zu können, dass Schöpfung genau so gemeint ist, wie Sie sind, und das tiefe Vertrauen zu haben, dass – egal, was passiert – es aus einem tieferen Zusammenhang und einem höheren Sinn heraus geschieht.

Ihr Leben ist die reinste Freude!

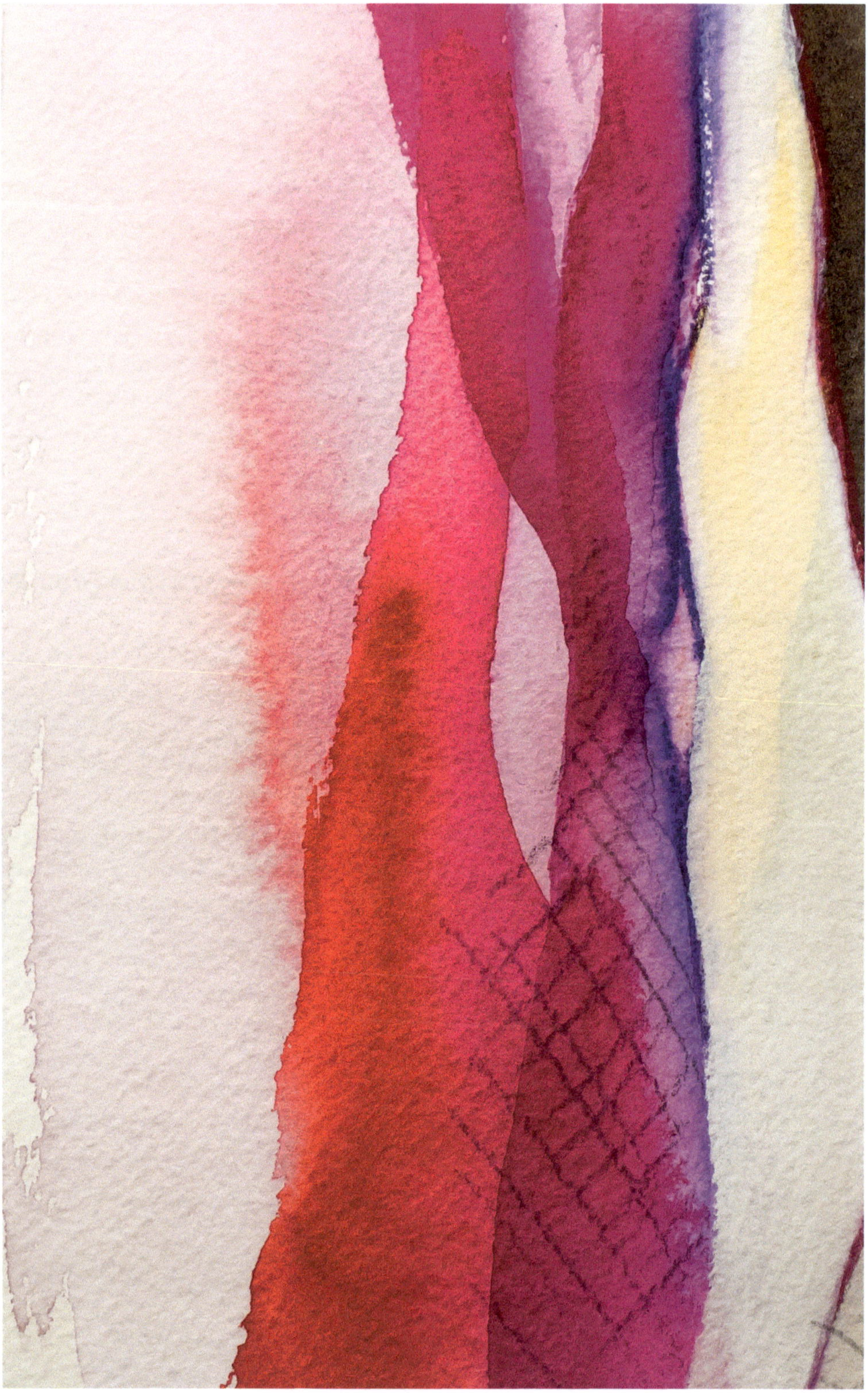

ANHANG

Literaturempfehlungen

- **Benzinger, Olaf/Röthlein, Brigitte;** Schrödingers Katze: Einführung in die Quantenphysik; dtv 1999
- **Doyle, Bruce;** Pass auf, was du denkst; Lüchow 2011
- **Goswami, Amit;** Das bewusste Universum; Lüchow 2013
- **Hawking, Stephen;** Eine kurze Geschichte der Zeit; Rowohlt Taschenbuch 2011
- **Hörmann, Kurt Zyprian;** Fühlen ist klüger als denken: Mit Intuition die richtigen Entscheidungen treffen; J. Kamphausen 2011
- **Hübenthal, Ursula;** Swing Time – Fast nichts und die Folgen; Mediengruppe Oberfranken 2012
- **Hüther, Gerald;** Etwas mehr Hirn, bitte: Eine Einladung zur Wiederentdeckung der Freude am eigenen Denken und der Lust am gemeinsamen Gestalten; Vandenhoeck & Ruprecht 2015
- **McTaggart, Lynne;** Das Nullpunkt-Feld: Auf der Suche nach der kosmischen Ur-Energie; Goldmann 2007
- **Rosenberg, Marshall;** Gewaltfreie Kommunikation – Eine Sprache des Lebens; Junfermann 2012
- **Rovelli, Carlo;** Die Wirklichkeit, die nicht so ist, wie sie scheint; Rowohlt 2016
- **Sheldrake, Rupert;** Das schöpferische Universum: Die Theorie des Morphogenetischen Feldes; Ullstein Taschenbuch 2009
- **Steiner, Rudolf;** Theosophie – Einführung in übersinnliche Welterkenntnis und Menschenbestimmung; Rudolf Steiner Taschenbuch 2014
- **Tipping, Colin;** Ich vergebe: Der radikale Abschied vom Opferdasein; J. Kamphausen 2004
- **Tolle, Eckhart;** Jetzt! Die Kraft der Gegenwart; J. Kamphausen 2010
- **Weik, Susanne;** Kraftquelle Inneres Kind; Lüchow 2011

Liste der Übungen

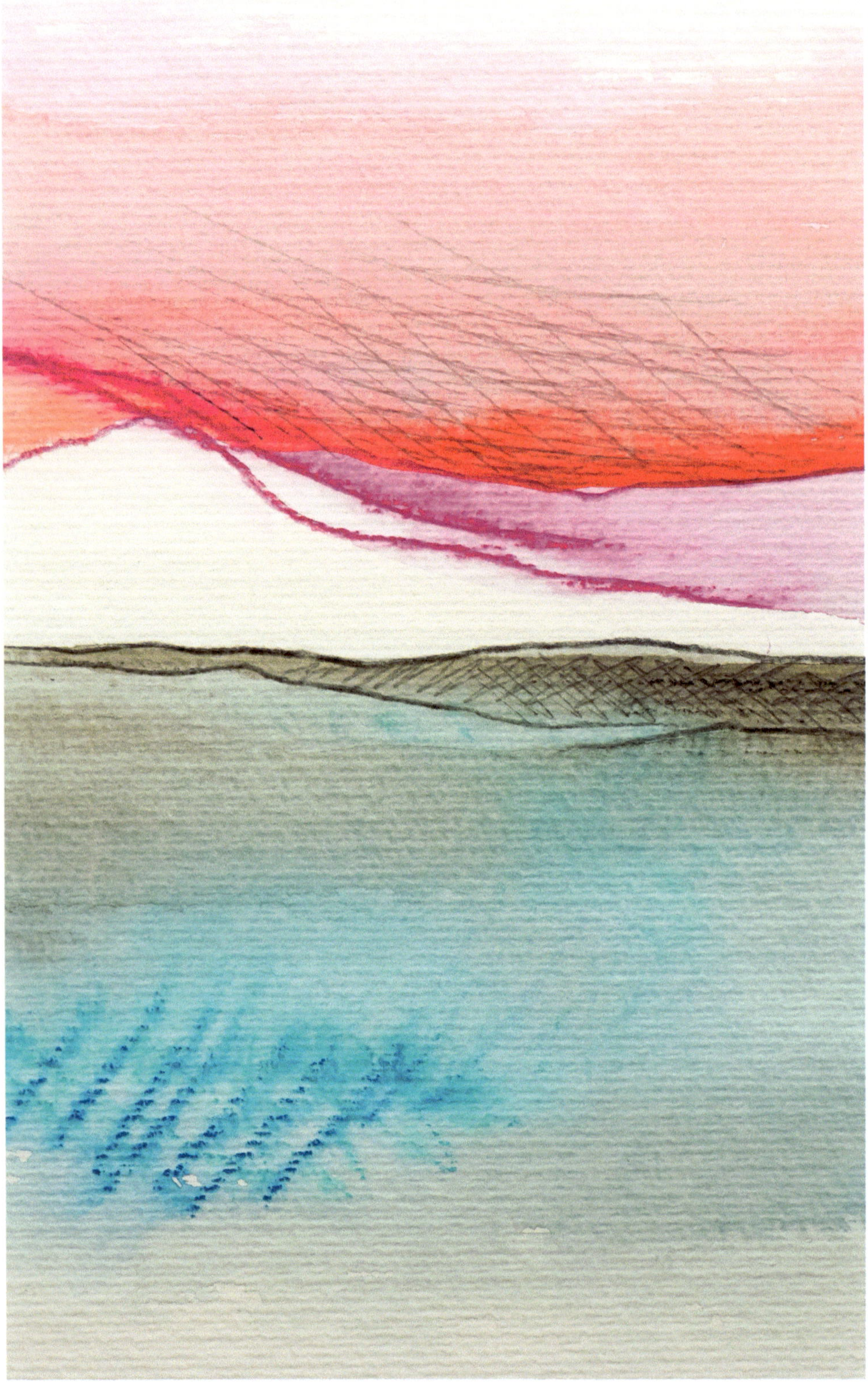

DANK

Dankbar bin ich allen meinen Lehrern, insbesondere Rainer Strücker, bei dem ich die wesentlichen Grundlagen über die menschliche Aura und das Aura-Sehen gelernt habe. Auf der Grundlage meiner Erkenntnisse habe ich Aspekte verändert und weiterentwickelt.

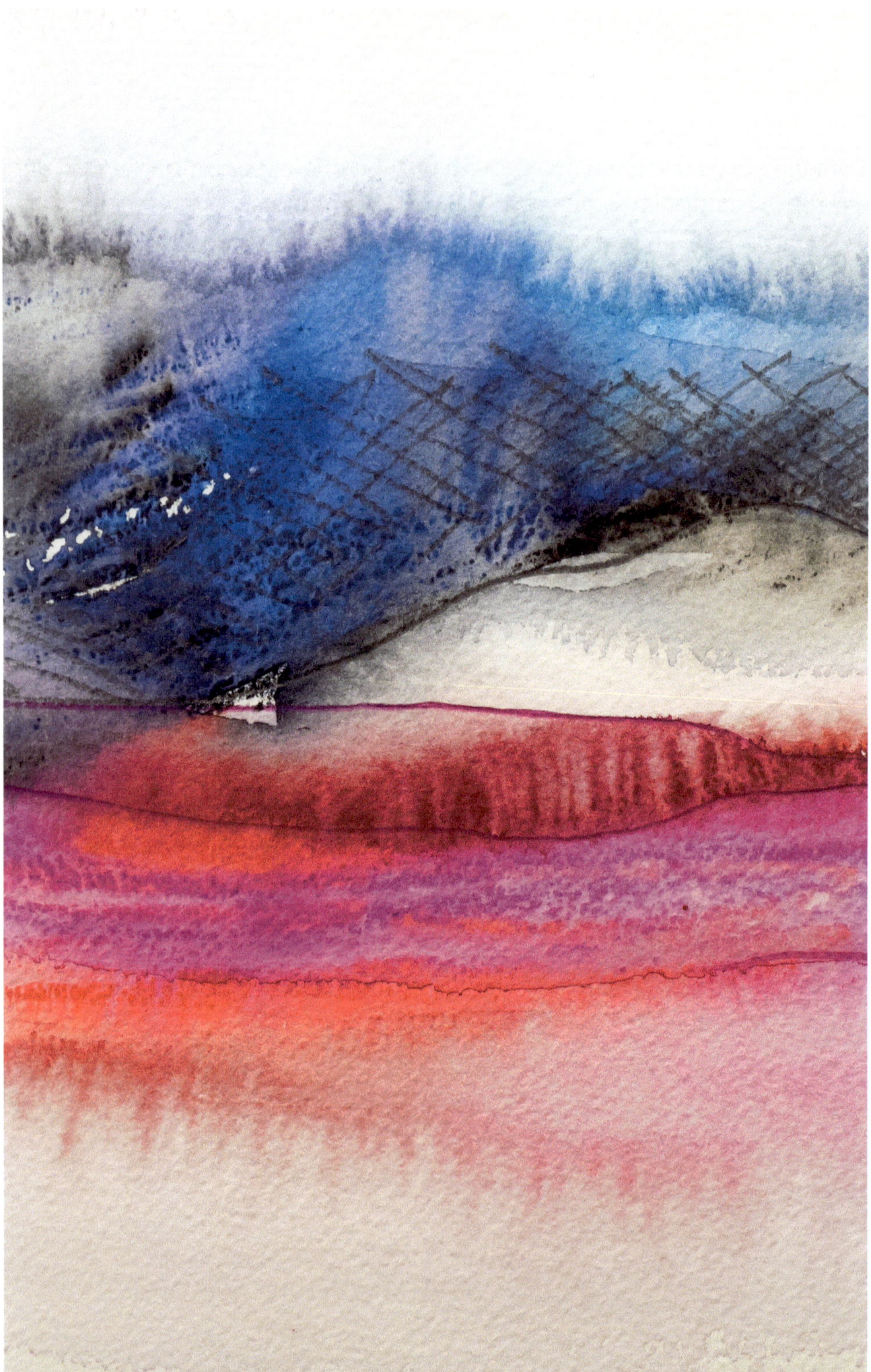

AUTORIN

Stefanie Menzel, Jahrgang 1959, ist Therapeutin, Dozentin, Autorin, Künstlerin und Mutter von vier Kindern. Sie ist die führende Instanz für ganzheitlich-spirituelle Persönlichkeitsentwicklung auf dem Gebiet der Heilenergetik in Deutschland. Auf der Basis ihrer langjährigen praktischen Erfahrung und spiritueller Forschung vermittelt sie als Mentorin, Dozentin, Seminarleiterin und Autorin eine ganzheitliche, schöpferische Sicht auf die eigene Persönlichkeit im individuellen Umfeld. Mit ihren Klienten erarbeitet sie in Einzelberatungen und Gruppen-, Firmen- sowie Organisationsberatungen zielorientierte Lösungen und Wege in ein erfülltes, bewusstes und selbstbestimmtes Leben und schafft eine Brücke zwischen Wissenschaft, Alltag und Spiritualität. In ihren Ausbildungen zum Heilenergetiker gibt sie ihr komplexes Wissen weiter.

Die Aquarelle in diesem Buch stammen von Stefanie Menzel selbst und können über ihre Internetseite erworben werden.

→ **Kontakt über www.stefanie-menzel.com**

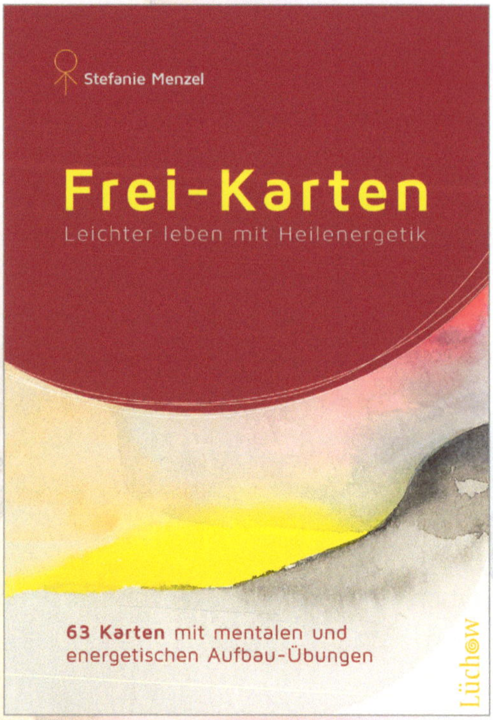

Stefanie Menzel

Frei-Karten

Leichter leben mit Heilenergetik

63 Karten mit mentalen und energetischen Aufbau-Übungen

ISBN 978-3-95883-221-3

Das Kartenset zum Buch „Frei sein – leichter leben mit Heilenergetik" ergänzt die kraftbringende Arbeit auf kreative Weise. So kann die Heilenergetik direkt praktisch umgesetzt werden. Da es keine Zufälle gibt, ziehen Sie immer genau die Karte, die Ihr Leben jetzt, in diesem Augenblick, sinnvoll bereichert.

Die von Stefanie Menzel gestalteten und künstlerisch anspruchsvollen Karten dienen dabei als Hilfsmittel für die energetische Arbeit.
Das Set ist sowohl für Anfänger der Methode aber auch ganz besonders für die therapeutische Arbeit in der Praxis geeignet.

Im beiliegenden Booklet werden die Karten erklärt und durch Affirmationen ergänzt, um Blockaden zu lösen und die persönliche Entwicklung achtsam zu begleiten.

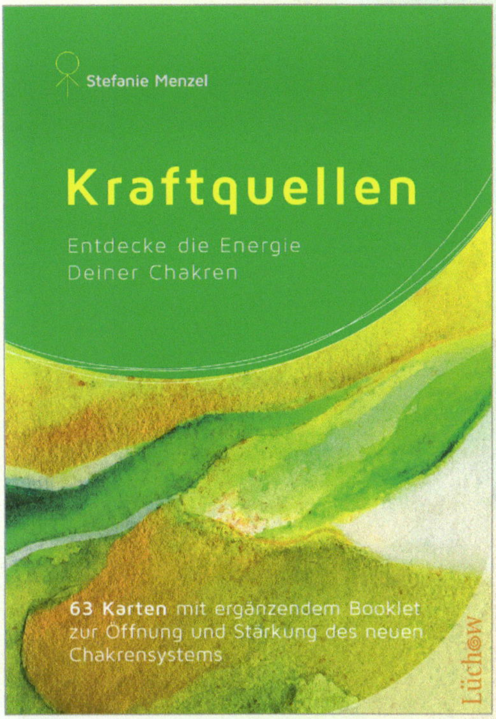

Stefanie Menzel

Kraftquellen

Entdecke die Energie
Deiner Chakren

63 Karten mit ergänzendem Booklet zur Öffnung und Stärkung des neuen Chakrensystems

ISBN 978-3-95883-220-6

Die Chakren der menschlichen Aura sind unsere Kraftquellen, deren Anzahl sich in den vergangenen 20 Jahren erhöht hat. Daher ist es wichtig, die neu entwickelten Chakren in die persönliche energetische Entwicklung miteinzubeziehen.

Die Farben und Motive dieses Kartensets von Stefanie Menzel sind extra so gestaltet, dass sie direkt auf die einzelnen Chakren der Aura einwirken.

Der Betrachter wird dadurch intuitiv von dem Bild angezogen, das seinem energetischen Zustand entspricht und im jetzigen Augenblick für ihn förderlich ist. Die Chakren können sich öffnen und führen so zu Entspannung, Ruhe und mehr Lebenskraft.